マシュー・ホンゴルツ・ヘトリング

リバタリアンとトンデモ医療が反ワクチンで手を結ぶ話

コロナ禍に向かうアメリカ、医療の自由の最果ての旅

上京恵［訳］

IF IT SOUNDS LIKE A QUACK...

BY MATTHEW HONGOLTZ-HETLING

A JOURNEY TO THE FRINGES OF AMERICAN MEDICINE

原書房

献辞

母であり熱心な読者のマージョリー・ヘトリングへ。私を図書館に連れていってくれ、子ども向け雑誌を定期購読してくれ、七年生のとき初めてのタイプライターを買ってくれた。何より大切なのは、本だらけの家で私を育て、いつでも好きなときに本をごそごそ探させてくれたことだった。ありがとう、ママ！

登場人物紹介

ラリー・ライトル　サウスダコタ州ラピッド・クリーク出身の英雄的歯科医。六五歳にして新たな職業に就く。それはヘルスケアに革新をもたらすと彼が考えていた仕事だった。

トビー・マッカダム　モンタナ州ビリングス出身。知事選に立候補して落選するも、末期ガン患者である母親の治療のため種々のサプリメントを開発。

ロバート・O・ヤング　ユタ州出身のモルモン教伝道師。（順に）フォーク歌手、テニス選手、科学研究員になる。彼の科学的発見は、細菌に関する一般的な理解に反する、はるか昔の学説を蘇らせた。

アリツィア・コリスコ　アメリカンドリームを求めてポーランドの共産独裁政権から逃れてきた語学教師。不当に嫌われている寄生生物の意外な擁護者となった。

レイラニ・ニューマンとデール・ニューマン　ペンテコステ派の熱心な信者。良い行いを追い求めてカリフォルニア州を出、ウィスコンシン州の田舎で牧師となる。

ジム・ハンブルとマーク・グレノン　まったく経歴の異なる二人が出会ったのは、極悪非道な影の陰謀集団《ディープステート》が自分たちの素晴らしいドリンク剤を弾圧しているという共通の思いが原因だった。

プロローグ

モンタナ州リビングストン、二〇二〇年

ふと見ると、テーブルの下に小さなガラスの箱がありました。箱の中にはとても小さなケーキが入っていて、干しブドウで『わたしを食べて』ときれいな字で書かれています。「じゃあ食べてみるわ」アリスは言いました。「もしそれで体が大きくなったら鍵に手が届くし、もし小さくなったらドアの下をくぐれる。どっちにしてもお庭に出られるんだから、どっちになってもかまわないわ!」

――ルイス・キャロル、『不思議の国のアリス』

(角川書店、河合祥一郎訳、二〇一〇年)、一八六五年

アメリカのヘルスケア業はカネとナンセンスであふれている。なにしろ、一本一〇〇ドルの歯磨きを売る人間までいるくらいだ(テオデント300にはフッ素が入っておらず、専売特許のカカオ由来成分が練り込まれている)。医療体制は矛盾だらけで、あるニューヨークの病院では、一般の救急患者が平均五時間四一分待たされるのに対して、金持ちの患者は目の詰まったシーツと執事を備えた贅沢なスイートルームに入らせてもらえる。アメリカの医療システムにはカネが有り余っているので、二〇二〇年に謎の新種

ウィルスが地球を席巻したとき、システムには世界じゅうのどこよりも多くの人工呼吸器、マスク、テクノロジー、検疫を行いやすくする公的支援、質の高い医療従事者、検査キットを備えることができた。ところが、こうした優位性があるにもかかわらず医療システムはまったく正常に機能せず、その年の八月、アメリカ合衆国は別のことでも世界のトップに立った――新型コロナウィルスによる死者数である。

これだけ多くの人が死亡した理由の一つとして、二〇二〇年におよそ六六〇〇万のアメリカ人が、病気の蔓延速度を低下させるためのマスク着用を拒んだことがある。シンクタンクのブルッキングス研究所（アメリカは世論調査の質でも世界のトップに君臨している）が理由を尋ねたところ、最も多い答えは、アメリカ人にはマスクを着用しない権利がある、というものだった。

ショッキングではあるが、これが率直な答えなのだ。

マスクを着用しないことは医療の自由の実践だった。世論調査の結果を見た私は、その行動の象徴性と現実の過酷な結果との落差に衝撃を受けた。すべての州において、本来なら健康だったはずの何千人もの大人や子どもが死んでいたのだ。

アメリカにおける医療の自由を求める動きの高まり（と、それに伴う新型コロナウィルス死者数の上昇）は、公衆衛生政策の限界に関する興味深く倫理的な問題を提起している。このパンデミックにとどまらない、はるかに広範な問題だ。結局のところ、人が死ぬさまざまな原因の中には、防ごうと思えば容易に防げるものも多くあるのだ。コカインを吸引する、シートベルトをつけずに運転する、自殺を図る、大量のソフトドリンクを買い込むといった健康に悪い決断を思いとどまらせるには、政府はどうすればいいのか？　現に存在する致命的な病気に対するでたらめな治療薬を個人が売るのは許されるべきか？　憲法の二つの定め――公衆衛生と個人の自由――が相反するとき、いったいどうすればいいのか？

本書のためのリサーチを始めたとき、私はこうした深刻な問題の答えを突き止めるつもりだった。

だが、そうはならなかった。

それは、早い段階でトビー・マッカダムと電話で話したからだ。彼は二〇年にわたって患者の治療に当たった経験を持つモンタナ州の治療師である。私たちは、当時あらゆるところで話題を独占していた新型コロナウィルスの流行について話し合った。

トビーは気さくで知識豊富、そして何より、この上なくまともな人間だった。だが約三分後、私は、これから書く本が当初の構想とまったく違うものになることを悟った。

「考えてみてくれ」トビーは言った。彼は六五歳で、これまでにガン患者一〇〇〇人ほどを治療した経験がある。「ちょっとよこしまな性質を持つ人間なら、このウィルスを手に入れて狂犬病ウィルスと混ぜることができる。それに感染したら、なるんだよ――」そして、ある言葉を口にした。

私は耳が悪い。だから、相手が発した言葉を聞き間違ったのかもしれないと思ったときには、心の中で単語帳をめくってよく似た言葉の候補を探す。トビーはサロン《サロン》・ピー《ピー》の豆と言ったのか？　数匹のハチ《サム・ビー》と言ったのか？　それでは意味が通らない。

その言葉は〝ゾンビ〟だった。

トビーは、悪人がほかの人間をゾンビに変身させることは可能だ――簡単だ――と言ったのである。

私はゾンビについて詳しくなかったが、さすがにそれはありえないだろうと思った。だからトビーに説明を求めた。

二〇一七年の連邦規則の改定により、彼は登録研究者として種々のウィルスの少なくない量を注文できるようになったのだという。

「いろいろ試してみることにしたんだ。炭疽菌、天然痘ウィルスなど、いろんなウィルスを五瓶まで入手できる。登録されていればね。恐ろしいことだよ」

確かに恐ろしい、と私は同意した。

「覚えているかい？　五年前だったか一〇年前だったか、ホームレスを襲って顔を食いちぎろうとした男がいただろう？」トビーが尋ねる。私はおぼろげに覚えていた。マイアミのダウンタウンで起こった、身の毛もよだつ事件だった。犯人は薬物検査を受けたが、陽性反応が出たのはマリファナだけで、攻撃の動機は明らかにならなかった。「バスソルト［脱法ドラッグの隠語］が原因とされた」

感染力の強いウィルスを使って同様の反応を誘発するのは簡単だ、とトビーは言った。狂犬病ウィルスにかかった動物は凶暴になってほかの動物に噛みつき、それによって相手に感染したウィルスは新たな宿主を得る。それと同じことをすればいい。狂犬病には予防接種が可能だが、ゾンビ反応は特定の階層の人間をターゲットにして起こさせることができる、とトビーは熱っぽく論じた。

「ある地域に噴霧するだけでいいんだ。何を噴霧するかによるけど、それを噴霧したら人をゾンビ化することができる」

ゾンビの存在を信じる人の集合と、ガン治療を行う人の集合を表す円を描いてみたら、二つの円は重なるだろうか？　前者の円は非常に小さくて隅っこに置かれる、と私は思っていた。しかし両方の集合に属する人が少なくとも一人は存在する。モンタナ州ビリングス出身のトビー・マッカダムである。

その会話をきっかけに、私は医療の実態について知るようになった。それまでは、医療といえば頭のいい白衣の医師、素晴らしい薬、エビデンスに基づいた手術を行う病院を連想していた。

ところが、そうした医師や病院を利用できるアメリカ人のうち何百万人もが、まったく別種の世界に足を突っ込んでいることがわかった。医療機関や公衆衛生当局や科学とはほとんど関係のない世界である。ヒルやレーザー、ゾンビや精霊のワンダーランド。その世界に住む者にとって、不可解なほど強力な大手製薬業界と戦うのは自由の行使であり、楽しいことだ。住んでいない者にとっては、その世界は人間が自分のやり方を変えられないことを嘆く哀歌である。

本書――漂白剤で体腔を殺菌できる可能性にもきちんと目配りをする唯一の本――は、鏡の国を覗いて、科学を軽視するヘルスケアの世界、その起源、それが二〇〇〇年から二〇二〇年のあいだにどれだけカネをかけても元に戻せないほどアメリカの様相を変えてしまったことについて述べている。

私とともにその世界を探索するとき、皆さんは英雄的な歯科医、イエズス会の伝道師、アンドロメダ星雲から来た金鉱採掘者、ポーランド系アメリカ人言語学者、心から神を信仰する夫婦に出会うだろう。彼らもトビー・マッカダムと同じく、健康と医療の異端世界への旅に出た者たちだ。

彼らの物語はそれぞれ異なり、ポーランドからモンタナ州からゾンビの住処まで広範囲にわたっている。それでも彼らは、驚くほどよく似た道のりをたどっている。奇跡を見出し、世間にも広めようとし、障害物やチャンスに遭遇する。これらの物語をまとめて述べることで、ワイルドで危険だが前途の希望に満ちた場所を照らしたいと願っている。少なくとも誰か一人くらいは、そこを希望に満ちた場所だと思ってくれるだろう。

本書を読み終えたときには、お隣さんがマスクを着用しないことなど、あなたにとって大した問題ではなくなっているに違いない。

第一部　潜伏期

少数の平凡なアメリカ人が〝唯一真実の治療法〟を見出す話

「まあそんなふうにして」（と言ってウィンクひとつ）
「私は富を得たんです――
だから喜んで乾杯しましょう
貴殿の健康をお祝いして！」
――ルイス・キャロル、『鏡の国のアリス』（角川書店、河合祥一郎、
二〇一〇年ほか）、一八七一年

第一章　ラリー・ライトル、一九七二年

人間の営みには潮流というものがある。
洪水で潮流に乗れば、幸運に行き着く。
だが乗りそこなえば、人生という航海はすべて
浅瀬に乗り上げ、悲惨な結果となるのだ。
——ウィリアム・シェイクスピア、『ジュリアス・シーザー』
（白水社、小田島雄志、一九八三年、ほか）、一五九九年

洪水で家が揺れはじめたとき、ロバートとヘレンのヴァンダービーク夫妻にとっての第一案は、土砂降りの中で二人の子どもを急いで車に乗せ、サウスダコタ州ラピッドシティのウェーヴァリー・ストリートから避難することだった。ところが車に乗り込む直前、何台もの自動車が荒れ狂うどす黒い水にのまれるのが見えた。

そのため、すぐさま第二案が実行された。ロバートは、ボートトレーラーを家の外に立つ太く頑丈な木にしっかりとくくりつけた。ヘレンは息子二人——ウェスト中学校に通う一四歳のマークと第三地区のリトルリーグに属する一二歳のマット——を連れてボートに乗り込んだ。

小さなボートでは激流の中を航行することなどできない。だが、それは問題ではなかった。ボートは大木につながれており、大木は動かない。ということはヴァンダービーク一家も動かないわけだ。彼らは闇

の中で揺られていた。

洪水は思いもよらない災難だった。それまで、ラピッド・クリークで記録された最大の水量は二四時間で六四三万立方メートルだった。しかしその夜、巨大な雨雲が風に押されてゆっくりじりじりと地域を覆っていき、四五七ミリメートルもの雨を降らせ、川には七一九二万立方メートルもの水があふれて、猛烈な力でラピッドシティを襲ったのである。

ヴァンダービーク家が選んだ大木はびくともしなかった。だが上流では、谷沿いに立つ木々は根こそぎ倒れ、ほかの残骸とともに流された。トラック、プロパンガスタンク、ガス管が破裂して炎上したトレーラーハウスなどが、ヌーの大群よろしく狭い峡谷を突進した。実際のところ何がヴァンダービーク家のボートに衝突したのかは誰も知らないし、結局そんなことはどうでもよかった。とにかく大きく重いものが船体を直撃した。ヴァンダービーク家の四人は船から荒れ狂うどす黒い水の中へと投げ出された。第三案はなかった。


マット・ヴァンダービークの少年野球を指導するのは、コーチのラリー・ライトルだった。長身でスポーツマンの歯科医、三七歳、濃い眉とぴしっと背筋の伸びた姿勢によって威厳ある存在感を放っている。コーチ・ライトルは一九三五年、サウスダコタ州ワスタ（住民約一五〇人と郵便局が一つの町）で、床板が張られていない芝土の家で生まれ、きょうだい六人とともに育った。生活は、空が真っ黒になるほど群れて穀物を食べるイナゴとの戦いだった。ある年には干ばつのため牧草がしおれてしまい、飢えた一〇〇頭の飼育牛を猟銃で撃ち殺さねばならなかった。彼はネブラスカ大学に進んで歯科学を学び、アメリカ歯科医師会のネブラスカ州支部を設立した。

今、氾濫した水がブラックヒルズを流れ落ちはじめたとき、ライトルと妻のノーマはスティーヴンス高校で金曜日の夜に開かれるクラシックコンサートに来ていた。しかしコンサートは途中で打ち切られた。ラピッドシティ警察の警部補が現れて、ただちに帰宅して家にこもるか避難するよう告げたからだ。

ライトルは警部補を知っていた。コーチであり歯科医である彼は、市議会議長であり、キャニオン湖ダムの真下に位置する第三地区選出の議員でもあった。彼にはこうした危機に対処する責任がある。

とはいえその前に、まず面倒を見なければいけない人々がいる。キム、キップ、ケリーという三人の子ども、妻のノーマ、さらに交流プログラムの一環として家に泊めているドイツ人の家族。ライトルは第三二ストリートを通って全員を家に連れていこうとした。ところが橋は既に水没している。進路を変えて急いでベーコン公園を突っ切った瞬間、水は橋を越えて流れはじめた。

メドウブルック・ゴルフ場のすぐ南にあるフロンティアプレースの家に着いたとき、地下室は既に水であふれていた。停電して電話もつながらなくなり、全員で上階へと逃げた。家はゴルフ場五番ホールのフェアウェイのすぐそばに位置している。グリーンの向こうに赤い光が見えた。なんらかの緊急車両だろう。土砂降りの中、自分の住む第三地区がこの洪水で最悪の危機に直面していることを知らないライトルは、歩いていってそこから連絡し、救助を求めることにした。

彼と一一歳の息子キップ(マット・ヴァンダービークのチームメイト)はすぐさま、ぬかるんだゴルフコースを歩きだした。稲光——天空からの激しく巨大なエネルギー——がコマ送りのように世界を照らす。彼らは気づいていなかったが、緊急車両(消防車だとわかった)に近づいたとき、水はひそかに二人に迫っており、ゴルフコースを覆って彼らの退路を断っていた。

消防車にたどり着くには第三八ストリートの橋を渡る必要があったが、この橋も水没していて通れなかった。ライトルは行けるところまで行って叫んだものの、声は誰の耳にも届かない。彼とキップは後ろを向いたが、ゴルフコースを覆う水はどんどん高さを増している。身長一八八センチのライトルはキップを抱き上げて運んだ。水は彼の脚に打ちつけ、二人を押し流そうとしている。

ほかの場所でも、何千人もが最高三メートルまで上昇した水に襲われていた。ウェストシカゴ・ストリートでは、百貨店〈シアーズ〉の営業部長が自宅で感電死した。あるプロのカウボーイは車に乗っていて流された。一人の大工は家族や友人とともに高台へと逃げていたが電話に応答するため家に戻り、家族は生き延びたけれど大工は亡くなった。

ライトルはまだこうした話をまったく知らなかった。とはいえ、キップを抱えて息を切らせながらゴルフコースから戻ったときには、状況が悪いことを理解していた。滞在中のドイツ人一家の父親は警察官だった。ライトルは身振り手振りで、家から逃げねばならなくなったら近くの丘の高台へ行くことになると伝えた。けれどもまずは、障碍を持つ隣人を救い出し、一緒に連れていく必要がある。

真夜中過ぎ、ライトルは家の裏のデッキに置かれたローンチェアに陣取って水を監視していた。絶え間ない水の鈍いうなりを聞いていると、頭がぼうっとしてくる。それでも、ダムが決壊したときに備えて警戒を怠らないよう努めた。

「もっと大変な災害が迫っていることを示す兆候を聞き逃さないよう、耳を澄ませていた」のちに彼は語った。

たった一人で監視を続けた。稲妻が光るたびに水が見えた。見るたびに、水はゴルフコースの端まで少しずつ近づいていた。やがて水は裏庭へと入り込んできた。だがライトルは疲労に勝てず、眠りに落ちてしまった。

目覚めたとき、すぐには状況がつかめなかった。土砂降りの雨と氾濫する水のせいで、何も聞こえず、何も見えない。しかし次に雷が鳴って閃光があたりを照らすと、水が引きつつあるのがわかった。自宅は無事だ。

空が明るくなりはじめると同時に、あちこちから叫び声が聞こえた。避難していた近所の人々が戻ってきている。多くの家は壊れ、何軒かは跡形もなくなっていた。家族が中に残されたままという家もある。生存者たちは呆然自失で歩き回った。とはいえ彼らは、第三地区の中では幸運なほうだった。ゴルフコースの向こうには泥、瓦礫、そして遺体が散乱していた。遺体の一つは強烈な水勢によって手足の一部がちぎれていた。

「だからあれは――あれは、そう、とてつもなく恐ろしい夜だった」ライトルは言った。

午前半ばに雨がやむと、ライトルは古い車のエンジンを始動させ、片側の車輪をレールに這わせて線路伝いで市庁舎へと向かった。

街は混乱をきわめていた。夜中には略奪や発砲の通報が何件もあり、病院の廊下にはマットレスに横たわった負傷者が並んでいる。ガス管が破裂したり電線が切れたりしたせいで爆発や火災が起きていた。大気科学研究所が最近近くの鉱山技術学校で行った人工降雨実験が洪水を引き起こした、と非難する人もいた。

ライトルは一〇日間、昼夜兼行で行われた救助活動を先導した。日が照って蒸し暑い中で建物の残骸をかき分け、生存者を――そして遺体を捜索した。

惨事の中で、勇気ある人々の物語が聞こえてきた。ある鉄道労働者は一人の女性とともに自宅の屋根の上にいるところをヘリコプターに発見された。彼は女性を先に救助するように言い、次にヘリコプターが戻ったとき彼の姿はなかった。ラス・ヘイリーという男性は妻と娘を屋根まで押し上げたが、自らの体を持ち上げることはできなかった。ヘイリーはベルトで体を木の幹にくくりつけ、渦巻く冷たい水の中で七時間、船のバウスプリット［船首から前方に伸びている棒］の飾りのごとく枝にしがみついていた。彼は「話の種」に、ベルトを木につけたままにしている。

救出活動では、勇敢さや個々人の英断の実例がさらに多く見られた。大勢の地元建設業者は、報酬が支払われるか否かにかかわらず、必要に応じてローダーや掘削機といった重機を動かした。

ライトルは五五人の行方不明者について生死を確認するべく奔走した。メドウブルック中学校の体育館は泥をかき出され、活動拠点として使用された。最初の数日で二〇〇人以上が遺体で発見されたものの、身元が確認できたのは八七人のみだった。中学校に並べられた遺体の多くは判別できないほど損傷していた。ライトルはラピッドシティ内のほかの歯科医に連絡して歯の治療記録を集め、遺体と照合して身元確認に役立てた。

行方不明者の中にはライトルの知人もいた——歯の患者や子どもの同級生など。キップの属するリトルリーグではメンバー三人が死亡していた。

最終的な死者数は、ラピッドシティの市域外に住む二人を含めて二三八名だった。

犠牲者の最高齢はジェームズ・アトキンズ。農夫から大工に転じた九四歳、六人の子どもの父親だった。

最年少は生後四カ月のジェニファー・トラヴァシーで、二歳の兄とともに犠牲になった。

「というわけで」ライトルは言った。「第三地区はかなり大変だった」

犠牲者リストに名を連ねなかった者の一人に、マット・ヴァンダービーク少年がいた。避難したボートが衝突で粉砕されてしまった家族の一員である。マットは投げ出されたあと水面まで浮上し、なんとかそのまま漂っていた。

「数時間後にマットは救出された……息も絶え絶えだった」ライトルは言う。

少年は家族で唯一の生き残りだった。ライトルたち救助隊員は、彼らの自宅から二〇メートル余りのところでヴァンダービーク家の両親、ロバートとヘレンが寄り添って倒れているのを発見した。

ボランティアたちが下流のシェイエンの近くにある橋の監視体制を整えた。彼らは川に目を凝らし、残骸につかまった生存者を探した。

マットの兄マーク・ヴァンダービークを含む五人の遺体は、結局見つからなかった。

一年間、ライトルは復旧・復興に取り組み、洪水中と洪水後のラピッドシティへの献身により賞を受けたが、その後もう充分働いたと感じて公務を辞した。

「もっと家族のために時間を使うべきだと思った」彼は言った。

遺体の身元確認や復興におけるほかの面でも非常に役に立ったライトルの医学教育は、一八四〇年代に必死の努力の末勝ち取られた、先人の遺産だった。当時、パリの医師の集団が医学分野における客観的データの価値を主張したのである。医療行為は科学的手法により進めねばならないとの考え方は、今日ではしごく当然のことだが、最初は医学界のほかの医師たちから強硬な抵抗に遭った。彼らは自らの権威や判断が、どこか遠くにいる〝数字狂《ナンバー・ジャンキー》〟どもがまとめ上げた知識体系に覆されることを望まなかった。だが一八六〇年までには、エビデンスに基づいた患者の治療が大きな成果を上げていたため、ほぼすべての医学校は科学に従うよう学生に指導するようになっていた。

ライトルの人格が形成され歯科教育が行われたのは一九三〇年代から一九六〇年代のあいだだった。体系化された医療が最も崇敬されていた時代である。科学は死や病気を次々に征圧していった。ポリオワクチン、麻酔、ペニシリン、ヒスタミン、放射線治療、化学療法はすべてこの期間に発見あるいは実用化され、人工肺や人工心臓弁といった医療機器が開発された。医学は一日ごとに科学に基づいて驚異的な進歩を遂げることが期待され、医学研究者の大群は病気のより細かく局所的な原因を探っていた。

だからこそ不可解なのだ――なぜライトルは、病気には医学界が完全に見落としていた単一の全身的原因が存在すると確信するに至ったのか。

のちに彼は、その最初の兆候に気づいたのは農園で育った少年時代だった、と語っている。父の上等なナイフを無断で持ち出して木を削りはじめたが、手が滑り、鋭い刃で脚に深い傷を作った。彼は両親に黙って塩の含まれた井戸水で傷の手当てをした。家族が下痢になるほど強いアルカリ性の水だった。「どうしてあの傷は一晩で治ったのかと、よく不思議に思ったものだ。今ならわかる」何年ものちに彼は書いた。「エネルギーのおかげだ」

ライトルは一九六〇年にネブラスカ大学に入学して一九六四年に歯学部を卒業したあと、ラピッドシティに移った。それはまさに、左翼的ヒッピーという新興世代が既成制度への疑念をアメリカに植えつけている時期だった。その標的には医療制度も含まれている。代わりとなるものを求めて、人々はヒーリングエネルギー、クリスタル、ピラミッド、占星術といった、長らく廃れていたニューエイジの考え方を蘇らせた。ライトルは歯科治療を行いながらも、普遍的なヒーリングの光があらゆる生き物を満たしていると信じるようになった。古代中国の治療師たちが〝気〟と呼んだこのエネルギーの乱れが、あらゆる病気の根本原因なのだ。

この普遍的エネルギーは自然治癒からダウジングに至るあらゆるものの原動力となりうる、とライトルは信じるようになった。彼は、この古代の力を操って、すべての人間により良い健康を享受させるようにその力を集束させる医療機器の開発に取り組みはじめた。

ラリー・ライトル――コーチ転じて歯科医転じて市民リーダー――にとって、ヒーリングの光こそが〝唯一真実の治療法〟だった。

第二章　トビー・マッカダム、一九七六年

ああ！　恋の病は薬草では治せぬのだ。

——オウィディウス、『惚れた病の治療法』（わらび書房、藤井昇訳、一九八四年）、西暦二年頃

トビー・マッカダム——狂犬病ウィルスを加工することでゾンビを生み出せると信じる男性——は一九五八年八月、モンタナ州クライドパークで産声をあげた。ジョージ・ロメロ監督によるホラー映画『ナイト・オブ・ザ・リビングデッド』がアメリカの映画ファンにゾンビを知らしめるより一〇年ほど前のことだ。

電話で数回さまざまな話題について話した中で、トビーの異なる二面が明らかになった。彼は楽観的で負けん気が強い。高校時代の不良、既成制度にあぐらをかいた弾圧者にとっての陽気な目の上のコブ、困っている人にとっての治療師。トビーは、ジョン・ルードン・マッカダム（石工でマカダム舗装を発明したスコットランド人）、そして古代スコットランドのドルイド〔古代ケルト人の僧のこと〕まで自らの血統を誇り高く——だがあやふやに——たどることができる。

けれども子ども時代の話を聞いたとき、私は、いつも悲しそうな少年の姿を思い浮かべた。

幼いトビーは浅黒い肌ともじゃもじゃの髪（フランス系カナダ人の父親からの遺伝）のせいで、びっくりするほど白くて、がっかりするほど人のまばらな、およそ二五〇人が住む故郷の町でマイノリティに最

も近い存在だった。クライドパークの人種差別主義者は、偏見のはけ口を求めてトビーを絶好の標的に選んだ。彼の両親は慎ましい借家で三人の子どもを育てており、トビーの父親は木材工場で夜勤で働きながら町のゴミ収集もしていた。さらに不都合なことに、この共和党の非常に強い州で両親はルーズベルト率いる民主党の熱心な支持者で、種々の人権を尊重するＦＤＲの姿勢を称賛していた。その人権の一つは「適切な医療を受け、良好な健康を得て享受する機会を持つ権利」である。

トビーの母でスコットランド人のフランシス・シモンズ・マッカダムは、あるときはウェイトレス、あるときはバーテンダーをしながら、激しい気性によってトビーを守ろうと努めた。教師がトビーを何時間も更衣室に閉じ込めたり二年生で留年させたりしたときには、彼女はまったく臆することなく文句を言った。あるサッカーの試合で、彼女はレフェリーに怒鳴りかかり、反則を言い渡され、帰り道でそれについて笑い飛ばした。アメリカ先住民への不当な扱いやリチャード・ニクソンの悪辣さに毒づいたこともある。

とはいえ、トビーの同級生の残酷さについて、彼女ができることはほとんどなかった。トビーの学校の行き帰り、いじめっ子たちがゴミを投げつけたり、差別的な中傷をしたりすることがあった。ある日の放課後、彼らはトビーをつかまえて縛り上げた。トビーの自転車を壊したり、指を折ったりしたこともある。

高校を卒業したばかりのトビーが生きる目的の探求を始めたのは一九七六年だった。探求はその後何十年も続くことになる。さまざまな仕事を試したが、どれも自分に合っていないようだった。結婚してある投資会社に雇われたとき、フランシスは大喜びした。離婚し、解雇されたときには、母は同情してくれた。養育費についてや不当解雇の訴えで裁判になったとき、母はトビーの味方をした。

兄や姉は母がトビーに甘いと憤ることもあったが、年の離れた末っ子の彼は、いつまでも赤ちゃんだったのだ。一九八九年と一九九三年、彼は数千ドル相当の不渡り手形を出したことと不正な当座預金口座を開いたことでトラブルになった。母は許した。いずれトビーも地に足をつけるようになる、と確信していた。

フランシス自身は、歳を重ねてもめったにトビーに助けを求めなかった。リモコンが見つからないときは、トビーの兄フレッドを呼んだ。医者に行くため車に乗せてもらう必要があるときは、トビーの姉ジーニーを呼んだ。

二〇〇〇年、トビーはついにフランシスに、そして兄や姉にも誇りに思ってもらえるであろう生きる目的を見つけたと思った。ハムレット風のスローガン、「トビーにすべきか、すべきでないか」を掲げてモンタナ州知事選に立候補すると公言したのだ。彼が候補者資格を得られなかったため選挙運動は立ち消えになったが、既にその前から、地元紙は彼が一九八八年から子どもの養育費を払っていないと非難していた。フレッドとジーニーは、弟を家族の恥と呼んだ。

情けないやつだ、と言う人もいるだろう。だがトビーは自分をダメ人間だとは思っていない。兄や姉は嫉妬していたにすぎない。「というか――僕は戦う人間だ。現状に挑戦する。誰かが問題を抱えていたら、僕は関与する。だからこそ、問題にうまく対処できるんだよ」

ある日フランシスは、肺ガンの診断を受けたことをトビーに知らせた。数カ月後、彼女はトビーの姉ジーニーのもとに身を寄せた。トビーが訪ねると、フランシスはトビーと自分の飼うプードル、ミジェットのために料理をした。ミジェットはテレビ用テーブルでベーコンを食べ、コップから水を飲んだ。

あるときから、トビーとフランシスは、肺の腫瘍が大きくなるのはいずれ止まるとの共通認識を持つようになった。この頑迷な楽観論は、ジーニーの神経を逆撫でした。

「お母さんにはガンがあるのよ。ちっともわかってないんだから」ジーニーはよくそう言った。

「何があろうと平気よ」フランシスはトビーを味方につけて答えた。「こんなの、やっつけてやる」

フレッドは、それは偽りの希望を喚起しているにすぎないと考えてジーニーの側についた。そのため、家族内で精神的につらい綱引きが始まった。どちらの側にも悪意はないにもかかわらず、家族が対立したのだ。

ジーニーはフランシスを病院まで連れていって放射線治療を受けさせ、医師の重大な宣告に耳を傾けるよう促した。二人が帰宅すると、トビーは代替医療に関する記事を見せ、フランシスと一緒に医師の残酷な言葉から希望のかけらを見出そうとした。

ある日、トビーは東海岸のある会社から小包を受け取った。中には、赤茶色の蔓や破片の塊が入っている。それはブラッドルート、別名ブラッドウォートという小さく目立たない植物で、白い花を咲かせ、カナダのノバスコシア州からアメリカのフロリダ州にかけて生息している。

トビーはテーブルにつき、乳鉢と乳棒を使ってブラッドルートの根を細かい粉にし、慎重に小さなカプセルの半分に入れた。読んだ本の中で、ブラッドルートにはベルベリンが含まれていることを知ったのだ。ベルベリンは化合物で、実験ではアポプトーシスという物理現象を引き起こしていた。アポプトーシスはあらかじめ組み込まれた細胞の死を意味し、腫瘍が無制限に大きくなるのはアポプトーシスの欠如が原因になっている。

やがて彼は、カプセルの入った瓶を母に渡した。兄や姉は嘲笑したが、フランシスはありがたく受け取り、服用すると約束した。

なんとしてもフランシスを助けたいトビーは、ほかにも医学的効果のある植物がないかと探しはじめた。これは驚くほど簡単だった。連邦法の改定によって、今や六〇〇以上のアメリカ企業が、自分たちの仕入れる植物は病気を治せると熱心に売り込んでいたからだ。

一九九四年、サプリメント業界はロビー活動を行い、議会にダイエタリーサプリメント健康教育法（DSHEA）を通させることに成功した。この法律でサプリメントの定義は広がり、ビタミン、ミネラル、植物、ホルモンはほとんどなんでも含まれることになった。また、これが非常に重要なのだが、メーカーは効能の証明という重荷から解放され、食品医薬品局（FDA）が危険な製品を一つ一つ判別せねばならなくなった。

このように規制が緩和された新たな状況によって、サプリメント販売は儲かるビジネスとなり、そのためあくどい業者が群れを成して現れた。業界は以前に比べてはるかに大きく、そしてはるかに有害になった。一九九四年から二〇〇〇年のあいだに、アメリカにおけるサプリメント業界は年間売上額四〇億ドルから一八七億ドルへと急上昇し、宣伝されるサプリメントの種類も四〇〇〇から二万九〇〇〇へと同じく急上昇した。そのほとんどは、効果はないとしても、少なくとも無害だった。しかし利益獲得競争の中で、一部の企業はとんでもなく安物のサプリメントを売るようになった。タルクやゼラチンといった増量剤を多く含み、ありとあらゆる粗悪な混ぜ物――プリンター用青インク、石膏、ホウ酸、含鉛塗料、床用ワックス、殺鼠剤――を無頓着に（あるいは故意に）加える工場で製造された製品である。一〇〇パーセント天然成分のはずの製品にこっそり医薬品を混ぜてライバルと差をつけようとする企業や、錠剤に何が入っているかよく知らないまま売る企業もあった。私が話したサプリメント製造者の一人、ビーガンの活動家で自分の名前を法的にアーブ・アヴォーアと変更した人物は、長年の努力の末に一〇〇パーセント天然成分のバイアグラ、商品名〝スティッフ・ナイツ〟を市場に出した。スティッフ・ナイツを服用した男性が死亡したのを受けてFDAが調べたところ、アーブの仕入れ先の業者が彼に売っていたのは植物エキスではなく、シルデナフィル（一部の市販の勃起不全治療薬に含まれている薬品）に類似した合成物質だったことが判明した。競合他社の一つが販売する錠剤には、処方用量の三一倍ものタダラフィル（勃起不全治療薬シアリスの主成分）、それに抗鬱剤が含まれていた。

あらゆるサプリメント販売業者に共通しているのは、自社製品に含まれる天然有効成分――たいていはミネラルや植物エキス――こそが良好な健康の秘訣だという考えを売り込むことへの強い関心である。彼らは科学的研究の薄っぺらな上澄みだけを引用した雑誌やニュースレターといった宣伝資料を大量にばらまいて、それを実行している。

というわけで、トビーが情報を集めはじめると、ブラッドルートはガンをやっつけられることをほのめかしたり、暗示したり、あるいは明白に主張したりする記事が何十も見つかった。彼はまた、セイヨウシロヤナギの樹皮はアスピリンの代わりとなる優秀な天然成分だとする記事を読み、それをもとにしたカプセルを作った。サンザシの実が血流を促進するという記事も読んだ。

トビーは、さらに多くの植物についてさらに多くの約束をするさらに多くの記事を読んだ。楽観主義者の彼は、ハーブに関するありとあらゆる主張をきわめて好意的に評価した。ほどなく、サプリメント業者たちが描いている大きな構図を内在化して、近代医学が退場しさえすれば人体はどんな病気をも撃退できると信じるようになった。ハーブや粉や根や樹皮をおさめた包みや箱が、どんどん彼のもとに配達されはじめた。彼はテーブルを事実上の研究製造スペースにして、こうした天然の材料を、服用に適切と思われる程度まですりつぶした。母の免疫系を増強する薬、肺に蓄積した水分を減らす薬、物忘れに対処する薬を作った。母が何か不調を訴えるたびに、トビーは治療法を編み出し、手作りの薬を詰めた瓶を届けた。

「僕の考えた処方はＤＮＡや遺伝的性質に働きかける。多くの場合、ガンにかかったときには、体内の栄養分の多くが失われている」トビーは言った。彼は母があと三〇年生きるだろうと考えていた。

だがトビーの努力にもかかわらず、フランシスは歩けなくなった。彼女が衰えていくのは、トビーにとって謎だった。「どうして悪い方向に行っているのか、わからなかった。そんなはずはなかったんだ。苛ついたよ」

二〇〇四年二月、トビーはジーニーから電話を受けた。当時八三歳のフランシスは頭が混乱し、実際には存在しないものが見えるのだという。問題は深刻だ。

すぐに行く、とトビーは答えた。

リヴィングストン記念病院の外では、天気は怪しく、太陽と風が雪やみぞれを含んだ雲を引っ張り合っていた。

病院の中では、生と死が別のものを引っ張り合っていた。フランシスは酸素の少ない海に潜るスキューバダイバーのように人工呼吸チューブをくわえている。花がイソギンチャクのごとく病室のあらゆる表面を覆い、マイラー「強化ポリエステルフィルムの商標」でコーティングされた気泡は彼女の一刻も早い回復を願っている。

医師たちは、フランシスは重篤な脳卒中を起こしており、おそらく生きて病院を出ることないだろうと告げた。

脳卒中？　トビーは困惑した。脳卒中が起こるのは、血栓が脳に入ったときだ。でもトビーは母に血栓を防ぐ抗凝結剤を与えていた。

「そんなことが起こるはずはなかったんだ」

母のお気に入りの番組『ゴールデンガールズ』がテレビで流れているあいだ、トビーとフランシスは共通の思い出話にふけった。ある時点で彼女は、魚が空中をゆっくり回遊しているのが見えると言った。

やがてトビーは、どうして脳卒中が起こったのか理解できないと言った。自分があげた薬はどうなったのか？　トビーは母の役に立たなかったのか？　そのときフランシスの意識は鮮明だった。彼女はトビーの目を見ながら手を握った。

「約束してちょうだい、絶対やめないって」。彼のサプリメントを誇りに思っている、と彼女は話した。「あなたが何をしようと、あなたには人を癒せる力があるのよ」

トビーは絶対にやめないと約束した。

そのあと彼女は、とてつもなく恐ろしいことを言いはじめた。恐ろしいのは、それが優しいことだったからだ。優しいのは、それが最後の言葉だったからだ。最後の言葉なのは、彼女があきらめてしまったからだ。トビーの治療は命を長らえさせてくれた、と彼女は言った。トビーのおかげで自分は人生の後始末ができた、と。フランシスはトビーの苦しみを和らげるつもりだったに違いない。だが彼女が感謝したとき、その言葉は重荷となって彼にのしかかった。

「つらいよ。母親にそんなふうに言われるのは」

何か一言でも口にしようものなら、いや、病室にあと一瞬でも長くとどまっていたなら、感情が滝のようにほとばしり出ることはわかっていた。トビーは病室を出て病院の中をあてもなく歩き回った。神に語りかけた。約束をした。魂を捧げた。

しかし病室に戻ったとき、つらい現実に直面することになるのがわかった。母――猛々しく、愛情豊かで、よく笑い、よく叫ぶ、陽気な母――は逝ってしまった。

数週間後、ジーニーの家で、トビーは義兄のマールが母の遺品を片づけるのを手伝った。マールは突然、トビーがフランシスに渡していた瓶の山を彼に手渡した。瓶には錠剤がぎっしり入っている。

トビーは唖然とした。

「どうして母さんはこれを服用しなかったの？」彼はマールに尋ねた。

「さあね」マールは答えた。「服用してると思ってたんだが」

薬の服用を姉が止めていたのか、それともフランシスが自分はそろそろ死ぬときだと判断したのか、とトビーは考えた。だがいずれにせよ、トビーにとって最も重要な結論は、母が脳卒中を起こしたのはトビーの治療に従わなかったからだとこれらの瓶が証明していることだった。薬を服用してくれていたなら、トビーは母を何年も生き長らえさせることができたはずだ。

知事選には出られなかったが、結局それで良かったのかもしれない。いまわの際に、フランシスはトビーに新たな生きる目的を与えていた。彼、トビー・マッカダムは、自分のハーブ薬こそが〝唯一真実の治療法〟であることを悟ったのである。

第三章　ロバート・O・ヤング、一九七〇年

悲劇とは強い酸のようなものである――それは、真実という金以外のすべてを溶かす。

――D・H・ローレンス、書簡、一九一一年

ブリガム・ヤング大学（BYU）か、それともユタ大学か？

多くの若いモルモン教徒はこの選択に直面する。可能性にあふれて自信に満ちたティーンエイジャーたちは、自分は単に非凡なだけなのか、それとも世界を意のままにできるほど非凡なのかを判断するのだ。

野心的な学生ほどBYUを選ぶことが多い。この大学は、学問的な卓越性、モルモン教の文化規範の強化、厳格な道徳基準で知られている。厳格な道徳は、砂色の髪をしたスポーツマンのロバート・オールダム・ヤングにとってなじみのあるものだった――彼の父、親切を絵に描いたような人物は、常に朝の祈りによって家族を導き、夜の食事を祝福し、家族全員にベッドへ行く前に祈りを捧げさせていた。

BYUが学生に高い学問的業績を期待しているとの評判も、ヤングを怖気づかせはしなかった。彼にとって自信は呼吸と同じくらい自然なものだった。なにしろ、家で芝生を刈り、雪をかき、掃除機をかけ、皿を洗い、庭の草むしりをしながらも、高校で優秀な成績をおさめ、ボーイスカウトでは最高位のイーグルスカウトに選ばれたのだから。

ところが、敬虔で、勤労意欲にあふれ、成績抜群だったにもかかわらず、一九七〇年に高校を卒業した彼は、より大らかな雰囲気のユタ大学を選んだ。それには二つの理由がある。

その一、大好きなテニスのコーチはユタ大学の職員であり、八歳からテニスをしていたヤングはプロテニス選手として名を成すことを夢見ていた。その二、キャンパスは自宅から徒歩圏内にあったので、恋人のそばにいられる。

ユタ大学での最初の数カ月、生活は良好だったが、素晴らしいというわけではなかった――そのときはまだ。

授業が始まって間もなく、末日聖徒（ＬＤＳ）イエス・キリスト教会が海外の伝道所で学生の研修を始めたことを知った。ヤングはテニスと恋人に背を向け、砂漠と段丘のアメリカ南西部から、湿ったスモッグに覆われたイギリス都市部（偶然にもウィンブルドン大会の地）へと移った。ロンドンのＬＤＳ聖職者伝道所で二年間の留学中、彼は長老という肩書を与えられた。

〝長老ヤング〟。いい響きだ。

彼はエプソム（効能があると考えられているエプソムソルトを生産する鉱泉のある地）のＬＤＳ研修センターから約二四キロメートル南で狭いワンルームの部屋を借りた。共用バスルームの冷たいシャワーは、彼をその地域の探索へと駆り立てた。凍えるように寒い道で自転車のペダルを漕いでいると、部屋でじっとしているよりも速く体が温まるからだ。

寒さは些細な問題だった。自立と自由の感覚は最高だった。実のところ、もしも素晴らしさを瓶に入れることができたなら、ヤングの人生は素晴らしさがぎっしり詰まった瓶だっただろう。〈ケンタッキーフライドチキン〉に行って手羽肉をかじったら羽がついていたときも、彼は気にしなかった。すぐにチキンを食べるのをやめ、前よりも健康になったと感じた。

数カ月後、ヤングは伝道所長のウォレス・ベネットに呼ばれた。

「君には巡業音楽団を率いてほしい」ベネット所長はヤングに言った。「バンと必要な装備を渡すから、歌を歌い、歌を通じて福音書やイエス・キリストの教えに関するメッセージを届けてくれ」

これは、人生が若者の無限の期待をさらに上回った稀有な例の一つかもしれない。ウィンブルドンに行き、長老になり、さらにミュージシャンになる？　ヤングは有頂天になった。あと三人の若い伝道師とともに、毎週月曜日と火曜日に練習をした。髪を長く伸ばした。ファミリー・ポートレートというグループ名をつけた。ヤングはいくつかの歌の歌詞を書いた。フォークロック風のメロディに乗せた、健全で心のこもったメッセージだ。

たいていの週末、彼らは伝道所のバンに装備を詰め込んで乗り込み、演奏会を行った。ケンブリッジやオックスフォードといった有名大学のキャンパスで演奏することもあった。演奏会のあとは、ほかの伝道所のカウチで眠った。ベネットの手配によりイギリスの音楽シーンの中心地、ロンドンのティン・パン・アレーで演奏の録音をし、聴衆にアルバムを配ることもできた。この時点で、素晴らしいもので満ちた瓶を箱に詰めることができたなら、ヤングは素晴らしいもので満ちた瓶がいっぱいに詰まった箱を持つことになっただろう。

その後ベネットは彼らに、今していることをすべて中断するよう連絡してきた。バッキンガム宮殿でイギリス女王のために演奏することになったのだ。女王エリザベス二世は玉座について以来二二年間、前任者たちよりも親しみやすくなろうと努力してきた。群衆に愛想良くし、オーストラリアのシドニーで街なかを歩き、夫のフィリップ殿下がソーセージを焼いているあいだ自分はサラダドレッシングを作っているところを撮影させた。アメリカのティーンエイジャー四人を招いて宮殿で演奏させるのも、そうした活動の一環だった。

「あれは女王の要求による御前上演だった」のちにヤングは言った。「つまり、下々の者が女王に何かを頼むことはない。女王のほうが要請するんだ」

宮殿では、彼は数えきれないほどの部屋や廊下を通って演奏場所まで連れていかれた。そこでは女王が家族や廷臣に囲まれて座っている。フィリップ殿下と跡継ぎで当時二六歳のチャールズ皇太子がいた。皇族の友人たちや、イギリスでビーフイーターと呼ばれる人々も相当な数がいた——王冠を見張り、ロンドン塔で囚人を監視し、女王を守る衛兵たちである。

これが絶頂期だった。もしも素晴らしいもので満ちた箱をトラックに載せることができたなら、ヤングは素晴らしいもので満ちた瓶の詰まった箱をいっぱいに載せたトラックを持つことになっただろう。

ファミリー・ポートレートが楽器のチューニングをしたあと、ロバート・ヤングは心を込めて歌った。メッセージはシンプルだった。

「家族は永遠」彼は言った。「この世だけでなく、永遠のもの」

その後、彼は前に呼ばれて少しの時間女王とともに過ごした。

「とても素敵な女性だよ。きわめて雄弁。きわめて礼儀正しい」

そこで彼は富と名声を垣間見ることができた。ヤングの若き日の経験は、懸命に努力すればある程度の富と名声を得られることを教えてくれた。だが、それは長老としてでも、ロックスターとしてでもない。伝道所での研修を終えてユタ大学に戻ったとき、人生にはそれよりさらに大きな可能性があることがわかっていた。

彼はテニス関係の奨学金を得て大学に通い（生物の成績はC＋だったが、心理学、経済学、作文、そしてもちろんテニスではA）、卒業後は、ジミー・コナーズやビヨン・ボルグのレベルには達しなかったものの、五年間プロテニス選手として生計を立てた。

ラケットを置いたのは二九歳のときだった。髪の生え際が相当なペースで後退していることは悩みの種だったけれど、それでも彼は恵まれていた。美しきシェリー・レッドフォード（自称ロバート・レッドフォードの妹）と結婚して家庭を構えた。今こそ、次なる人生――それがどんなものであろうと――に踏み出す潮時だ。

彼は自分を信じて、素晴らしいもので満ちた瓶の詰まった箱をいっぱいに載せたトラックを運転し、地平線の彼方へと自分探しの旅に出た。

プロのアスリートとして蓄積した知識を活かして栄養学を学ぼうと決意したのは、そのときだった。九〇年代、彼は健康への理解を増すため血液の生検体を観察した。彼が用いたのは、標本に着色することなく高コントラストの像が得られる暗視野顕微鏡である。ある日、うねうねする細胞の拡大像を観察しているときに見たものから、彼は驚くべき結論に達した。

ロバート・オールダム・ヤング、プロテニス選手、女王に認められたミュージシャン、自称ロバート・レッドフォードの義弟は、〝唯一真実の治療法〟を発見したのだ。彼が正しければ、その素晴らしさは、世界一大きい瓶にも、世界一丈夫な箱にも、世界じゅうのトラックにもおさまらないだろう。

二年後、ヤングは最初の犯罪で告発された。

第四章　アリツィア・コリスコ、一九五六年

ノラ　ねえ、ランク先生、あなただって生きていたいと思うでしょう。

ランク　もちろんです。どんなにつらくても、この苦しみをできる限り長引かせたいと思っていますよ。私の患者さんは皆そうです。

——ヘンリック・イプセン、『人形の家』（岩波書店、原千代海、一九九六年ほか）、一八七九年

大人たち——アリツィアの母とおば——はアパートの広いリビングルームから子どもたちを追い払った。時は一九五六年、ポーランドは混乱のさなかだった。国じゅうで、共産党政府は兵士や戦車によって抗議行動を抑えつけていた。ユゼフ・シランキエウィッツ首相はラジオ演説で、政府に手を上げるような頭のいかれた人間はその手を切り落とされるだろうと警告した。けれども、小さな町エウクに住む幼いアリツィアにとって、そんな恐ろしい話は大人たちの抽象的な議論の一節にすぎなかった。

当時彼女は五歳、人間の邪悪さよりも言い伝えの生き物のほうがよほど怖いという年齢である。スラブのおとぎ話では、エウク湖には怪物がうようよしているという——水の中には、吸血鬼シチシガ、マムナ（もじゃもじゃの毛をした老婆に化けて湖畔の茂みに潜み、無垢な人間の子を自分の子と取り替える）、よこしまなヴォドニキ（キリスト教の洗礼を受けていない自殺者で、泳いでいる人を水中へと引っ張り込む）

が隠れ住んでいる。

だがいくら怪物がいようが、湖は魅力的だった。遠くでは、石壁の刑務所が湖にかかる橋の向こう側にそびえている。たまに荒々しい声が氷の上を風に運ばれてくる。ただし、それが囚人の声か亡霊の声か、アリツィアにはわからなかった。冬には、スケートで岸から遠くまで行き、魚釣り用の穴を覗き込んで、深遠の絶対的な黒さに感じ入った。

アリツィアの住むアパートの裏庭は、それとは対照的に生活感であふれ返っていた。自転車、オートバイ、バルコニーからの操り人形劇、牛、ニワトリ、物干し綱、叫び回る子ども、いちゃつく若者、飲んだくれる親。その真っただ中にいるのがアリツィアだった。青い目でブロンドのおてんば娘、白いワンピースの下に手縫いのタイツをはき、アパートの屋根の上を走ったり、大人用の重い自転車を裏庭から引っ張り出してエウク湖に通じる石畳の道を漕いでいったりする。

「あの裏庭で一本の映画ができたかもしれないわね」六五年後、彼女は言った。

しかしその日、冷たい湖や暑い裏庭は彼女の視界にも心にもなかった。ワンダおばがアリツィアの兄バズーク（英語ではバジル）を連れてフレンチドアを抜け、キッチンに向かったとき、アリツィアは人目につかないよう無言で裏の廊下に立っていた。

父ヴァシリ――一八九四年に生まれた、パイプを吸う堂々とした父、かつてはポーランドでも有数の地主――は血の気のない顔をし、何も言わずカウチに横たわっている。

彼は昔、白軍の一員としてボルシェビキの共産主義者たちと戦ったが、それは最悪の結果を招いていた。政府によって土地を奪われ、投獄され、家族は富を失ったのだ。けれども尊厳だけは残った。ヴァシリは常にスーツを着、白いシャツにネクタイをしていた。夕食時、家族はエプロンをつけて食べ、幼児も大人用のナイフとフォークを使った。

アリツィアの祖母が見知らぬ人とともに入ってきた。その女性はとても背が低くて、アリツィアからもウクライナ風の頭飾りオチポックが見えた。上部は黒く、いかめしい顔の両側を明るい色で覆っている。女性はまったく動かないアリツィアの父の横で、床に籐のバスケットを置いた。

「お願いだから」アリツィアの祖母は女性に言った。「慎重にね」。後ろでは、アリツィアの母で夫より三〇歳年下のアリーナが、しゃくり上げはじめた。

アリツィアにはよく聞こえなかったけれど、〝ピヤフカ〟という言葉はわかった。ピヤフカが何かは知っている。エウク湖の横で倒れて半ば水没している木々のそばで友達と一緒に走っているとき、時々ピヤフカ――小さく、黒く、ぬるぬるして、気持ち悪い動きをするもの――がむき出しの脚にへばりついて、ぞっとすることがあった。

ヴァシリは身じろぎしてうめいたが、それが痛みゆえか抗議の表明かはわからない。女性はアリツィアの祖母とおじスタニスラウスに、父を寝室に移動させるよう指示した。立ち聞きしているのを見つからないよう、アリツィアはそっとその場から離れた。

戻ったとき、父はもうカウチにいなかった。数日後、再びあのピヤフカという言葉を耳にしたときには、それが父の回復と関係していることがわかっていた。

ピヤフカ、すなわちヒルの物語は、先史時代までさかのぼる。

五億五千万年前、地球上の海は、多細胞の塊がうじゃうじゃして絶えず渦巻きつづける沼だった。それぞれの塊は自己を複製して増殖する方法を模索していた。

ある日、新たな生物が出現した。ひょっこり現れたというよりは、地球最古の〝腹〟で泥の中をうねうねと這い進んで姿を見せた。これは*Ikaria wariootia*（イカリア・ワリオーティナ）、地球上で知られる最も古い左右対称の生物であり、その子孫にはヒルも人類も含まれている。形状はびっくりするほどヒルに似ている。つまり、ほぼすべての動物の進化の度合いは、ある意味ヒルとどれだけ離れているかで計測できるわけだ。

ヒルはおそらくほかのどんな動物よりも、我々の生物群系の遺伝的性質形成に関与している。温血動物が冷血の爬虫類の先祖から分岐する際、寄生性のヒルは、結果的に何万という生物種の性質に意図せずして影響を与えたのである。ヒルは、DNA転移というまだ充分解明されていない進化プロセスで、ヘビからボバインBというDNAグループを吸い出して哺乳動物の遺伝情報に注入した。その結果、牛のDNAコードの約四分の一はニシキヘビから直接コピーされたものになっている（爬虫類のDNAを持つ哺乳動物が歩き回っているという多くの不気味な例の一つ）。

現在、七〇〇種近いヒルが生息している。樹上に住んで何も知らないハイカーを待ち構えて落ちてくる種もあれば、カバの肛門だけに住みつく種もある。人間の血を吸って生きるヒルは数種類存在する。これがピヤフカである。

次にエウク湖の浅瀬で遊んでいるとき、アリツィアが下を見ると、脚に一匹がくっついていた。地元の子どもたちはこういうとき、たいていは親のところに駆け戻り、親は台所の薪火かまどの灰をかけて殺す（子どもでなくヒルを）。けれども、ピヤフカが父の命を救ってくれたことを知る幼いアリツィアの気持ちは、嫌悪から変化していた。

彼女は脚のヒルをつつき、付着部分の端の周辺を探った。ヒルの吸血を妨害するため、爪をヒルと自分の皮膚のあいだに差し込む。するとヒルは離れた。暗い波の下深くまで、少女の生命力のかけらを持って。

アリツィアが妊娠八カ月半のとき、ポーランドから脱出すべきであることが明確になった。一九七三年三月にビャウィストクで開かれた教員集会で、今後女性が教師として働くには共産党員であることが必要条件になる、と行政官が発表したのだ（男性にはずっと前にその規則が適用されていた）。

「アリツィア」校長は言った。「あなたが学校に戻ることは、もうありません」

校長の机には〝ウルフ・チケット〟と呼ばれる契約満了書類があった。これを渡された人は、将来の希望がついえて、動物のように森で暮らさざるをえなくなるのである。共産主義思想によって家族が既に多くを奪われていたアリツィアは激怒した。

「私は戻ります」

「いいえ」校長は穏やかに言った。「戻りません」

そのとき、共産党に受け入れてもらうことをアリツィアが要望しようと思えばできたかもしれない。だが彼女はヴァシリの娘だ。彼は戦場で倒れたとき、赤軍に棒でつつかれても彼らが立ち去るまで死んだように動かなかったのだ。

アリツィアはオフィスから飛び出した。

ポーランド各地で、共産党と折り合いの悪い数多くの家族が家から姿を消していた。そのうち誰がアメリカに逃げ、誰がポーランドの牢獄で痩せ衰えていったのかは定かでない。アリツィアは八〇歳になろうとしているヴァシリを置いていくのが心配だった。年齢は、彼が征服することも耐えることもできない敵だ。しかし彼は、アリツィアが夫と子どもとともにポーランドを出るよう言い張った。アリツィアと夫はアルファロメオを売却して役人に賄賂を渡し、イタリアへの短い休暇旅行を認めてもらった。そして家族たちの出生証明書をスーツケースの内側に縫いつけ、ヴァシリと別れの抱擁を交わした。

「気をつけてな」父は話を合わせた。「イタリアを楽しんでおいで。またすぐに会おう」

その後アリツィアが再び父に会うことはなかった。

アリツィアの家族がニューヨークで下船したとき、手持ちの金はたったの五ドルで、英語はまったく話せなかった。今やアリツィアは、一九八〇年代のアメリカに新たな人生を求めた〝ポロニア・アメリカンスカ〟(ポーランド系アメリカ人)の一人だ。事前に難民機関を通じて取り決めていたとおり、一家は列車でミネソタ州南西部まで送られ、農園の狭い住居に連れていかれた。八人の子持ちである経営者は、穀物を栽培し、副業として競売人をしていた。

農園の隣人はポーランド語を話した。その女性の話によると、農園経営者は難民プログラムにより彼らの保証人になっているのだという。家族は少なくとも五年間、そこで働かねばならない。時給は一ドル。生まれてこの方カブの一本も引き抜いたことのなかったアリツィアは、泣きながら眠った。

朝、農園から電話がかかり、彼らの資料が農業経験のある別の家族のものと混同されていたことがわかった。数週間かかったものの、彼らはミネアポリスのバプテスト教会のコミュニティに受け入れてもらうことができた。

そこの狭いアパートで、ついに高圧的な政府という重荷から完全に解放された。アリツィアは英語を学び、地元の工場でミシンを操作した。買い物は、自由を実感できるアメリカニズムの実践だった。ここでは家を――家一軒まるごと!――つけで買うことができるのだ。だがその前に自動車を買う必要がある。いや、その前に食料だ。

ポーランドでは、政府による食料配給システムにより、酔っ払うのは簡単だが肉を買うには争って列につかねばならなかった。ここでは、橋を渡って高級スーパーマーケットの〈ランズ〉まで行き、食べたいものをなんでも買えた。初めて買い物に行ったとき、夕食に、よだれが出そうなほどおいしそうな写真のついたパッケージを買った。アメリカ風にフライできるチキンだ。

一家は楽しくおしゃべりしながら家に向かった。車が横をビュンビュン通っていく。「私たちの仲間、アメリカ人たち！」彼らは感嘆して言った。「きっとみんな、私たちを変だと思っているわね。〈ランズ〉みたいな高級店の袋を持ちながら、農夫みたいに街なかを歩いているんだから」

帰宅して大きく重いチキンの包みを開ける。中に入っていたのは、クリスコのショートニングの大箱二つだった。彼らは涙が出るまで笑った。

アメリカは最高だ。

一九九九年にポーランドに帰省したアリツィアは、小さな個人診療所に入っていき、すぐさま経営者に出迎えられた。優雅な服装の小柄な女性で、鼻をつんと上に向けている様子は、平凡な医師ではなく、そこそこ高い階級の人間であることを物語っている。

アメリカの病院は患者を交換可能な部品であるかのように扱うが、それと違ってここは一人一人を人間として扱ってくれる。アリツィアはこの女性のことを少々知っていた――友人の友人で、強く薦められたのだ。

過去五年間、アリツィアはアメリカでつらい思いをしてきた。ミネソタ州でのある激しい吹雪のとき、自動車がコントロールを失って回転し、後部座席に座っていたアリツィアは前のシートとシートのあいだに投げ出され、顔がシフトレバーに激突した。

衝撃で鼻の骨が折れたのみならず、後遺症として激痛を伴う背骨のねじれが残った。以来、容赦ない腰の痛みが続いている。医師は手術を勧めたが、アリツィアは非侵襲的な解決策、コンクリートのピカピカした壁に囲まれたアメリカの病院が見過ごしてきた療法を探した。代替治療を求めた結果、ヨーロッパの曲がりくねった狭い道を通ってこの質素な診療所に行き着いたのだ。

優雅な女性はすぐさまアリツィアの精神を高揚させた。もちろん苦痛を和らげてあげられます、という自信に満ちたポーランド語の言葉は、英語に疲れたアリツィアの耳に心地良く響いた。これこそ求めていたものだ。

「アンジェラ」女性はカウンターの後ろにいた唯一の従業員に声をかけた。「ミセス・コリスコを治療室にお連れして」

若く、丸々と太り、私服を着たアンジェラは、顔を紅潮させながらも従順にアリツィアを治療室まで連れていった。部屋は狭くて寒く、殺風景で、白いシーツを広げた金属ベッドの横に小さなサイドテーブルがあるだけだった。

「背中の治療をしてもらいに来たの」アリツィアは若い女性に言った。

アンジェラは治療のため服を脱ぐように言った。

「全部?」

そう、全部。

素っ裸になって寒さで鳥肌を立てたアリツィアを、アンジェラはうつ伏せに寝かせた。素肌の腹にベッドは冷たい。

女性はアリツィアに、背中の痛む場所を指し示すように言った。

アリツィアは腰を指差した。尾骨のあたりだ。

「寒かった」のちにアリツィアは振り返った。「あの人、シーツも何もかけてくれなかったから」

アンジェラが屈み込むと、アリツィアは彼女が汗のにおいをさせていることに気がついた。つんと鼻を刺す、緊張の汗。アンジェラは無言で、アリツィアの腰の痛むところに冷たく濡れたものを押し当てはじめた。

それが何かはアリツィアにもわかっている。ヒルだ。一匹一匹が三〇〇の小さな歯を肉に食い込ませている。だから少々のピリピリした痛みは覚悟していた。でも寒さで文字どおり身が震える覚悟はしていなかった。

「体に何かかけてもらえない？　ちょっとだけでも」

「わかりました」アンジェラは答えた。「すぐに戻ります」

ドアが閉まり、アリツィアは目を閉じ歯を食いしばって寒さをこらえた。拷問のような五分間が経過した。ヒルが背中に取りついているので、動くのは怖い。一〇分後、アリツィアはテーブルを叩きはじめ、あの優雅な女性が現れるまでやめなかった。

「あら、大変」女性は落ち着いたまま、心配そうに言った。「何も体にかけてもらえなかったんですね！」

「ええ、凍えそう」

女性は一枚のシーツをアリツィアのむき出しの脚に、もう一枚を胴体、ヒルが取りついている箇所の上にかけて出ていった。アリツィアは少し楽になったが、時間は苦しいほどゆっくりとしか進まない、血でふくらんだ腹でずりずりと——。ちょっと待った、進んでいるのは時間ではない。

「何かが背中で動いていた」のちにアリツィアは言った。「這っていたのよ」

彼女は心配したというより怯えた。何匹のヒルがまだ腰に張りついているのか、張りついていないヒルがどこへ行こうとしているのかわからない。彼女は威厳を投げ捨て、アドレナリンに駆られた悲鳴をあげた。一匹のヒルがアリツィアの体の曲線を転がって床に落ちた。悲鳴はますます高く、ますます大きくなる。鼻が上を向いた優雅で小柄な女性と汗をかいた大柄なアンジェラが揃って部屋に駆け込み、血を吸い終わって動いているヒルを急いでかき集めた。

アリツィアはちらりとヒルを見た。彼女の血で膨張し、想像していたよりもかなり大きい。

騒ぎがおさまると、優雅な女性の生来の落ち着きが戻った。なだめるようにアリツィアの傷の手当てをし、なだめるように大人用おむつをはかせる。作業をしながら、なだめるように世間話をした。その様子を見守るアンジェラの頬の赤みは徐々に引いていった。

そのあと優雅で小柄な女性は、アンジェラ――図体の大きい、不運な、赤面症のアンジェラ、おそらくはこの医師の娘で、あまり家業に熱心ではなさそうだとアリツィアが思ったアンジェラ――に、ヒルを始末するよう命じた。

アリツィアは礼を言って服を着はじめた。だが女性が去ったとたん、部屋の空気はまたしても張り詰めた。アリツィアとアンジェラが気まずそうに顔を見合わせる。アンジェラは再び顔を赤らめ、くねくねする巨大化したヒルを一匹つかみ上げて小さなサイドテーブルまで運んだ。テーブルには透明な液体が満たされた瓶が置いてある。

アンジェラは恐る恐るヒルを瓶に入れた。アリツィアはヒル治療のことは調べていたけれど、次に起こることは文献に書かれていなかった。

ヒルは破裂した。口からアリツィアの血が噴出し、どろっとした赤いしぶきがあたり一面に飛び散った。服を着かけていたアリツィアは呆然として凍りついた。動いているのは目玉だけ。その目がアンジェラを追う。アンジェラはいかめしい表情で作業を続けていた。顔を紅潮させ、汗をかき、荒く息をしながら、次のヒルをアルコール溶液に浸す。

このヒルはさらに勢いよく破裂した。今やアリツィアの服や顔にも血が飛び散っている。アリツィアは残りの服を引っつかんで逃げ出した。

受付で、アリツィアはなんとか一六〇ズロチ――約四〇アメリカドル――を数えて優雅な女性に渡した。アリツィアの動揺した顔を見ても、まだ顔についている血の跡を見ても、女性が落ち着きを乱すことはなかった。

「私はお金を払った」のちにアリツィアは振り返った。「ありがとう、とまで言ったのよ」

その午後の出来事にすっかり失望したアリツィアは、倒れ込むように車に乗った。シートに当たっておむつがよじれる。二つのことが徐々に薄れてきた。一つ目はこの不愉快な出来事に対する動揺。二つ目は張りついたときの痛みをごまかすためヒルが彼女の背中に分泌した天然の麻薬の影響。

アリツィアは動いてみて体の状況を確かめた。最初は慎重に、それから動きを大きくしていく。長年連れ添っていた腰の痛みは消えていた。そのあと、さらに驚くべきことに気がついた。テニスでの怪我で痛々しく腫れていた膝の炎症が、すっかりなくなっている。

ヒルは――不器用な治療ではあったが、あの気味悪い小さな吸血生物は――アリツィアに対して何かをしていた。ほとんど奇跡と思えるようなことを。

手術以外で治す方法はないと医師が言っていたのを思い出したアリツィアは、アメリカンドリームをもっと素晴らしく実現させる好機を見出した。

アメリカには高級スーパーマーケットも、光沢ある自動車も、巧みに客を錯覚させる料理用ラードも、摩天楼も、希望もある。でも欠けているものが一つある。ヒルだ。

アリツィアは確信した。ヒルこそが〝唯一真実の治療法〟だ。

第五章　デール・ニューマンとレイラニ・ニューマン、一九八七年

サー・パトリック・カレン　ふむ、肺病の治療法を発見した人物なら三〇人以上知っているぞ。どうして人は肺病で死ぬんだ、コリー？　私は悪魔の仕業だと思うよ！
——ジョージ・バーナード・ショー、『医師のジレンマ（The Doctor's Dilemma）』（未邦訳）、一九〇六年

レイラニ。

デール。

彼女は歌った。彼は説教した。

彼女は一九歳。彼は二五歳。彼女は静けさに不安を覚えた。彼は孤独に安らぎを見出した。レイラニは生まれついてのカリフォルニア人だった。デールはウィスコンシン州の田舎の出身だった。

彼女は巨大教会《メガチャーチ》に所属する家族の中で輝いていた。彼は信仰によって生まれ変わったことを誇っていた。

彼女は多文化の混ざった蜂蜜色の肌をしていた。彼はドイツ人で、ブッターケーゼチーズのごとく白い肌だった。彼女の信仰心はコミュニティと密接に関連しており、彼の信仰心は自分自身と神への揺るぎない信頼に基づいていた。レイラニは子ども、動物、仲間、年長者、すべての人に惜しみなく愛情を注いだ。デールは感情を自分の中に秘めていた。聖書学校を卒業したレイラニは進歩的なカリフォルニアのペンテ

コステ派教会に通い、クリスチャン・ライフ大学を卒業したデールも同じ教会に通った。

二人は一つの夢を共有するようになった。その夢で、互いへの愛にまさるのは、神への共通の信仰心だけだった。

レイラニ・エヴァリスタ・ミラフロアは、祖母（祖父とともに数多くの教会を開いていた）やハワイ生まれの母や大勢の親戚の信心深い目に見守られて、長くつややかな黒髪、茶色の目、輝かしい笑顔の女性に成長していた。

デール・ロジャー・ニューマンは身長一八八センチの大柄な体の肩で風を切って歩く、かなりの完璧主義者だった。もともと俳優ジョニー・デップに似ていたが、後ろに撫でつけた髪や黒い色合いの服のせいで、意図せずしてさらに似て見えた。母エルヴェア・シュミットと父ウィリアム・〝ピーナッツ〟・ニューマンのあいだに生まれた子ども八人のうち五番目で、父は建設業界の労働組合員だった。

レイラニと出会ったとき、デールは既に人生における最も重要な敷居をまたいでいた。青年時代は不幸だったが、洗礼で生まれ変わり、はるかに幸せな人間になっていたのだ。彼は大学で神学――聖書を教えたり説教したりする方法――と伝道学を学んだ。

デールはペンテコステ派の聖職者になる道を模索していた。自分個人の考え方に合うよう聖書の解釈を歪める牧師がいるのは知っていたものの、真面目な性質のデールは、一言一句をできる限り文字どおりに解釈していた。説教するとき、彼の無限の自信と確信は熱気を帯びた。三人称で自らに言及することを厭わなかった。たとえば「その日デール・R・ニューマンは死に、埋葬され、洗礼を受けたのです」というように。

レイラニと一緒にいるときは、デールの別の面が現れた。彼はひょうきんで面白くなることもあり、彼女に対してはまるで子どものような優しさを示した。一九八七年六月、二人は結婚した。

最初の頃、デールはよく神学教師の役割を果たした。レイラニが驚くほど、日常生活の決断や責任を彼女に任せてくれた。彼女をそれほど信頼したのは、彼女が自信をつけて自らをよく知るようにさせたかったからだろう。

だがそれ以外のことに関して、デールは既に決断を下していた。

「彼は、自分が確信を持って決めていたいくつかのことを教えてくれました。たとえば、子どもを母乳で育てることや、ホームスクーリングを行うことです」のちにレイラニは書いている。

二人はターロックに移り住んだ。サンフランシスコとヨセミテ国立公園の中間あたり、カリフォルニア州セントラルバレーに位置する町である。町は三〇年にわたる人口爆発の真っ最中だった。すべての家の価値が急上昇しており、地区には現金がどんどん流れ込んできた。ニューマン夫妻は六年間で四人の子どもに恵まれた。最初はルーク、次はアリエル、そしてハミルトン、最後はマデリン。マデリンはミドルネームでカーラと呼ばれた。

家族はニューライフ・クリスチャンセンターでの礼拝に出席した。センターは実り豊かな畑の横に位置しており、主のために魂が刈り取られるという考え方を信じる信者たちにとって、格好の比喩になっている。教会のリーダー、デーヴ牧師と呼ばれる愛される人物は革新的な考えの持ち主で、主流のカトリック教会の教条的な伝統とはまったく異なる、活気のある楽しい礼拝でニューマン一家を導いた。

礼拝していないとき、ニューマン一家は、あずまややジャグジーや、あらゆるものが豊かに生い茂る庭園のある世界を楽しんだ。ターロックにあるスペイン風の広い家は、天井の高さ三・六メートル、裏にはバルコニーを備え、アーチ型の玄関があり、裏庭は地区で最大の広さを誇っていた。

かなりあと、二〇一九年に、レイラニは娘と父と一緒に思い出の小道を歩いて家を再訪することになる。カーラたち子どもがかつて友達と泳いだプールがある。陽光で温められ、昔飼い猫のロロが寝そべっていたマカダム舗装の床がある。暮らしは快適だった。

「シャンデリアだけに、どのくらいかしら、二万ドルは使ったと思う」彼女はくすりと笑ったが、それは浪費ぶりを少し恥じたからでもあり、思い出に少し心が浮かれたからでもある。「あのときはちょっと頭がどうかしていたのね。でもまあ」彼女の声は少々切なげだった。

「カリフォルニアで暮らしていた頃の話よ」

その幸せで明るい郊外から遠ざかる旅は、ある意味、デールが教会の解釈に耳を傾けるのではなく聖書を文字どおりに信じて従うことに執着した当然の結果として始まった。

そして聖書は、ヘルスケアに関して非常に明確だった。

イエス・キリストは人を癒すのが好きだった。ある話では、イエスはサンダル履きの使徒三人を伴ってガリラヤに赴いた。すると地元の会堂司である有力者(ゆえにイエスにとって格好の〝カモ〟)のヤイロという男性がイエスの足元に身を投げ出し、一二歳の娘を癒してくれと懇願した。娘は「死の床にある」という。事態は一刻を争う。

イエスはヤイロの家へと急いだ。群衆が彼の周りを取り囲む。ところが突然、イエスの歩みが遅くなった。彼は立ち止まって振り返り、群衆を見た。

「私の衣に触れたのは誰か?」彼は尋ねた。

どうやらイエスは、誰かが後ろに忍び寄ってローブにさわったと感じたらしい。

イエスは正気なのか？　少女が生きるか死ぬかの瀬戸際だというのに。三人の使徒も戸惑ったようだ。なにしろ彼らの周りには数百人がいるのだ。さわろうと思えば誰だってさわれる。

しかしイエスは彼らの目配せを無視した。

「誰かが私に触れた」彼は言い募り、群衆を見つめた。空気が張り詰める。ヤイロがこの遅延にやきもきしていたのは間違いない。イエスは群衆の中の一人の女性に目を留めた。イエスがあきらめるつもりはないと悟った女性は、足を踏み出した。恐怖で震えながら彼の足元にひれ伏し、自分がやったと白状した。

彼女は病気だった。一二年間月経の出血が続いているため、皆から除け者にされていた。地元の慣習により、彼女は不潔な手で触れて男性を穢すことがないよう、家に閉じこもっていなければならなかった。それでイエスの背後にそっと近づいて衣をつかんだところ、即座に出血が止まって病は癒えた、と女性は打ち明けた。公の場での罪の告白が終わると、イエスは興味を失った。

「娘よ、あなたの信仰こそがあなたを健康にしたのだ。安心して行きなさい、今後はもう病に悩まされることはない」

イエスは死にかけている少女を救うという喫緊の使命に注意を戻した。

ところがそのときヤイロの家から使いの者が来て、なんの気遣いもなく、ヤイロに「娘さんは死にました」と言った。

聖書にヤイロの言葉は記録されていない。おそらく、イエスが〝衣接触問題〟にかかずらっているあいだに娘が息を引き取ったことを知って、絶句したのだろう。

イエスは歩みを続けた。ヤイロの家は大混乱だった。押し寄せた人々が苦悶で泣きわめいている。イエスは嘆き悲しむ人々に、その行為の弁明をするよう求めた。それは世界で初めての露骨な無神経発言かもしれない（彼らの行為とはすなわち、ほんの数分前に死んだ愛する子どもを悼むことである）。「あなたたちはなぜこのように嘆くのか？」彼は詰問した。

群衆は険悪になったが、イエスは彼らを追い払い、死んだ娘の部屋へと向かった。死骸の手を取る。「タリタ・キューミ」彼はアラム語で言った。聖書はそれをこう訳している。「娘よ、私はあなたに告げる、起きなさい」

すると娘はただちにベッドから起き上がり、イエスは両親（ドクター・スースの絵本的な言い回しを用いるなら「大変な驚きで驚いていた」二人）に娘に食べ物を与えるよう命じた。おそらくこの結果が、先ほどの無神経発言の償いなのだろう。

ヤイロの娘を生き返らせた物語は、多くの意味で、イエスが聖書でどのように描かれているかを象徴している。完璧な自信を持って歩き回り、しばしば癒しの行為を利用して、人々に彼の父親についての説教に耳を傾けさせる人物。あるデータでは、イエスとその弟子は癒しの奇跡を一六回、プラス悪魔退治と死者蘇生を数回行ったという。

お気に入りの本でこうしたことを読んだデールが、祈りによる癒しを試みることにしたのは当然だろう。しつこい背中の痛みに対するカイロプラクティック治療を一〇年続けたあと、彼はより高次の治療を追い求めた。そして突然、神が応えた——慢性的な痛みは消えた。

デールとレイラニはすぐに、その考え方を一歩推し進めた。神が彼らの病気を癒してくださる気があるのなら、神の代わりに医者を求めるのは不敬な侮辱ではないのか？

そのあと何カ月にもわたって、一家は実験を続けた。子どもたちの発熱、レイラニのアレルギー、そのほか日常的な家庭生活で生じるちょっとした痛みすべてについて、神に祈った。そして祈りは通じた。頭痛はおさまった。アレルギー反応は消滅した。レイラニの不安は緩和された。
ニューマン一家は、医学でなく祈りこそが〝唯一真実の治療法〟であると確信した。

第六章　エイリアン、一九九六年

偽医者と偶像崇拝が滅びることはない。
——オリヴァー・ウェンデル・ホームズ、『マサチューセッツ州の医療界（The Medical Profession in Massachusetts）』（未邦訳）、一八六九年

そのよそ者は飛行機でガイアナに入国し、自動車でジョージタウンへ、無蓋小型トラックでクユニ川の岸へ、高速艇で川の上流へと向かい、トラックで鬱蒼としたジャングルにゆっくり入っていった。トラックの巨大な車輪は、時々泥だらけの道で空回りした。

ついには、強力なトラックでも進めなくなった。

よそ者は徒歩で先へ進んだ。オウギワシがナマケモノを食べ、アナコンダがサルを食べ、タランチュラが鳥を食べる土地へと。彼は六〇代の小柄で白い肌のアラバマ州人のように見える。彼を知る者からすれば、彼はまさにそういう人間だった。蒸し暑い熱帯雨林でガイアナの労働者八人に置いていかれないようついていく彼は、とんでもなく場違いに見えた。労働者たちは一人一人が重さ三六キログラムのバックパックを背負っていた。荷物の重みに耐えるためバックパックのストラップを頭のてっぺんに回して、三〇〇メートル上まで坂道を登っていく。

彼はヘビに噛まれない丈夫なブーツを、軽いテニスシューズに履き替えていた。こちらのほうが、あまり水が染み込まない。その選択は正しいと思っているが、常にヘビに注意しないといけないのでピリピリ

していた。といっても、爬虫類ごときに怖気づいてはいられない。
ここには金を求めて来ているのだ。

そういう人間は大勢いた。時は一九九六年。外国（ほとんどはオーストラリアとカナダ）の会社が大規模な採掘事業を行い、ガイアナ政府に鉱山使用料として利益の五パーセントを渡して毎年何十トンもの金を掘り出していた。また、それらに交じって中小規模の採掘者も操業していた。地元民もいれば外国人もいる。政府に認可された事業もあれば非合法なものもある。採掘された金の半分以上は国境を越えてブラジルやベネズエラに密輸された。

採掘作業員を集めるのは簡単ではなかったが、今年は特に難しかった。特効薬クロロキンの効かないマラリアの流行が、地元の労働力を奪っていたからだ。後年の研究によれば、金の価格が一パーセント上昇するたびにマラリア患者が一三パーセントも増加したという。若い労働者が金鉱に殺到すると、そこは蚊にとって絶好の餌場になったからだ。

よそ者は、独自の技術を使う自分を〝世界で一番ではなくとも最高の部類に属する〟採金者だと考えていた。一行はジャングルにキャンプを張り、鉱石のサンプルを分析した。過酷な生活だった――ガサガサ、ピチャピチャ、ギャーギャーといった闇夜のざわめきが近づいてこないことを願いつつ、ハンモックに横たわる。その地域に生息する多くの不愉快な生き物の一つは*Haementeria ghilianni*（ハエメンテリア・ジリアニ）、体長四三センチ以上で幅一〇センチにもなり、カイマンワニやアナコンダを襲うことが知られている巨大なアマゾンヒルである。

ある日、労働者のうち二人は目覚めたときハンモックから出られないほど気分が悪く、嘔吐と下痢を繰り返した。頭が痛み、全身がずきずきする。熱は高いのに、寒気でぶるぶる震えた。

これがマラリアの症状であることは誰もが知っていた。死に至る可能性もある。よそ者はある提案をした。彼は安定化酸素と呼ばれる、アメリカ製の浄水剤を持ってきていた。

「これは水中の病原体を殺すから、マラリアを治せるかもしれないと思った。僕はマラリアを発症した男たちと話をして、アメリカから持ってきたこの〝健康ドリンク〟を試してみないかと訊いた」

やってみて損はないだろうと、二人は浄水剤を飲んだ。

だが、このジム・ハンブルと名乗るよそ者に関して、彼らが知らないことがあった。彼は人間ではなかったのだ。

いや、もちろん、彼は人間のような生活を送ってきた。モビールで少年時代を過ごし、短期間海兵隊に所属し、カリフォルニアの健康食品店で働き、そのあと航空宇宙産業の技術者になった。

しかし、これらはすべて、他人の目をごまかすための隠れ蓑だった。

ほんの一握りの選ばれた人々だけに明かされた彼の本当の人生は、まったく違っていた。彼は自分を、異性愛者で白人の地球人男性だとは思っていない。アンドロメダ星雲から来た古代のエイリアンの神なのだ。

そして正直言って、彼がそうではないと証明することはできない。

一〇〇万年近く前、彼はアンドロメダの〝神々の星〟で暮らしていた。宇宙のその地域でそのように呼ばれていたのは、星を支配するエイリアンの種族が非常に進歩していたからだ。

「僕たちは惑星を作った。星など、神と関係づけられるものすべてを作った」ジム・ハンブルの姿をしたエイリアンはのちに――正体を公表したとき――言った。神々の星の統治者はマンザノーラと呼ばれる存在で、五五個の惑星から成る帝国を支配していた。ジム・ハンブルの姿をしたエイリアンはマンザノーラ配下で天の川での作業に携わる宇宙軍に入隊したあと、地球を心から愛するようになった。当時地球は生命のない岩にすぎなかったが、彼の種族がそれを現在の、生物が育ちやすい太陽周回軌道に乗せた。そして、そこに生命を仕込んだ（つまり、地球上のすべての生物は厳密に言うと侵略者である）。「この星で進化が起こったわけじゃないんだ、残念ながらね」のちにエイリアンは言った。「進化はほかの星で起こり、僕たちがここに動物たちを持ってきた。それから、水も持ってきた」

やがて、彼と仲間のエイリアンたちは人間を装って地球の表面を歩きはじめた。使っていた体が古くなってくると、それを捨てて新しく人生を始めたばかりの体に乗り移った。そのとき記憶は失われるが、頭に埋め込まれた装置によって互いに仲間を感知することができる。ジム・ハンブルの姿をしたエイリアンは、埋め込まれた装置に引きつけられた仲間が接触してきたことにより、自らの真の出自を知った。そして、ほかの惑星で過ごした数百万年（と地球で以前の人間の体で過ごした数千年）に経験した、古代文明についての埋もれた記憶が呼び覚まされた。

病気になった採掘労働者たちは、アメリカの健康ドリンクと彼が呼ぶ浄水剤を受け取ったとき、そういうことを何も知らなかった。翌日、さらに二人が病気になり、彼らも浄水剤を受け取った。ハンブルの姿をしたエイリアンによると、四人とも回復したという。それから都会に戻った彼は、ガイアナの新聞にマラリアの治療薬として〝ハンブル健康ドリンク〟を売り出す広告を出した。けれど、すべての人がこの不死のエイリアンの主張を気に入ったわけではない。ガイアナの保健大臣は彼を呼んで面会した。

「大臣は、あと一人にでも溶液を売ったら僕たちは刑務所行きになる、この国の刑務所は楽しくないだろう、と言った」のちにエイリアンは語った。「僕は刑務所を見たことがあったし、大臣の言うとおりなのはわかっていた」

ガイアナを出たあと、ハンブルの姿をしたエイリアンはネバダ州に戻った。価値のある唯一の資産、全長一二メートルの外洋航行可能な居住用船舶を売り、その資金を元手に採掘設備を売る事業を興した。

そのあいだも、自らのハンブル健康ドリンクを用いた実験を行うようになり、その特質をより良く理解して効力を高めようと努めた。スイミングプール用試験紙を大量に購入し、さまざまな濃度における塩素レベルを測定した。しばらく外気の中に放置したこともある。酢を加えたこともある。

やがて、マラリアだけでなくガンをも治す処方ができ上がった。それは細胞に染み込み、その中のガンを引き起こす微生物を殺す。これは、彼ら不死の存在が人間の科学よりも優れていることを実証する発見だった。地球人はまだガンを引き起こす微生物を検出しておらず、ましてやガンの治療法も見つけていない。ハンブルの姿をしたエイリアンはすぐに、この健康ドリンクは糖尿病、エイズ、勃起不全――実のところ、ほとんどすべて――を治すことを知った。

これは大変素晴らしいニュースだ。一〇〇万年前、彼と仲間のエイリアンたちは、惑星を作って遊ぶのはやめて世界のために本当に役立つことをしよう、と同意していた。当初、本当に役立つこととは何かという議論があったが、最終的には宇宙コミュニティの中でふさわしいところまで地球人の地位を押し上げることにした。しかしこの計画に、マンザノーラをはじめとするエイリアンたちは反対した。彼らは人類の潜在能力を恐れ、地球を惑星サイズの牢獄と考えていたのである。

以来、エイリアンのこれら二つのグループ――人類の地位を高めることを望む者と、人類を永遠に地球に隔離しておくことを望む者――は自分たちの目標を達成しようと努めてきた。知的生物を全滅させることを禁じる宇宙法規があるため、エイリアンたちは人間を操ることで計画に取り組まねばならなかった。すべての歴史は、この対立する二つの思想によって人知れず形作られてきた。

重い病気のほとんどは、実は人類を抑圧するためマンザノーラの手先が作り出していた。だが今、ジム・ハンブルの姿をしたエイリアンは、病気を一掃し、マンザノーラの計画を永久に阻止して、地球の究極の運命に至る道を開くドリンクを発明した。彼はそれを、ミラクル・ミネラル・ソルーション（MMS）と呼ぶようになった。

MMSこそ、間違いなく〝唯一真実の治療法〟だ。

使命を達成するためには、MMSを世界に広めねばならない。だが、どうやって？

このときエイリアンは、地球人が〝キャッシュフロー問題〟と呼ぶものに見舞われていた。彼が採掘装備を宣伝するのに利用した雑誌は、彼の広告について〝大きな間違い〟をし、しかも返金を拒んだ。ビジネスが失敗したのはそれが原因だと彼は考えている。彼は全財産を失い、生活保護を受けて暮らすようになった。

二〇〇一年、一人の友人が、ネバダ州ミナの古い金精錬所での住み込み管理人という仕事を世話してくれた。ミナは人口一五〇人の、〝四輪バギー歓迎〟を謳うゴーストタウンだ。おんぼろの建物は、この地域が鉄道の通る鉱山の町だった時代の遺物である。

ほどなく、ハンブルの姿をしたエイリアンはこの古い金精錬所を動き回り、雨漏りのする屋根を修理したり、絶えず落ちてくる埃と格闘したりするようになった。時々外に出て夜空を見上げた。そのとき、宇宙船が谷の向こう、UFOで知られるエリア51に向かうのが見えることがよくあった。しかしエリア51はアメリカ政府に支配されており、政府はマンザノーラ一派に取り込まれている。そこへ向かうエイリアンたちに、ＭＭＳを地球人に広める手伝いを頼むことはできない。

彼は途方に暮れた。

第七章　アメリカ

喜び、節制、休養は医者の鼻先で扉を閉める。

――フリードリヒ・フォン・ロガウ、『寸鉄詩(Sinngedichte)』（未邦訳）、一六五四年頃、英語訳ヘンリー・ワズワース・ロングフェロー

〝唯一真実の治療法〟を一般に広めることができずに苛立っていたのは、ジム・ハンブルの姿をしたエイリアンだけではない。アメリカの歴史を通じて、〝唯一真実の治療法〟を発明した人々はほかにも、目立たないとはいえ常に国じゅう至るところに存在していた。それらの発明家は皆、既存の医学界に背を向けていた。健康に関する彼らの理論は、一般に認められた科学とは相いれないものだった。彼らの治療は、医療機関の詮索の目が届かない家庭内で行われた。このカテゴリーに属するのは、奇跡のリンゴ酢を大衆に売り込んだバーモント州の田舎の医師D・C・ジャーヴィス、「祈りであなたの体重を減らしましょう」と言って儲けたオクラホマ州の牧師チャーリー・シェッド、自分の発明した二五〇ドルの電子的〝可変抵抗器〟はどんな病気もその固有の振動と対応づけることで診断できると主張したサンフランシスコのアルバート・エイブラムスなどだ。一九二〇年代、夫たちはノースカロライナ州のジョン・ブリンクリーから、ヤギの睾丸を陰嚢に縫いつける七五〇ドルの治療によって性的能力が増強すると聞かされ、妻たちはインディアナ州のヘイガー製薬から、オークバームという坐薬（成分はホウ酸、ミョウバン、カカオ、バター、付け合わせで嘲笑を少々）をたっぷり塗ると女性器のどんな病気も治せると教えられた。

だが一九九〇年代末は、〝唯一真実の治療法〟を行う者にとって厳しい時代になっていた。一〇〇年間にわたってデータを収集・分析してきた医学は、病気を治して寿命を延ばす能力を明白に証明した。その輝かしい業績により、アメリカ大衆は専門教育を受けた医師をおおいに信頼するようになった。その信頼の表れの一例を示すと、二〇〇一年、共和党支持者の九三パーセントと民主党支持者の九七パーセントは、親が子どもにワクチン接種を受けさせることは重要であるとの意見に賛成した。つまり、ワクチンはドリー・パートン、トム・ハンクス、ドクター・スースよりも人気者だったのだ。

ハンブルの姿をしたエイリアンなど代替医療に携わる者の多くは、自分たちの〝唯一真実の治療法〟がいかに素晴らしいかを充分な数の人々が知ったなら大衆に受け入れてもらえるだろう、と考えていた。しかし、情報を広めようとする彼らの努力は、情報の門番というシステムによってことごとく阻止された。政治家、有名ニュースキャスターや新聞編集者、企業のＣＥＯ、有名大学はすべて、ヒルやいいかげんな検鏡やハーブや浄水剤がガンなど命にかかわる疾患を治せる可能性があるという考えをちょっと検討するのにも、法外な証拠を要求した。

このシステムはマンザノーラの工作員が作ったものだとエイリアンは信じており、システムのせいで彼がＭＭＳを世界に広めることはほぼ不可能になっている。そのため、こうした独創的な治療師たち——個人であれ集団であれ——は些細な影響力しか有していなかった。

だがそのとき、エイリアンの人間の息子（家族の中には彼の奇矯さに理解を示す者もいた）が彼にコンピューターを与えた。突如、エイリアンには将来に対する新たな希望が芽生えた。知識の番人はまだ門に立っていたものの、コンピューターを通じて、知識は抑えきれない無限のビットやバイトの洪水となって流れ出た。

「インターネットと現代のテクノロジーがあれば、今や普通の人でも昔の医者が知っていたよりも多くを知ることができる。もう、医学について無知なままにさせられることはない」ハンブルの姿をしたエイリアンは書いた。「情報時代の夜明けは既に訪れているが、これは平均的な人間にとっての医学情報時代の夜明けである」

インターネットが大量の情報を一般人の頭に流し込みはじめたとき、連邦政府が規制に関してまず示した反応は、一九九六年電気通信法だった。この法律はインターネットを電話網の発展形として扱った。その結果、独占を防止して顧客による公平なアクセスを保証するといったことにのみ注意が向けられた。誰も、情報自体に対処する戦略を立てていなかった。だから、社会における旧来の知識の門番が、減量法、陰謀論、手っ取り早く金持ちになる方法、そして〝唯一真実の治療法〟といった情報の滝に押し流されたとき、既存の制度はバカみたいにぼうっと突っ立っていた。

多くの人がEメールアカウントを設定するようになり、そのアカウントには毎年二兆通ものジャンクメールが届いた。ジャンクメールには、〝唯一真実の治療法〟を売る怪しげな業者が効果を約束するものも多かった。さまざまな〝唯一真実の治療法〟に関する興味や情報などのトピックでグループ分けされた、インターネット上のフォーラムができた。さらに多くの〝唯一真実の治療法〟を宣伝するウェブサイトが、雨後の筍のごとく現れた。代替医療治療師からの情報や偽情報がごまんと押し寄せた。彼らの中には代替医療の被害者もいれば煽動者もいた。

二〇〇〇年までには、ウェブトラフィック分析という新興分野の専門家の研究により、インターネット利用者の四三パーセント（二二〇〇万のアメリカ人）が自分の健康上の問題について調べるためインターネットを使っていることが明らかになっていた。

サウスダコタ州では、歯科医ラリー・ライトルがインターネットを利用して、彼の〝唯一真実の治療法〟、なんでも治せるエネルギーの開発を助けてくれることになる人々とつながった。モンタナ州では、トビー・マッカダムがアマゾンなどのネット通販で、自分の〝唯一真実の治療法〟、ハーブのサプリメントを販売しはじめた。ユタ州では、ロバート・ヤングが通信教育を受けて、暗視野検鏡により発見した〝唯一真実の治療法〟に関する論文を執筆した。ヒルを用いた野心あふれる起業家アリツィア・コリスコは、彼女の〝唯一真実の治療法〟に関心を持つ人々に向けてオンラインで宣伝を行った。カリフォルニア州では、ニューマン夫妻が、彼らの〝唯一真実の治療法〟すなわち祈りのさらに極端なバージョンを信奉するインターネットのフォーラムを発見した。エイリアンはコンピューターを使って、自らの〝唯一真実の治療法〟であるMMSを売り込むウェブサイトの構築を始めた。

突拍子もない主張が未承認のまま大衆に届くのを防いできた歴史を持つ知識の門番たちは、〝唯一真実の治療法〟と称するものに対するアメリカの第一の防衛線だった。だが、治療師たちはインターネット経由で直接大衆とつながるようになった。そのとき第二の防衛線は、アメリカ消費者の常識と理性だった——現実には、第二の防衛線は資金力のある機関の一群であった。つまり、アメリカ疾病予防管理センター(CDC)、FDA、連邦取引委員会、アメリカ合衆国司法省などである。それらの機関は長きにわたって、より健康的な生活を送れるようアメリカ人を導き、一般の人々をおおいに危険にさらす〝唯一真実の治療法〟の販売を阻止する現行法を執行してきた。

年間四〇億ドルの予算を持ち、一七〇の部局や支部や研究所で九〇〇〇人が働くFDAなら、単独でも、この新たなデジタル社会に現れた犯罪者組織の群れを充分阻止できるだろうと思われた。

商業ウェブサイトを作るのにほとんど費用はかからず、それをペースダウンさせる規制も事実上存在しなかったため、怪しげなサプリメント販売者たちは時代の危機につけ込むべく敏捷に立ち回った。初期の顕著な例は二〇〇一年末、九・一一のテロに乗じて現れた。サイバースペースには突然、炭疽菌や〝汚い〟核爆弾からの放射性降下物といった、テロに関連した種々の脅威からの保護を約束するサプリメントの広告があふれた。そうした不安が静まりもしないうちに、SARSウィルスの蔓延を止めると謳うコロイド状銀製品、オレガノオイル、インチキ〝予防キット〟を広告する、少なくとも四八のウェブサイトが出現した。

二〇〇二年、ある消費者監視団体が、不正なサプリメントが公衆衛生に与える影響に懸念を覚え、こうした脅威へのFDAの対応の遅さは「あきれるほどひどく」、「危険」だと述べた。そのため、新たな長官マーク・マクレランの就任によって弾みがついたFDAは、権限の執行を進め、もうこれ以上「大衆を騙したり危険に陥れたりする詐欺的事業を許容する」ことはない、と発表した。マクレランはAP通信の記者に、FDAはもっと積極的に行動することになると請け合った。

「我々は、今後のことについてメーカーに警告している。今週は大規模な摘発を行ったし、この先もっと多くを期待してくれていい」。連邦取引委員会の消費者保護局局長ハワード・ビールスも、同じく強気な発言を行った。「消費者を欺く主張を行うオンライン販売業者に向けた我々からのメッセージは、『君たちのサイトを法に準ずるように変更しろ』ということだ」

FDAの職員はいっせいに袖まくりをして仕事にかかった。二〇〇二年は、取り締まりが熱心に行われた一年だった。査察官たちは、ミネソタ州シャコピーのコンクリン社を同社製品ライフトラック関節炎薬が関節炎を治せると謳った罪で、アラスカ州ホーマーのアース・アンド・プラント社をハイドロジェン・プラスが皮膚結核を治せると謳った罪で、コネチカット州ウィルトンのアフォーダブルHGH・コム社を老化防止治療としてヒト成長ホルモンの自己注射を勧めた罪で、アリゾナ州テンピのトライメディカル・インターナショナル社を濃縮アルカリ性サプリメントPH+を非濃縮サプリメントのパッケージに入れた罪で、香港・九龍のウィンザー・ヘルス・プロダクツ社とイリノイ州オーロラのオプティマム・ニュートリション社を、前者はマッシュルーム・エッセンス、後者はオプティ・ソイ50をガンの治療薬として販売した罪で、それぞれ検挙した。FDAは、カークマン・タウリンは自閉症治療薬であると、ブレイン・ニュートリエントは知的障害や知能発育不全を治せると、アドバンスト・フォーム・Uライフはガンや関節炎や心臓病を治せると主張した企業を次々と摘発した。コロラド州ブルームフィールドのダンディ・デイ社を、アロエベラのサプリメントであるクレイヴ・アウェイは糖尿病や注意欠陥障害を治療でき、アロエベラのクリームは皮膚ガン、酵母感染、敗血性咽頭炎、放射線熱傷を治療できると言った罪で検挙した。ユタ州プレザントグローブのネイチャーズ・エナジー社を、医薬品エフェドリンを混ぜたサプリメントAMPⅡプロ・ドロップを製造した罪で罰した（二八〇万ドル分となる一四万一〇〇〇瓶を押収した）。

FDA査察官は業界の常習的違反者たちのあいだを飛び回って、製品を押収し、ウェブサイトを閉鎖させ、刑事罰を与えることさえし、一方、広報担当者は厳重な取り締まりの数多い成功を示すプレスリリースを出した。

アメリカの健康情報発信の政府による管理は維持されるべきであり、FDAは物事が手に負えなくなる前に、インターネットにより可能になった危険をすべて取り除くつもりでいた。

当然ながら、物事は手に負えなくなった。

第二部　前兆

〝唯一真実の治療法〟が既存のシステムを不意打ちする話

患者は医者に病気だと言う。
医者は何をする、カルテを書く？
カルテは一文字も読めなくていい。
字が汚いほど、薬は上等。
何をのまされてるかわかったら
患者は治っても医者は破滅するから。

――マシュー・プライアー、『アルマ（Alma）』（未邦訳）、一七一八年

第一章　ラリー・ライトルのレーザー光

昔、ずっとずっと昔——私たちのおじいさんがまだ小さな子どもだった頃——一人のお医者さんがおりました。名前はドリトル——ジョン・ドリトル医学博士です。〝医学博士〟というのは、ちゃんとしたお医者さんで、たくさんのことを知っているという意味です。

——ヒュー・ロフティング、『ドリトル先生アフリカゆき』（岩波書店、井伏鱒二訳、一九五一年、ほか）、一九二〇年

〝気〟——普遍的なヒーリングのエネルギー——が〝唯一真実の治療法〟であると悟ったラリー・ライトルは、熱心にその知識を歯の患者に適用した。顎の歪みは体内でのエネルギーの流れを乱し、それが眩暈など目が眩むほど多くの症状を引き起こす、と彼は考えた。眩暈以外では、頭痛、聴力低下、目の痛み、顔の痛み、不安、物忘れ、疲労、不眠、副鼻腔炎、あらゆる種類の体の痛みなど、歯科的困難症候群という総称でまとめられる諸症状がある。

問題は、当時完全にナンバー・ジャンキーどもに支配されていたアメリカ歯科医師会が〝気〟を認識せず、歯科的困難症候群も認識していなかったことだ。

ライトルが尋ねていたとしたら——尋ねるつもりなど毛頭なかったが——歯科医師会は、彼の神秘主義的信仰と専門的診療とを結びつけるのは非常に不適切だと答えただろう。というわけで、以前の患者数人

が歯列矯正に未承認の方法を用いたとして彼を訴えたとき、歯科医師会はライトルの味方にはなってくれなかった。一九九八年、サウスダコタ州歯科医療評議会（ライトル自身が設立したもの）は彼の免許を剥奪した。

ライトルほどの見識を有する者にとって、いずれにせよ歯科医療の分野は活躍の場として小さ過ぎた。今や彼は、普遍的なヒーリングのエネルギーをもっと広範囲な健康効果を得るのに利用するため、あれこれと構想を練り、多くの特許を出願していた。長時間の努力の末、ついに独自の〝唯一真実の治療法〟を世に出した。人間の細胞を光で直撃するレーザーである。低レベルのレーザーなら、自分自身に向けて放つのはそれほど危険なことではない。ライトセーバーというよりレーザーポインター程度のものだ。

二〇〇一年頃、ライトルはラピッドシティのトライテック工業という会社と契約を結び、最初のレーザー、ペガサスを製造した。この製品は、ロータリー・マルチプレックス、660フラッシュプローブ、660エンハンサー・プローブへと急速に進化していった。その後、古いモデルのQ10を改良したレーザーは、彼にとって輝かしい成功となった。

Q1000は素晴らしい作品だった。光沢ある頑丈なケース（ライトル曰く、飛行機に用いられるほど高品質のアルミニウム）、青と緑で数字を表示するデジタルディスプレー。電子レンジについてくるような取扱説明書があるが、これは肉を解凍したりスープを温めたりするのではなく、三桁のコード入力によって特定の症状を治療してくれる。

そしてこいつは、あらゆる病気を治療した。

耳が聞こえにくい？　大丈夫、レーザー光を耳に向ければいい。

淋病？　股にレーザーを当てなさい。

近視？　それをまっすぐ目玉に向けて発射しよう。

Q1000は糖尿病、鎌状赤血球症、エイズ、ガンなど、もっと深刻で命にかかわる病気も治療することができた。正気を失っている人は（これを使う客は皆そうかもしれないが）この装置を使って精神疾患を治療できる。なんとも大胆なことに、ライトルはレーザー製品（価格は四二九五ドル〜一万二六〇〇ドル）を「未知のいかなる病状の治療」にも適していると宣伝した。

彼は種々のウェブサイト経由で、またYouTube経由でも、見込み客に直接話しかけることができた。drlytle.com、qlaserhealinglight.com、qlaserspma.com、qlaserinformation.comなどのドメインを設定した。事業は発展しはじめた。彼は会員を募り、流通業者と契約し、法人格を得、社員を集めた。ライトルは七〇代に入っていた。多くの人々が喜んで仕事を辞め、人生におけるささやかなものに目を向ける年齢である。だがライトルがレーザーのごとく鋭い眼光を向けていた対象は大きなものだった。カネ儲けと、医療革命と彼が考えるものへの功績を認められることである。

ライトルの活力は、彼の新聞広告――記事を装った類のもの――に表れている。広告は、〝ドクター〟・ライトルが「七〇代にして驚くほど若々しい男性」で、そのレーザーは「蝶のキスのように優しい」と表現している。その目的が医学的効果を謳ったり示唆したりすることなのは明らかであるものの、「医学的効果を謳ったり示唆したりするものではありません」という極小の活字によって罪を免れている。

二〇〇五年、ライトルは当時二五歳の営業マン、ロナルド・〝ロニー〟・ウィア・ジュニアを雇った。ライトルがロニーの年齢だった頃、レーザーはまだ新しく、あまり知られていない技術であり、実用的な用途では使われていなかった。しかしロニー・ジュニアは、レーザーがエイズ治療にも用いられるほど進歩した世界の若者だ（レーザーをエイズ治療に利用していたのはライトルただ一人なのは確かだが、それでも驚異的なことである）。

年齢差のせいで、かなりの文化的なギャップがあった。ライトルが若い頃、人々はダチと会い、車をブッ飛ばした。ムカつくやつには、どついてギャフンと言わせてやった。

一九八〇年代初めにロニー・ジュニアが生まれたとき、人々は連れとぶらつき、嫌いな相手をウザいと罵った。

だがライトルとロニー・ジュニアは普遍的な接着剤で自分たちのあいだの溝を埋めた――カネである。光子ビームを放てばドルが入ってくる。たとえ糖尿病を治せるというレーザーを売ることにためらいを覚えていたとしても、ロニーはそのためらいを脇へ押しやり、すぐにきわめて有能であることを証明した。二年もしないうちに、彼はライトルの全国販売計画を率いるようになっていた。

レーザーの販売開始直後から、ライトルは情報セミナーを開くようになった。セミナーは万人向けという建前だったが、実際に集められた聴衆は少しばかり騙されやすい人々だった。あるイベントでは、一定の年齢層の男女が誰もいない演壇に向かって背もたれの固い椅子に腰かけていた。「これはクロクマの子についての実話です……」ライトルの姿は見えなかったが、演壇の後ろの大型スクリーンに写真が映し出されると、優しくて人を安心させるような声が響き渡った。きわめて民話的な物語によれば、ゲイリーとチャドという二人の牧童は、オークの巨木から落ちて背中が麻痺した〝チビ助クマ〟に出くわした。彼らは野生動物管理担当の役人と獣医に相談したが、両者ともクマは射殺すべきだと答えた。けれどもゲイリーは従わず、ライトルに連絡を取った。

「私は言いました」前もって録音されていたライトルの声は言った。「調査や臨床研究に基づけば、それがクマの背骨を治せるはずだ、と」

そうしてゲイリーは毎日クマの背中にレーザーを当てた。四週間後、クマは元気になったように思われた。

「クマはリンゴやドッグフードに食欲を示すようにもなりました」ライトルは、クマがやんちゃ坊主だと言わんばかりの口調で話した。「チビ助クマの背中が完治したときはすっかり冬になっていて、森に戻すには遅過ぎました」

牧童たちは藁を敷き詰めたトレーラーでクマを冬眠させた。春になると、トレーラーを運転してクマが見つかった場所まで行き、そこでクマを放した。

「思いやりあふれる牧童たちとヒーリングの光のおかげで」ライトルは抑揚たっぷりに言った。「ミネソタ州北部の森には一頭の健康なクロクマが自由に暮らしているのです」

（人間とクマのかかわりに関する本を著した者として言っておくと、当時ミネソタ州は生息数減少計画により何千ドルを費やして何千頭ものクマを殺していたため、やんちゃで人間に慣れたチビ助クマは結局誰かの肉貯蔵庫の奥に置かれることになった可能性が高い）。

クマのビデオが終わると、営業担当者は〝ライトル先生〟の登場に向けて聴衆を盛り上げた。そして本人が現れた——長身ですっと伸びた背筋、野生的なハンサム、テレビ番組『マペット・ショー』のタカのサムを思わせる太くて濃い眉。

彼の基本的な主張は、Q１０００は失われた電子を人間の細胞に注入することによって完全な健康体に戻すというものだった。だが彼の説明は、それが疑似科学であることがばれないよう数多くの科学的用語（酸化還元、酸化作用、波長、代謝）でそのコンセプトを覆い隠すものだった。そういう用語をメタ構文変数（何にでも置き換えられる語）で置き換えれば、どんな〝唯一真実の治療法〟にも当てはまるメタ構文変数によるパラグラフができるだろう。

「私はナントカをカントカに加えて細胞の活動を集中的に攻撃する手法を開発しました」ライトルは言った。「パワーを得たホニャララを形成するよう特定のドッタラに配置された結合低レベル・ナンジャソリャがナントカをあるレベルに戻すことが判明しました。ナントカを失ったものはホニャララになり、ホニャララは対を形成し、さらにホニャララはマークラー・ナニナニを加速させ、加速されたナンタラとコッタラの早期の死を引き起こします。ナントカを戻すとホニャララは変形して何かに戻り、代謝プロセスを刺激してナニガシかのレベルにします。ペラペラペラ、アイ・アム・グルート」

ライトルのもともとの言葉も同じようなものだった。彼は聴衆に、Q1000は体重を制御し、エンドルフィンを生み出し、細胞を〝健康化〟し、寿命を延ばすと話した。さまざまな研究に言及したが、その一つはインドのアラーハーバードで一二二人を対象に行われたもので、レーザーは痛みを減少させ治癒を促すことが判明したという（驚くまでもないことだが、アラーハーバードでの研究は、怪しげでうさんくさいオンライン雑誌でしか発表されていない）。

ライトルは彼のキャッチフレーズで講演を締めくくった。「今あなたが知っていることを、知らずにいることはできません」

そして聴衆に、彼のスタッフであるレーザー専門家に連絡して北カリフォルニア、アーカンソー州、カンザスシティ、オマハ、デトロイトなどで行われる一対一の説明を受けるよう勧めた。そうしたら営業チームが、ヒーリングが始まるよう手配してくれるのだという。

彼が売っていたのは医療機器なので、ライトルのレーザーは規制当局であるFDAの管轄ということになる。ＦＤＡはメリーランド州ベセスダのホワイトオーク・キャンパスに置かれた立派な司令センターから、健康効果を謳う詐欺的主張を記録的なペースで摘発していた。司令センターでは、きらめく窓に囲まれた一五の建物が陽光を反射している。建物の内部には、『チャーリーとチョコレート工場』に出てくるウォンカの工場を思わせる部屋がずらりと並んでいる。音を吸収して電子的干渉を無効化する白いタイルに覆われた壁、巨大なロボットアーム、顕微鏡、遠心機、脳スキャン装置、さまざまな色の液体が入ったビーカーの棚、人体各部のプラスチック製レプリカを出力する３Ｄプリンター、そしてもちろん、何列もの個人用ブース（内側はすべて灰色――見かけは違うとしても気持ち的には）。

ここで行政官たちが話すのは、〝セルフサービスでウェブ中心の環境〟における〝最適化〟や〝継続的進歩〟の達成である。一九〇二年に〝有毒物研究隊〟（ボランティアは一カ月につき五ドルと、ホウ酸ナトリウムを意図的に混入させた無料の食事を与えられた。その唯一の目的はホウ酸ナトリウムの混入した食料を食べたらどうなるかを調べることだった）に若者を採用して発足した機関にしては、非常に垢抜けたトークだ。

ＦＤＡ査察官が人に好かれようと努力することはめったになく、当然予測できる結果として彼らは人好きがしない。興味深いことに、たまに彼らが好かれようと努力すると、逆にいっそう人好きがしなくなりがちである。

その一例を紹介すると、ベセスダ・マリオット・ホテルで開かれたある年次総会で、ＦＤＡはもっと一般大衆に対して友好的になるため、「ＦＤＡ査察官のある一日」というテーマで現職と退職した査察官によるパネルディスカッションを行った。

一人の査察官は聴衆に、〝検査後書簡〟を持ってＦＤＡと接触するのは〝議論項目〟の解決に役立つと述べ、被検査者は妥当性確認の重要性を認識しておくべきだと忠告した。〝不適合〟に関して報告を怠った会社は〝違反的企業〟と称される危険がある。専門用語だらけの退屈な話の最中、聴衆の一人がパネリストたちに「検査官がどういうレベルの免許を持っているか尋ねるのは適切」だろうかと質問した。

パネリストのリーダーは大衆に対して友好的になろうと努めた。

「実際には、私たちは査察官です。悪しからず」彼女は船酔いしたワニ程度の愛想良さで答えた。「私たちは――分類上、実際には査察官です」

説明完了。いや、違うかもしれない。彼女は説明したが、それは質問の主旨とはかなりずれていた。

「組織の中で、検査官というのはまったく別の分類です。つまらない役職ですよ」

それは核心を突いていた。彼女の次の発言も。

「私たちが実際に行っているのは査察です。あなた方の施設を検査はしません。本当です。私たちは査察するんです」

ちなみに、そのイベントの名称は、第八回FDA年次検査サミットだった。

なぜFDAが大衆と親しくなるのはそんなに難しいのか?

それは、ナンバー・ジャンキーの絶対的支配下にあるからだ。ナンバー・ジャンキーたちは過去一七〇年のあいだ、医学に対するデータに基づくアプローチを推し進めてきた。それは効率的である一方、患者も医師も交換可能な歯車と考えるという非常に大きな欠点がある。このように人をモノ扱いする考え方を積極的に進めた結果が最も顕著に表れているのは、五六七ページから成るFDAの『査察運用マニュアル』だ。マニュアルはFDA査察官にとっての聖書であり、本当の聖書と同じく、信者の行動をきわめて細部に至るまで統制する。

査察官は宝石を身につけてはいけない。ペンは携帯できるが、体から落ちないような持ち方にしなければならない。昔からオタクがよくやるペンの持ち方を予測して、マニュアルは「ペンなどを外ポケットに固定するのにクリップに頼ってはいけない」としている。

査察官が目の損傷をこうむる可能性がほんの少しでもあるなら、「少なくとも米国国家規格協会（ＡＮＳＩ）規格の耐衝撃性ｚ８７・１に適合」した安全眼鏡をかけねばならない。特定の安全眼鏡が適切か否かに関してなんらかの疑問がある場合は、地区の産業衛生士に連絡せねばならない。

『運用マニュアル』では管理者も詳細な統制を受けており、覚えられないほど複雑なため逆に覚えやすいという一節では、査察や再査察の認証に関するＱＳ／ＧＭＰ規則２１ＣＦＲ８２０・１８０（ｃ）を発動する前、適切なときにＣＤＲＨ規制プログラム事務局（ＨＦＺ－３２０）に相談するよう指示している。

ひどく退屈で没個性的なＦＤＡの文化は、ライトルと根本的に相いれなかった。彼はラピッドシティの洪水の際、個々人の行動は多くの場合システムへの追従より重要であることを学んでいた。組織の権威的な管理は受け入れられない。

「ＦＤＡはなぜ低レベルのレーザーといったまったく危険性のない装置まで管理するのか、まったくもって不思議である」ライトルは書いた。「危険性のない低レベルのレーザーの運命を決するのは市場であるべきで、政府ではないと考えられる」

ライトルにとって不運なことに、ＦＤＡは、ライトルのレーザーによって一時的に視力を失ったと訴えるカリフォルニア州在住の男性から連絡を受けた。男性は最初ライトルの会社に連絡を取ったが、返金を受けられなかったため通報したのだという。

通報を受け、灰色の個人ブースで仕事をしている担当者は規則に従って査察ファイルを開き、そこにうんざりするほど多数の識別番号を記入していった。ＦＤＡ認証機関(ＦＥＩ)、中央ファイル番号(ＣＦＮ)、プログラム割当コード（ＰＡＣ）、地区コード（なぜか略称は存在しない）などだ。

ＦＤＡが一万二〇〇〇ドルのレーザーポインターの宣伝方法に関する懸念からライトルに接触を始めたとき、彼は巧みに言い抜けた。査察官たちに、彼らが聞きたいことを話した。敬意を示した。ひざまずいた。イエスと言った。そして彼らの姿が見えなくなるや否や、自分の好きなようにした。六年間、ＦＤＡの追及をかわしつづけ、彼らがライトルの処罰に少しでも近づいている気配はまったくなかった。

二〇〇七年五月のある日、ライトルが留守番電話のメッセージを確認すると、ＦＤＡの査察官から、彼の会社の一つであるローレベル・レーザー株式会社に関して情報を求めるメッセージが入っていた。ライトルは電話をかけ直し、非常に礼儀正しくかつ専門的に、ローレベル・レーザー株式会社という法人はもはや存在しないというメッセージを残した。けれども査察官によるどんな質問にでも喜んで答えるつもりだ、とよどみなく述べた。

電話を切ったとたん、ライトルの態度は変化した。彼は氏名不詳の関係者に、ローレベル・レーザー株式会社は実は存在するがそれは単なるペーパーカンパニーだと言った。ライトルは別の法人からカネを自分に還流させるためのトンネル会社としてこの会社を利用し、その別の法人とライトルや家族とのあいだに書類上直接的な関係がないようにしているのだ。

この会社は「私と関係のある誰ともどんなビジネスもしていない」。その得意げな口調は、彼がＦＤＡをうまく出し抜いたことを示唆していた。ＦＤＡの査察官が今度電話をかけてきたときは、レーザーは全然人間用ではないと答えるつもりだ、と彼は言った。

「向こうが何か言ってきたら、『ああ、低レベルレーザーは家畜用です』と言ってやるよ」

ところがライトルは、よく映画に登場するような悪人と同じく、悪だくみの詳細を説明したことで自ら墓穴を掘ってしまった。彼は電話をきちんと切っていなかったのだ。つまり、アメリカ合衆国政府を騙そうという意図――というか告白――は、アメリカ合衆国政府の取締機関の留守番電話に録音されたのである。

ライトルのレーザーを販売する種々の法人は、〝違反的企業〟となってしまった。

第二章　トビー・マッカダムのサプリメント

実在しない架空の病気を治すというもっともらしい触れ込みで巨万の富を築いた医者が、宮廷の患者に微笑みかける。（中略）非現実という疫病は、おそばに侍るすべての人間を醜悪にしていた。

——チャールズ・ディケンズ、『二都物語』（新潮社、中野好夫訳、一九六七年、ほか）、一八五九年

私がトビーに電話したとき、彼は必ず自宅のオフィスにいた。毎回、ちょっと休憩するのは構わないと言った。毎回、私たちは何時間も話をした。

彼の母が病院で死亡したとき、トビーは既に自分の調合したハーブ薬で友人や家族の治療を行っており、他人にも販売する計画を立てていた。ほどなく、彼は偽情報の受け手から送り手へと変わった。最初に大ヒットしたのはブラッドルートという薬草から作った軟膏だ。ブラッドルートは苛性という性質を有している。それは（ゾンビと同じく）人間の肉を食うという意味である。トビーは顧客に、皮膚ガンを焼き尽くす目的でこの軟膏を使うよう勧めた。

インターネットのおかげで、トビーはハーブ市場における大手企業数社とも競争することができた。モンタナ州リビングストンでオフィスを借り、ライジング・サンというブランドを立ち上げ、ほどなく六つの法人を通じて管理するさまざまなドメイン名で、〝インド産マッド・ブラック・サルブ〟などブラッドルー

トを原料とした数種の製品を売るようになった。

国じゅうの棚に、トビーのブラッドルート油、軟膏、強壮剤、チンキ剤が並びはじめた。苛性の物質を口に入れてくれるきわめて重要な顧客層を獲得するため、彼はブラッドルート歯磨きペースト、デントリファイス・ブラッドルート歯磨き粉、そして私の個人的なお気に入り、ブラッドルート・オーラル・ペパーミント・スプレーの宣伝を行った。

ほかのハーブ薬についての文献を読んだ彼は、直感と常識を活用し、急速に増えつつある製品群にさらに製品を付け加えていった。強力で依存性のある合成麻酔薬ヒドロコドンの植物性バージョンや、胆嚢の病気に効くヨモギ原料のチンキ剤、名づけてアルテミスを作った。ほとんどの作業を自分一人で行った——製品を開発し、ラベルの広告文を書き、パッケージをデザインした。

最も重要なのは、何十年も次から次へと仕事を替えてきたあと、成功した実業家として突如弾みがついてきたことだ。やがて彼は一カ月に一〇〇〇点もの製品を売るようになった。それにはネコやイヌやウマ向けの薬も含まれている。

これはまさに、FDAが難色を示す類のことだった。問題は必ずしも、トビーの製品に何が入っているかではなかった。トビーがデザインしているパッケージに何が書かれているかだ。トビーはパッケージで、この錠剤や軟膏は特定の病気や健康上の問題に対処できると謳っていた。そして〝特定〟とは、ほぼすべてという意味だった。

もちろん、製品群の医学効果を広告していたのはトビー一人だけではない。

大手製薬業界の会社は常に、自社製医薬品について同じように医学効果を謳っている。だが大きな違いは、そこに至るまでに長々とした複雑な手続きを経ていることだ。一般に、製薬会社はまず、高度な計算手法を使ってさまざまな分子構造をシミュレーションし、人体に特定の影響を及ぼすであろう化合物を探す。その後、生細胞や動物やコンピューターモデルで前臨床試験を行い、最大一万もの候補をごく少数にまで絞る。

次に、人体に対する臨床試験を行うため、その薬品に関してわかっていることをすべて書き連ねた申請書を提出する。申請が認められれば、第一相の臨床試験に進む。これは副反応を調べて薬品の安全性を確認するものである。第二相では、薬品をその病気の患者少数に投与する。第三相になると、数百人ないし数千人のボランティアの患者に投与して、効果と副反応のデータを取る。

それがすべて終了したあと、会社はその薬品を市場に出す許可を求める申請書をＦＤＡに提出する。薬品が市場に出たあとも、市販後調査が行われる。それは基本的には、ＦＤＡが副反応を監視して危険な薬品を回収できるようにする仕組みだ。

これは完璧なシステムではなく、大手製薬業界はボーダーライン上にある薬品を認めてもらうようＦＤＡに必死に働きかける。しかし少なくとも、手続き自体は厳正で透明である。

それとは対照的に、トビーはこうした手続きをいっさい踏んでいない。彼は自分の製品を、規制を受けないサプリメントであるかのように監督を受けることなく製造し、厳重な規制を受ける医薬品であるかのように宣伝していた。そして常に、大手製薬業界なら絶対にできないような発言をしていた。

「僕はガン患者一〇〇〇人を扱ってきた」彼は私に言った。「成功率は九八パーセントってとこだね」。あるいは、「平均的な人間は一二〇歳くらいまで生きられると思うよ」

本当なら大したものだ！

トビーは長年ＦＤＡの目を逃れていた。しかし、ついに運の尽きる時が来た。

二〇〇七年、査察官二人がライジング・サンを訪れた。FDAの『査察運用マニュアル』は、査察対象のサプリメント業者と「信頼関係」を築くよう査察官に指示している。それが「目標達成のためには重要」だからだ。査察官は礼儀正しく友好的にするよう命じられている。

査察官が製品のサンプルを取ることにサプリメント業者が抗議した場合、査察官は礼儀正しく友好的に、「連邦食品・医薬品・化粧品法第七〇二（a）、七〇二（b）、七〇四（a）、七〇四（c）、七〇四（d）［二一U・S・C　三七二（a）、（b）、三七四（a）、（c）、（d）］の各項およびIOM二・二・一で言及された先行例が規定する権限を示して論じる」ことになっている。

たいていの場合、その友好的な会話で事態は対処できる。しかし「拒否が続いた場合」、査察官は非常に重要なその友好的で礼儀正しい態度を保ったまま、「連邦食品・医薬品・化粧品法第三〇一（f）［二一U・S・C　三三一（f）］項の刑事規制を示す」よう指示されている。

政府は脅す。だが友人は単に刑事規制を指し示す。

査察したFDAは、製品の一部が医薬品の定義に合致すると判断した。それらは、処方箋も、使い方に関する適切な説明もなく販売されている。彼らは、ラベルや広告での謳い文句は根拠がなく違法であることも確認した。

FDAはトビーに、違法な販売をやめるよう命じた。

製品をガンなど深刻な病気の治療薬として宣伝するのをやめるようFDAが最初に命じたとき、レーザーを売っていたライトルと同じく、トビーもFDA相手に巧みに言い抜ける戦略を採用した。違反的企業が増えつづけているせいでFDAは手薄だったため、トビーの言い抜け作戦は、うまくいけばFDA言い抜け史上最もお見事なものになっていたかもしれない。

電話がかかってくるたび、査察官が訪問してくるたび、警告書や配達証明郵便が届くたび、トビーは規則に従うと繰り返し約束した。

けれども絶対に従わなかった。

数カ月が経過した。そして数年。二〇〇九年頃、FDAはトビーへの警告から、彼を摘発するため裁判所に認められる証拠集めへと移った。その結果、数人のFDA査察官におとり捜査の権限が与えられることになった。おとり捜査は、取り締まりの中で最高に楽しい局面である。四・一・四・六項でこの規定を取り決めているFDAの『運用マニュアル』ですら楽しむことを禁止できない類のものだ。

マニュアルは、「現行の査察や検査の取り組みを強化するため」作り話をでっち上げて疑わしい違法製品を購入することを認めている。

作り話は楽しい！

購入された製品は〝公式サンプル〟となる。査察官は自分が購入したものが、査察サンプル、食品規格サンプル、非規制サンプル、郵便送付サンプル、検査・認証サンプル、再検査サンプル、輸入サンプル、国内輸送サンプル、特殊国内輸送サンプル、追加サンプル（輸入追加サンプルと国内追加サンプルは含むが特殊国内輸送サンプルは含まない）、押収後サンプル、三〇一Kサンプル、誘導サンプル、輸送中サンプル、文書サンプルのどれに相当するかを決定する。

サンプルのタイプごとに、扱い方や処理方法に関して、死ぬほど冗長なルールがある。なぜなら、実際『運用マニュアル』はあらゆるものから生命力を奪うことができるからだ。

それはともかく、トビーが偽りの〝約束〟の壁にレンガを積み上げつづけているとき、FDAは彼の上得意客となった。おとり捜査官は古代アーミッシュ流オリジナル駆虫薬（寄生生物とガンをやっつける）を買った。キャンフリー内服薬（「ガンとの戦いで有効性を示しています」）のカプセルを買った。アネミア内服薬（貧血《アネミア》と喉の痛みに効き、「血液を浄化する」）を買った。癲癇・鬱病用カバコッシュ（「大脳辺縁系に働きかける」）を買った。ＡＤＤ・ＡＤＨＤサポート、アマゾン流鎮痛薬、関節炎サポート、そのほか一二の製品を買った。

トビーはメリーランド州、アリゾナ州、ワシントンＤＣのおとり捜査官に宛てて動かぬ証拠を送りはじめた。ＦＤＡはトビーを法廷に引っ張り出すのにこれらの購入品を利用し、二〇一二年一一月八日、トビーに選択の余地はなくなった。彼は「事業をやめる」と記した宣誓供述書を法廷に提出した。

ＦＤＡの一部の職員はおおいに安堵し、大きな勝利を感じた。七年近くを経て、トビー・マッカダムをようやく服従させられたのだ。

しかし。

ＦＤＡで、誰かが誰かにこう言ったに違いない。「ちゃんと確かめよう。手抜かりがないか確認しようぜ」というわけで、一人の査察官が最後にもう一度、なぜかまだ稼働していたトビーのウェブサイトを訪れ、もう一度おとり注文を入れた。注文はなぜか受け付けられ、彼はルゴールヨード液（「甲状腺の健康をサポートします」）が届かないことを確認するためじっと待った。

一週間が過ぎると、ＦＤＡ査察官は安堵のため息をついた。ルゴールヨード液は届かない。ついにトビーに言うことを聞かせられたのだ。

さらに一週間が過ぎ、彼らは別の事件に注意を向けた。

三週目も過ぎ、全員がクリスマスに思いを馳せはじめた。

ところが四週目の半ば、一二月七日に、ライジング・サンから飾り気のない包みがメリーランド州に届いた。

トビーはまたしても巧みに言い抜けたのだ。そして今回、それは大問題に発展した。

困惑したＦＤＡは再び法廷に訴え、トビーの行為を「反抗的」だと述べた。トビーはＦＤＡの検査費用を払っていない！　監督費用も！　彼は規則に従うと誓った！　なのに従わなかった！　どうやら彼は「最初から従うつもりはまったくなかった」ように思われる、と彼らは書いた。七年かかってようやく引き出した結論だ。

トビーは刑事告発され、何度も裁判所に呼び出された。負ければ実刑を言い渡されるかもしれない。トビーは約二年間にわたる裁判期間を利用して、できる限り多くのサプリメントを売った（この行為も反抗的だと論じられる可能性があった）。

多くの忠告がなされた。ＦＤＡは取引するよう忠告した。家族や友人は取引するよう忠告した。顧問弁護士は取引するよう忠告した。

するとトビーは、彼の立場に置かれた人間のほとんどがするであろうことを行った。イーロン・マスクに尋ねることにしたのだ。

第三章　ロバート・O・ヤングのpHミラクル

医学博士号を取るという思いは、しだいに大きな道徳的闘争の様相を帯びるようになりましたが、その道徳的な戦いは私にとって素晴らしい魅力を持つものでした。
——アメリカで医学号を授与された初の女性エリザベス・ブラックウェル、一八九五年

ロバート・ヤングが暗視野顕微鏡という鏡を覗き込んだとき、彼が見ていたのは人間の血液一滴の中でくねくね動く微生物だけではなかった。ある意味、科学者が人間の内部で生息するこうした小さな生き物の存在を初めて認識してその正体を突き止めた、歴史的な時と場所を見ていたのである。

その時と場所、すなわち一八五〇年代のパリは、途方もなく殺伐としていた。パリにおける死亡率はフランスでも最悪だった。数年間で、コレラだけでも一万人の住民が死んでおり、そのため、この急激な病気の蔓延は政府がパリの貧乏人を減らそうとする計画的な企みだという陰謀論が広まった。

だが実際には、コレラの流行を引き起こしたのはバイ菌だらけで街じゅうあちこちをうろつくネズミの存在である。ネズミは「どす黒く、いやなにおいを発し、騒音や煙によって汚染され、人の気分を害する」と描写された。雨のあと、パリの歩行者は、でこぼこの地面でつまずいてネズミや浮浪児の排泄物であふれた無数の水たまりに転げ落ちるという、非常に現実的な危険にさらされた。

パリの東側の郊外には、安い馬肉を作る屠殺場がずらりと並んでいた。一つの屠殺場は、およそ三二万匹が住むネズミの巣で土台が蝕まれていたため倒壊の危機にあった。その地区で野原を横切って歩く人々は、ネズミの巣穴だらけの地面が足の下で震えるのを感じることができた。しかし当局は、馬肉を得られなくなったネズミが人間を襲うことを恐れて、屠殺場を閉鎖させなかった。

ネズミをとらえるのはネコだけ――いや、科学研究者もだ（科学者はその頃までに少なくとも二五年間、ネズミを実験動物として使っていた）。パリでは、ナンバー・ジャンキーのデータに基づく新たな考え方に胸躍らせる医師の一群が活発に行動していた。科学的手法の実践はまだあまり洗練されたものではなかったが、こうした研究者たちは、特に医学分野において、大きな進歩のために必要な知識を徐々に蓄積していった。毎朝、彼らはネズミのはびこる道を歩いて研究所まで行き、キニーネ、コデイン、アスピリン、聴診器、盲検、皮下注射針などを発明して世に出した。

そういう科学者の一人は化学者ルイ・パスツールである。彼は、牛乳が腐るのは微小な菌の仕業であることを立証した。フルーツジュースや牛乳の入ったガラス瓶の煮沸（現在我々が加熱殺菌と呼んでいる作業）によって微生物を殺せば腐敗を一時的に止められることを証明した。この微生物――細菌やウィルス――は人間の病気の多くの原因だとも考えられていたため、パスツールは細菌説を裏づける重要な証拠を発見したのだ。

しかしパスツールはほかのフランス人科学者から強い抵抗を受けた。その筆頭格は有機化学者アントワーヌ・ベシャンである。

ベシャンは、病気は細菌説ではなく彼の〝体内環境説〟により説明できると述べた。ペストや梅毒といった病気は人体内部から自然に発生する。人間の体内環境の状態が悪いと、体内の細胞は多形現象《プレモルフィズム》というプロセスを経るようになる。細胞を病気の原因である病原体に変化させるプロセスだ。

体内環境説を証明するため、ベシャンは何かを殺して死体を空気のない環境に置くことにした。死体が腐敗したなら、腐敗を引き起こすもの——肉を食らう小さなバイ菌——が空中を漂ってくるのではなく体内から発生したという証明になるはずだ。

だが、どの動物を殺す？

ベシャンはパスツールが歩いたのと同じ不潔なパリの道を歩いており、そこでネズミを見ていたのは間違いない。その生息数はかろうじてネコに抑えられている。だから、彼が体内環境説を証明するため処刑する対象として子ネコを選んだのは、不可解な話である。

一三年間、ベシャンは研究室の棚に死んだ子ネコの入った瓶を並べて保管した。死体は純粋な炭酸石灰に埋められた。やがて子ネコの体は分解して骨になり、ベシャンはそれを掘り出して、子ネコは自分自身の体が生み出したものに食われたことを示す証拠だとした。どんな微生物も、体という土壌が形を変えて現れたものにすぎない。

「何も失われず、何も作られていない」彼は書いた。「すべては変形である」

ベシャンとパスツールは論文上で互いを非難したが、やがてほかの科学者たちからパスツールの意見を支持する証拠が集まった。ベシャンは納得せず、研究者人生を通じて細菌説は間違いだと主張したものの、結局そのせいで挫折することになった。一九〇八年にベシャンが九一歳で死去したとき、パスツールの考えは広く受け入れられており、進化や重力と同じく、人々はもはやそれを細菌説とは呼ばなくなっていた——単に細菌と呼んだ。

けれどもそれは一九九〇年代、ロバート・ヤングが拡大した一滴の血の中にあるものを見るまでの話だった。長く細い棒状の細菌が赤くて丸い血液細胞に変化したのだ。これこそプレモルフィズムであり、それが彼の目の前で起こった。結局ベシャンは正しかったわけだ。

もう一度言うが、本当なら大したものだ！

考えてみよう。ヤングはガンの治療法を発見した。糖尿病の。あらゆるものの。この知識をどう活用したらいい？

発展しつつあるサプリメントビジネスに乗っかればいい。

サプリメント販売に加えて、ヤングは〝生血分析〟という専門サービスを始めた。人の血液を顕微鏡スライドガラスに置いて病気の兆候を探すのである。血液の酸性度が非常に高いことがよくあり、その場合、栄養カウンセリングを受けたりアルカリ化サプリメントを服用したりしたほうがいいと彼は客に言う。そして客は幸運だ、なぜならヤングは栄養カウンセリングやアルカリ化サプリメント販売も行っているのだから。

特にヤングの故郷ユタ州では、サプリメント業界は非常に活発だった。販売額は一九九四年（ダイエタリーサプリメント健康教育法が通った年）の九億二四〇〇万ドルから二〇一二年には七〇億ドルに跳ね上がり、州で最大の産業に発展していた。ユタ州選出上院議員オリン・ハッチの尽力もあって、数億ドルの連邦税が州のサプリメント業者の支援に使われ、州内で開かれる多くの会議には数十万人が訪れた。

こうした製品の多くが公正で完全に合法だったことは言っておかねばならない。しかし、ヤングがサプリメント販売から無免許での医療行為へと一線を越えたことを示す、ほんの小さな警告サインがあった。それは、彼が無免許で医療行為を実践したという重罪二件で訴えられたことだ。

訴えは一九九五年、ユタ州で起こされた。二人の女性が、ヤングは彼女たちの血液を採取して病気だと告げ、その病気向けの製品を売ったと述べた。彼はその訴えに反論し、軽罪による罪状を認めた。

ちょうどその頃、ヤングは驚異的なスピードでさまざまな学位を取りはじめた。オンライン履歴書にある学位免状写真の発行日によると、彼は一九九五年三月一五日にアラバマ州バーミンガムのアメリカン・ホリスティック・カレッジ・オブ・ニュートリションから栄養学の学士号を受けた。一九九五年六月二九日に同じ学校から栄養学の修士号を受けた。その学校がクレイトン・スクール・オブ・ナチュラル・ヒーリングに名称変更したあと、一九九五年一〇月五日、学士号を受けたときからほんの六カ月と三週間後に、科学の博士号を受けた。

ヤングはイーグルスカウトからヤング長老になり、ミュージシャン、プロテニス選手を経て、今や社会が与えることのできる中で最も権威ある肩書の一つを称するようになった。ドクター・ヤングだ。

さらにヤングは、クレイトン・スクール・オブ・ナチュラル・ヒーリングからあと二つ博士号を取った。栄養哲学と自然療法学である（残念ながら、ヤングに三つ目の博士号を与えた一二年後、この無認可学校は閉校となった。残された学生の多くは虹彩学者の免状を与えられていた。虹彩の物理的特徴を調べることで病気の診断を行う〝科学〟である）。

ヤングは体内環境説に栄養上の厳格なアドバイスを組み合わせて、独自の〝唯一真実の治療法〟を開発した。体内の酸性度を下げる、植物ベースのアルカリ性食事療法だ。

健康に関するヤングの理論は二〇〇二年、著書『病気と疲労――あなたの体内環境を元に戻しましょう (Sick and Tired: Reclaim Your Inner Terrain)』（未邦訳）の刊行により広く知られることになった。妻シェリー・レッドフォード・ヤングも共著者として名を連ね、〝pHミラクル食事療法〟を具体化したレシピを載せている。

非常に雑多なソース（無認可の栄養専門学校、人間の血液の観察、大昔のネコ殺しが打ち立てた理論）からの情報を継ぎはぎしてまとめた本にしては、その助言のほとんどは反論の余地がないほどまともである。要は、肉、乳製品、炭水化物、精製糖をやめろということだ。また、身体的フィットネスとマインドフルネスも推奨している。

『病気と疲労』はたちまちヒットした。この本とそれに続くシリーズは合わせて二九カ国語に翻訳され、ヤングは一〇〇〇万部以上が売れたとまことしやかに主張している。

アルカリ性食事療法は腰痛、糖尿病、勃起不全を治せる、とヤングは考えていた。二〇〇六年頃には、プレモルフィズムによって男性型脱毛症を元に戻せるとまで説明した。脱毛症の原因は過度に酸性化した身体土壌にあるとした。髪を再生させたい男性は、朝晩pHミラクル・ヤング・フォーエバー・ヘッド・ファースト・シャンプーで頭を洗い、pHミラクル・ヤング・フォーエバー・トップ・フィニッシュ・コンディショナーをつけるだけでいい。「頭皮を浄化して癒し、新たに髪を再生し、現存する髪を保持し、新しい髪も現存する髪も強く健康的に保つ」ためには、この養生法を数カ月続けることになる。

そして確かに、著書の表紙に載った著者の写真を見た者なら、二〇代半ばに後退していた頭髪が魔法のごとく再び出現していることに気づかずにはいられなかった。「脱毛症の克服は、ドクター・ロバート・O・ヤングにとって三〇年以上に及ぶ、たった一人の旅だった！」と彼は書いている。

著書の成功により、ヤングの知名度は全国区に押し上げられた。彼は、朝のニュース番組の興味深く新しい健康トレンドのコーナーで取り上げられるほどの有名人となった。ジェーン・クレイソンとブライアント・ガンベルが司会を務めるCBSの『ジ・アーリー・ショー』、CNNの『ナイトリー・ニュース』、

ABCのニュースなどに出演した。ヤングの患者でキム・ティンカムというテキサス在住の既婚女性は『オプラ・ウィンフリー・ショー』に出演し、ライフスタイルと食事を変えたおかげで乳ガンが消えた、と話した。

ヤングは子どもの増えた家族を伴ってカリフォルニア州サンディエゴに引っ越し、その後バレーセンターへと移った。ヘルホールキャニオン自然保護区と二軒のカジノを擁するコミュニティである。そこで頭金一〇〇万ドルを支払い、プレモルフィズムを新たな高みへと押し上げてくれるであろう事業を始めた。総額二七〇万ドル、広さ一九万平方メートルのアボカドとグレープフルーツの農園で、そこをpHミラクル農園と呼んだ。

ヤングは深刻な疾患のある人々を、もっと健康的な生活を送る方法を学べるようミラクル農園に招いた。何百人もにとって、農園は魔法のような場所だった。ガンとともに来た人が、希望とともに去っていった。ヤングは闇の中の光だった。

患者はサボテンに挟まれた小道で、生い茂る高木の下や大きな瞑想の鐘の横を歩いた。サロンを利用したり、宿泊したり、テニスコートでプレイしたり、グレープフルーツの木々のあいだをそぞろ歩いたりできた。

ヤングは中央の五五〇平方メートルの家で暮らした。家はセイヨウヒノキが立ち並ぶ丘のふもとで、周りにはヤシの大木、ヘリポート、フォーエバー・ヤング印のサプリメントがぎっしり保管された倉庫がある。石畳の散歩道は、家の入り口にある美しい堀と交差している。中に入ると、毎朝エクササイズの参加者は、早くも植物ベースのスムージー（青菜、アボカド、キュウリ、トマトを材料とし、砂糖も乳製品も果物も入っていないもの）をどんどん作っている業務用厨房を抜けて、ジムでヤングと合流する。ジムにはトランポリンやメディシンボールやトレッドミルが備えつけられていた。外には、先住ルイセーニョ族リンコン・バンドの居留地を見下ろせる立派なスイミングプールがあった。

一日当たり二〇〇〇～五〇〇〇ドルを支払った一部の患者には、点滴でアルカリ溶液（生理食塩水を混ぜた重曹）を血管に注入して、手っ取り早くアルカリ化プロセスを開始した。当初は点滴器具をホリスティック療法士から手に入れたが、その後は医療用品を買ったり点滴を行ったりできる免許を有する医師、ベン・ジョンソンを雇った。

健康に問題を抱える何千という人々を救いはじめたとき、ヤングは助言と医療のあいだの線と考えるものを認識し、それに従っていた。自分が医師でないことは認めていたが、彼には多くの学位がある。彼は研究者だ。微生物学者だ。自然療法医だ。人の血液の検査結果を分析し、病気についての彼の理論を人々に教え、栄養上のカウンセリングを行う。

自分は法の枠内で活動している。

と、ヤングは言った。

第四章　アリツィア・コリスコのヒル

お百姓さんは、［医者が］上等なものを食べたり飲んだりしているのを見て、自分もあんなものが欲しい、なれるものなら喜んでお医者さんになりたいものだ、と思いました。だからしばらくそこでじっと立っていたあと、ついに、自分もお医者さんになれるだろうかと尋ねました。「もちろんだよ」お医者さんは言いました。「簡単なことさ」。「どうしたらいいんですか？」お百姓さんは訊きました。「まずはＡＢＣの本を買いなさい。表にニワトリが描いてあるようなやつだ。次に、荷車と雄牛二頭を売って、服や、医学に関係ありそうなものをなんでも手に入れなさい。それから、『もの知り博士』と書いた看板を作ってもらって、玄関扉の上に釘づけしなさい」。お百姓さんは、言われたことを全部しました。

——ヤーコプ・グリム＆ヴィルヘルム・グリム、『グリム童話』（岩波書店、金田鬼一訳、一九七九年、ほか）より「もの知り博士」、一八一二年

ヒルの料理法なら二種類知っている。

一つ目は、オフブロードウェイの劇『ディスクライブ・ザ・ナイト』でやっていたものだ。ポーランドから来た上流階級の食事客が、野菜スープにヒルを浸け、自分の指に切り傷をつけてスープに突っ込んだ。ヒルが客の血を吸い終えると、客はヒルにとって致死量のトウガラシ粉をスープにかけてヒルを食べた。

演劇評論家は『ディスクライブ・ザ・ナイト』を酷評したが、このレシピは彼らの想像力をかき立てた。

二つ目はロシアの歴史物語にあったもので、イギリスの有名シェフ、ヘストン・ブルメンタールが蘇らせた。彼はカメラの前にヒルを用意し、大きく太らせたガチョウの栄養豊かな血を吸わせた。そのあと膨張したヒルを液体窒素に入れて即死させ、ソーセージのように油で炒めてパセリとレモンジュースで味つけた。ブルメンタールはこれを「まるで小さなブラックプディングのようだ」と描写しておおいに期待した。ところが調理したヒルを口に入れるや、『ディスクライブ・ザ・ナイト』に対する評論家の意見よりもいくぶん厳しい感想を述べた。

「今のは」飲み込んだ直後、彼は言った。「今のは……単に……凝固したガチョウの血だ」

磨き抜かれた味覚がさらに何かを告げ、彼は顔をしかめた。

「ヒルの膜に包まれたやつだ」彼は仏頂面で締めくくった。「どんなに褒めようとしても、食欲をそそる言葉は見つからない」

ヒルが食材としての魅力を欠いていることは、ヒルをアメリカ大衆に紹介しようとしているアリツィア・コリスコにとって朗報だった。食料として認められるほどおいしかったとしたら、無数の食品安全規則に従わねばならなくなる。また、サプリメントだとしたら、一九九四年のダイエタリーサプリメント健康教育法の規制を受ける。医薬品なら、大手製薬業界が何百万ドルもかけて行っているのと同じ臨床試験を行わねばならない。

けれども医療の分野において、アメリカでヒルは法的分類のどれにも当てはまらない。実のところ、これは大変不思議な話だ。人間は太古の昔から病気の治療にヒルを使っていたのだから。

記録に残る大昔の文明が種々の〝唯一真実の治療法〟について熱心に論じていたのは当然だろう。それらは別々に、一つの誤った結論に行き着いている。人間の病気はすべて〝唯一の大きな問題〟から生じている、というものだ。一般に、健康は全身にかかわる状況と考えられた。健康のために最も大切なのは――住む場所によって異なるが――体内の〝気〟の流れを保つことであったり、神々に微笑んでもらうことであったり、適切な体内温度を維持することであったり、ヒューモアと呼ばれる四体液の適度なバランスを取ることであったりする。

この世界観は、ほぼ間違いなく（祈りを除けば）最初の、そして最も広く普及した〝唯一真実の治療法〟であるヒルと非常に相性が良かった。さまざまな古代文化で、ヒルは医療手段として登場している――創世神話から、現存する最古のサンスクリットの文献、エジプトの墓で発見された紀元前一五〇〇年の絵に至るまで。

ヨーロッパでは、ヒルを治療手段とする考え方は中世まで続いていた。英語でヒルを意味する〝leech〟という語はもともと〝癒す〟を意味しており、初期の医師自身もしばしば〝leech〟と呼ばれた。

しかし一八〇〇年代になると、ヒルはほかの民間療法とともにヨーロッパ医学界から姿を消していった。人がヒルと距離を置くようになった理由はほかにもある。一例を挙げると、ナポレオン率いるフランス軍のある部隊が、それとは知らないまま、ヒルが群れている川の水を飲んでしまった。数百匹の小さなヒルが食道に張りついたことに気づいた兵士たちは恐怖にまみれた。血を吸ったヒルの体が膨張し、兵士の空気の供給を遮断したため、大きな（そして身の毛もよだつ）被害が出た。

それを考えると、ナポレオン配下の軍医、フランソワ＝ジョゼフ＝ヴィクトル・ブルーセがパリのヴァル＝ド＝グラース陸軍病院で権力ある主任医師に就任したとき、過去に例を見ないペースで精力的にヒルを治療に用いたのは、なんとも不思議である。

ブルーセのお決まりの手順は、患者の病状がなんであれ、まずは患者一人につき三〇匹のヒルを張りつかせることだった。その後、さらに多くのヒルを特定の部位に用いて、頭痛から色情症に至るあらゆるものを治療した。

ブルーセの部下の医師たちが色情症患者の生殖器にヒルを置いたという意味かどうかという疑問はいったん忘れよう。そして、彼らが、患者のひどく窮屈な括約筋を通って炎症を起こした腸管までヒルをまっすぐ送り込むためのガラス管を考案したことについて考えよう。

色情症の生殖器にまつわる疑問に話を戻すと、答えはイエスだ。そのとおり、医師たちはヒルを色情症の生殖器に置いたのである。

ブルーセの登場前、ヒルは医学界からまさに消えようとしていた。だが彼の手法はいくつかの大陸で一般の医師に採用され、それをきっかけに空前のヒルの大ブームが訪れた。アメリカの歯科医は膿を排出するのにヒルを利用した。ダマスカスの床屋はヒル税を逃れるため店にヒルを密輸入した。予防的治療を受けるため地元のヒルハウスに立ち寄ったり、近所の薬局で何ダースものヒルを手に入れたりできる地域もあった。上流階級の人々は、カネにあかせて最も派手で豪華なヒル用瓶を買い、客間に飾って互いに競い合った。

ヨーロッパの国々は何千万匹ものヒルを売り買いするようになり、ほどなくヒルは医学分野から飛び出した。ジョージ・メリウェザーという意欲的な医師は、一八五一年にイギリスで開かれた万国博覧会に、ヒルを用いた史上最大の発明品を出展した。ヒルを動力とする嵐予知装置である。ヒルは嵐の前に動きが非常に活発になるというメリウェザーの観察結果に基づいた予知装置には、十数個の円筒形の容器に、きわめて細い金の鎖で鯨骨製の小さなハンマーにつながれた十数匹のヒルが入れられていた。ヒルがそわそわすると、ハンマーはベルを鳴らした。イギリス海軍は予知装置との軍事契約に関心を示した。しかし、海軍中将ロバート・フィッツロイ（若きチャールズ・ダーウィンをガラパゴス諸島まで運んだビーグル号の船長として知られる人物）によって別の装置――気圧が低くなると結晶化する混合化合物の入ったストームグラス――がさらに説得力を持って提示されたため、残念ながらメリウェザーの装置はボツになった。

最終的にヒルの普及を阻止したのは、ヒルが野生の地から姿を消しはじめたことだった。これほど広範囲に商品化された動物がこれほど急速にこれほど少なくなったことは前例がなく、世界は動揺した。ドイツは貴重な自国産のヒルの輸出を禁止し、イギリスは国内からヒルは絶滅したと発表した。新聞はヒル減少の原因としていろいろ考えられる中でも、特に大食いのサギを槍玉に挙げた。国々は互いに、相手の国がヒルを求めて違法に国境を越えて略奪していると非難し合い、国際緊張が高まった。悪徳なヒル盗人たちが、まさにそういうことをしていたからだ。一九〇〇年代初頭には、世界的にヒルの供給が枯渇し、〝唯一真実の治療法〟を求める気運も衰えたため、主流の医学界はあまりねばねばしない治療法に目を向けるようになった。

アメリカでは、一世紀のあいだそういう状態が続いた。そんなとき、アリツィア・コリスコが――大食いのサギなどくたばってしまえ――再びヒルの時代がやってきたと思い至ったのだ。

医学で利用される種を含む〝ヒルド科〟に由来する〝ヒルドセラピー〟（ヒル療法）という語を世間に広めたアメリカ最大の功労者は、アリツィアである。

初めて私が連絡を取ったとき、アリツィアは自分の医療行為について話すのを録音されることを渋った。

彼女はほかの〝唯一真実の治療法〟提唱者たちと同じ懸念を抱いていた。大手製薬業界と異なる代替手段を提示することには危険が内在する、というものである。

「アメリカ合衆国内での非侵襲性のヒル療法を、すっかり危険にさらしてしまうかもしれない、しゃべり過ぎたら」彼女は電話で、ポーランド訛りの強い話し方で言った。

悪い結果を招きかねない言葉を口にするのを避ければいいんじゃないか、と私は提案してみた。それは無理、と彼女は言った。

「いったん開けたら、パンドラの箱を開けたら、話さずにはいられなくなる」彼女は言った。「そんなに簡単な話じゃない。簡単じゃないのよ。だって、私はどんどん考えが先走るから」

結局、彼女はすべてを公にすることにした。本書のせいで望まぬ詮索を受けるかもしれないが、全身全霊をかけて取り組んできた医療の一形態に対する認識を広めるのに役立つ可能性もある。

「臆病者になるわけにはいかない。だって、私はすごく大胆な人間だし、もっと率直になりたい、もっと徹底的にやりたいもの」


アメリカにおけるヒルの旗振り役に会うため、私はエバーグレーズ湿地を横切り、まっすぐな高速道路七五号線を進み、割礼のようにフロリダ州の先っぽをちょん切っていった。

高速道路の両側に広がる果てしない湿地と草原に、大きくてほとんど無視されているヒルの群れが隠れていることは知っていた。彼らが過去に一度だけ人間の注目を浴びたのは、一九五九年のB級映画『吸血怪獣ヒルゴンの猛襲』でだった。エバーグレーズの公園管理人が、隠された地下洞窟から人間の血を吸い尽くすため現れた巨大な吸血野郎と戦う物語だ。

私はフロリダ州の湾岸地域、ガルフコーストに到着した。ここは、砂糖の砂浜と黄緑色のゴルフコースで作って、水面に顔を出したイルカでデコレーションした巨大なバースデーケーキのような場所だ。ネイプルズで車を降りて駐車係に託し、ラプラヤ・ビーチ・アンド・ゴルフ・リゾートに入っていく。アリツィアは〈バリーン・レストラン〉で待っていた。

彼女は起伏の激しい人物だった。上品なヨーロッパの舞踏室を連想させると思ったら、次の瞬間には無秩序でゴミだらけの酒場から飛び出したかのようになる。その変貌ぶりはとてつもなくカリスマ的だった。私は魅了された。

彼女が強く危惧していたことの一つは、私が調べているほかの医療の一部と結びつけられてヒル療法の評判が貶められるのではないか、というものだった。

「ヒル療法について話すときは――ねえマット、私ちょっと挑戦的な態度になり過ぎるかもしれないけど、許してね、だけど比べられないのよ。ほかの何とも。どんな治療法も、ヒル療法とは比較にならない。とにかく最高だから」

一九九〇年末、ポーランドの診療所訪問を終えてアメリカに戻ったとき、彼女は自分なりのアメリカンドリームのビジョンを思い描いていた。自分が頂点に立つピラミッドのすぐ下の層にインストラクターたちのネットワークがあり、その下にいる一群の療法士の下に数百万の患者がおり、底辺にはうねうねする無数のヒルが敷き詰められている。

そのビジョンを現実にするのは大変だった。私が話した治療法の実践者たちの中でも独特なアプローチのおかげで、彼女は法との軋轢を避けることができた。アリツィアは自分の仕事に、ある考え方を持ち込んでいた。彼女はそれを、ポーランドの諺を用いて説明しようとしてくれた。キエディ・ヴェイジェス・

ミエズィ・ヴロニ・ムシス・クラカッチ・タク・ヤク・オネ――英語では〝crow〟の語呂合わせになる［〝crow〟「クロウ」＝「（鳥が）鳴く」「（赤ん坊が）キャッキャッと声をあげる」と〝crowd〟「クラウド」＝「群衆」］。

「英語にこういう言い方はないわ。だけど意味を教えるわね。クラウドにさからいたいなら、クラウドみたいにクロウしないといけない、みたいなこと」

なんとなくはわかったが、私は彼女の説明を楽しんでいた。だから、期待を込めて彼女を見るだけにした。彼女はもう一度説明を試みた。

「クラウドにさからいたいなら。ほら、クラウドとクロウをかけてるでしょ？　で、クラウドみたいにクロウ、クロウって鳴けるようにしなくちゃならないわけ」

私が眉を上げると、彼女は再度試みた。

「さからいたいなら――というか、何かをしたいなら、影響力を振るうとか――まずはクラウドに交じって、どうしたらクロウ、クロウと鳴けるかを知るっていうこと」

私は一日じゅう彼女に説明してもらってもよかったのだが、アリツィアは訳知り顔でこちらを見て肩をすくめた。

「うまく訳せない」

かもしれないが、要するに、ヒルの有効性を既存の医学界に認めてもらうためには医学界の言葉で自分の主張を述べる必要がある、ということだ。アリツィアはクラウドのようにクロウする戦略を推進するのに、まだヒルが使われつづけている地域を引き合いに出した。ヨーロッパ、特にロシアでは、新世紀になっても一年に一〇〇〇万匹のヒルが使われている。そうした国々の少数の科学者は、ヒルに関するまっとうな学術研究を行っていた。

「私の目標は常に、毎日前進して、より多くの人に教えるということだった。これを広めたい、世界じゅうにじゃない、だってもともと世界じゅうに広まっているから、そうじゃなくて、アメリカ合衆国に広めたいのよ」

だからアリツィアは、エジプト、ハンガリー、スウェーデン、インド、トルコのヒル療法士たちとのネットワークを精力的に築いた。国際機関に加入し、専門的薬用ヒル治療会議に出席し、ポーランド、ブルガリア、モスクワでのシンポジウムに行った。ネバダ州に全米ヒル療法協会という法人を設立し、そこで開く会議に海外の同業者を招待した。

同時に、自身もアメリカでヒルを使った治療を始めた。顧客層はもともとヒル治療になじみがあるヨーロッパからの移民だ。オンライン広告を出し、ドクター・A＝リーチ＝Aと名乗り、どこへでも出かけていって自ら患者の治療を行った——ある週はシカゴ、次はミネソタ州、それからラスベガス。ニューヨーク・シティとノースマイアミビーチに、それぞれ診療所を開いた。主要メディアに出演するようになった。［当時の］コーンウォール公爵夫人（のちの王妃）カミラ・パーカー・ボウルズは『デイリー・メール』紙に、アリツィアに片頭痛の治療を受けたことについて絶賛する記事を寄稿した。あるNBCの系列局は、南フロリダでヒル療法を広めようとして成功した彼女の奮闘ぶりを特集で報じた。ブルックリンでは、ふざけてヒル治療を求めた記者を失望させた。それはヒル療法という職業に対する侮辱だ、と彼女は記者に言った。ヒルはおもちゃではない。

こうしたことはすべて、彼女の治療法をほかの多くの〝唯一真実の治療法〟と区別している、とアリツィアは述べた。

「これは鍼治療じゃない。サプリメントでもない。光療法でも、音響療法でも、どれでもない」

医学界にヒルを真剣に受け止めてもらうため、アリツィアは考えられることすべてを行った。それは新たな問題を生んだ。医学界はヒルを真剣に受け止めるようになったのだ。そのため必然的に、ヒルはアメリカ合衆国政府の注意を引くようになった。やがて、ＦＤＡの灰色の壁に囲まれた個人ブースでは、寄生性のあるねばねばした吸血動物があらゆるところにいるように感じられた。彼らはヒルを話題にしていた。

第五章　ニューマン夫妻の祈り

信仰とは、見えないものを信じることである。
その見返りとして、信じるものが見えるようになる。

――聖アウグスティヌス、紀元四世紀

デール。

レイラニ。

彼は成長した。彼女は成長した。

彼は引っ越そうと言った。彼女は承知した。彼はウィスコンシン州をよく知っていた。彼女は学びたかった。彼の少年時代は凍てつく冬だった。彼女の少女時代は陽光にあふれていた。

彼は彼女に、木、茨、クマを見せた。彼女は彼に、孤独の中での勇気を見せた。彼の父ピーナッツは、二つ向こうの町に住んでいた。彼女は野外パーティや小売店が恋しかった。彼は今なお強い確信を持って説教することができた。彼女は彼の説教を応援し、自らの成長を実感した。彼は家族以外にも信者を増やしたかった。彼女は出会った人すべてを聖書の勉強会に誘った。彼はスコフィールドのダウンタウンのささやかな商業地区で店を借り、彼女はそこで神の教えを説きながらコーヒーを出して精力的に働いた。

人間と樹木の割合がターロックとは逆のウィスコンシン州ウェストンで、ニューマン家は新たな信仰の場を作り、新たな人生を始めた。

布教のため彼らが主に利用したのは、二〇〇五年にウェストンの自宅近くに開いた〈モンキー・モー・コーヒーショップ〉だった。店があるのはスコフィールドの小規模ショッピングセンターで、ここでは毎週土曜日にファーマーズマーケットも開かれていた。ドライブスルーの窓口、高い天井、ある客が〝カリフォルニア・クール〟と呼んだ室内装飾を備えた〈モンキー・モー〉は、いわば社会の避難所だった。レイラニは全力を尽くして、小さな店の経営の細かなことにまで取り組んだ。ファーマーズマーケットの出品者とネットワークを作り、彼らの手作り作品を〈モンキー・モー〉の棚に置いた。宗教に関心のありそうな客がいたら、レイラニはｉＰｏｄに聖書の『詩篇』を入れているのだと打ち明けた。そしてその客を、デールが主宰してコーヒーショップか自宅かで行っている聖書勉強会に誘った。

子どもたちが店を手伝うこともあり、デールとレイラニが誇れるほどの信仰心と潜在能力を見せた。一六歳のルークは大柄でがっしりした体格だったが、無口で、時々心配になるくらい深く物思いに沈んだ。利口なアリエルは四歳で読み書きを覚えた。思春期の頃は痩せていつも疲れている様子だったが、その時期は卒業し、活発でよく笑う一五歳になっていた。一三歳のハミルトンはひょろ長く背が伸び、眉はくっきりと太く、カメラやフィルムいじりが得意だった。

カーラは一一歳になったばかりで、そこにいるだけで皆に喜びをもたらす存在だった。通っているリバーサイド小学校で、自分の夢はフルタイムで〈モンキー・モー〉で働くことだと作文に書いた。店にいるときは、よく宿題をしたりサルの絵を描いたりした。レイラニの外交的で思いやりある性質と、デールの聖書への熱意と愛を受け継いでいて、日記にはもっと神を知りたいという願いを書いていた。間違うことが嫌いで、熱心に自己改善に取り組み、一つ一つ音符を覚えてピアノを習得した。

二〇〇七年末、ニューマン一家は永遠の住処と思えるものを見つけた。面積二八〇平方メートル、寝室を四つ備え、周りを囲むポーチのある、堂々とした灰色の家。深い森の中、一万六〇〇〇平方メートルの敷地に建てられている。彼らはその家を三一万二五〇〇ドルで購入し、空いた土地を利用して立派な菜園を作り、収穫した野菜の一部は〈モンキー・モー〉で食材として利用した。

自宅に教会を作る取り組みは続けられた。第一段階は、レイラニの祖父母が何度も率先して行ったのと同じく、活発な聖書勉強会を定期的に開くことだった。ウィスコンシン州の田舎で志を同じくするペンテコステ派の信者を見つけるのは難しかったが、インターネットがそれを容易にしてくれた。彼らは、フロリダ州の牧師デイヴィッド・イールズが中心となって活動しているペンテコステ派非主流派のオンラインコミュニティ、アンレブンド・ブレッド教会にアクセスした。イールズはターロックのニューライフ・クリスチャンセンターよりも過激な信仰を提唱していたが、ニューマン一家にとってそれは問題なかった。神の信仰において、過激なほどの信心こそ最も重要ではないのか?

長年自分たちの教会を作ることを夢見てきたが、ついにそれが可能に思えはじめた。彼らは子どもを公立学校制度から抜けさせ、ホームスクーリングを始めた。家族以外に数人――リン・ワイルド、キャロリン・ニューエン、ダンとジェニファーのピースリー夫妻――が、自宅か〈モンキー・モー〉での聖書勉強会に出席するようになった。

そのあと最高の知らせが届いた。別の信心深い一家が、福音書志向の二軒目のコーヒーショップをニューマン一家と共同経営するため、カリフォルニア州からウィスコンシン州に移ってくるという。ランダル・ワームゴーアはデールと同年代で、オランダ出身の敬虔な家庭で育ち、カナダのアルバータにあるカルガリー・クリスチャン高校を卒業していた。後退しつつある生え際とごわごわの口髭が頭の生まれつきの楕円形を引き立てており、大きく人懐っこいウッドチャックに見える。

ランダルと妻アルシアは、デールとレイラニと共通点が多かった。レイラニとデールには子どもが四人いる。アルシアとランダルも同じだ（マリッサ、キャメロン、コリーナ、マケイラ、四人とも不揃いの歯が可愛い）。ニューマン一家は家族の仲が良く、信心深い。ワームゴーア一家も同じだ。

すべての点で――念のため言っておくが、これは競争ではない――ワームゴーア一家はニューマン一家と同じくらい愛情に満ちているように思え、彼らはハイキングや大自然を楽しんだ。

デールは、ニューマン一家の長としての役割と聖書の解釈に絶対的な自信を持っていた。しかし数カ月もすると、穏やかでのんびりした見かけによらず、ランダルも家族の長としての役割と自分なりの――時として異なる――聖書の解釈に自信を持っていることが明らかになり、両家のあいだに軽い不協和音が生じはじめた。

デールはできたばかりの教会の説教壇からワームゴーア一家に向けて、罪と病気には直接的な因果関係があると説いた。しかしランダルは、罪が病気を引き起こすとは考えなかった。レイラニはデールを支持し、もちろんアルシアはランダルを支持した。くすんだ茶色の前髪の下に分厚い眼鏡をかけたアルシアは、ハスキーな声の持ち主だった。一〇〇パーセント正直に言うなら、彼女はニューマン一家が悪魔のことばかり言うと思っていた。

デールとレイラニはワームゴーア一家に道理をわからせようと努めた。神癒の聖書での例や現代の実例を多く示した。アンレブンド・ブレッド教会では、祈りの力によって不妊の夫婦に子どもができ、ガン患者が回復していたのだ。

ニューマン一家自身もそういう奇跡を体験していた。祈りによって、神はデールの慢性的腰痛を治したのみならず、レイラニのアレルギーを和らげてもいた。カーラは三歳から一度も病院に行っていない。「鼻水が出だしたら、いつも」カーラはレイラニに言った。「神さまを賛美するの。そしたら鼻水は止まるの」。レイラニはアルシアに、息子の一人が病気になったときのことを話した。祈りのおかげで、息子は体から悪魔を吐き出すことができたという。

こうした強力な証拠があるのに、ワームゴーア一家は信仰が〝唯一真実の治療法〟であることを信じようとしなかった。

祈りが悪いわけではない。ワームゴーア一家も祈ることには大賛成だったが、同時にエビデンスを基礎とする医学もおおいに利用していた。ワームゴーア一家は、病気の子どもを医学ではなく祈りによって治療することは道徳的に問題だと思っていたようだ。のちにアルシアは、癒しに対するニューマン一家のアプローチを「基本的に、お祈りをして、お祈り以外は何もしないこと」だと述べている。

この議論は、ペンテコステ派全体での内部的な意見の対立を象徴している。神に癒しの能力があることはほとんどの信者が認めているものの、だから科学に基づいた医学を拒絶すべきだという考えを支持するのは、ペンテコステ派の中でもごく少数である。

自分たちとワームゴーア夫妻がこの議論で対立する立場にあることに、ニューマン夫妻は苛立ちを覚えた。彼らの関係は冷え、聖書をめぐる不和はビジネスをめぐる不和に発展し、二〇〇八年三月、コーヒーショップの共同経営は破綻した。両家はまだ表向き互いに愛想良くしていたが、悪感情は家同士の争いになる危険をはらんでいた。

どちらの家族も気づいていなかったが、ワームゴーア一家は祈りがどれほど効果的かを目の当たりにしようとしていた。

それに必要なのは、信念ある行動と勇気ある行動である。

歴史上最も広く読まれ、最も影響力のある本として、聖書は人が思う以上に個々人の決断を左右する力を持っている。これまでに七七億部が印刷されたと推計されており、毎年さらに一億部が印刷されている。つまり、神が人間を生産する以上のスピードで人間は聖書を生産している。アメリカ人の九〇パーセントが健康を祈ってきた理由も、それで説明できる。ただし彼らの大多数は、病院も神による多くの創造物の一つだと考えており、病院と共存することに納得している。

二〇二一年、神癒の実情を調査していた私は、蒸し暑い六月のある週末、マイアミに行き着いた。ここで一九五六年に、でっぷり太った自由奔放なペンテコステ派の治療師ジャック・コーが、ある夫婦に彼らの幼い息子のポリオを治したから脚の装具を外すようにと告げた。彼らが従うと少年は激しい痛みに見舞われ、両親はコーを訴えた。フロリダの判事はコーの味方についたが、神は違った。一年後、コーは自分もポリオにかかって三八歳で死去した。

金曜日の夜、私はマイアミの北にあるマーゲイトに向かい、誰からも見えない場所にレンタカーを停めた。小さなトカゲが安全な場所を求めて茂みのほうへ跳んでいく。私は教会の駐車場を横切り、教会のカフェに改装された古い四人護送車の前を通り過ぎた。

教会の建物はラスト・レフォメーションという団体が二日間のイベントのために借りていた。イベントでは信心深い人々に、慢性の痛み、脚の歪み、精神疾患、薬物依存、ガン――実のところ、人を悩ませているものすべて――を治す方法が伝授される。

ラスト・レフォメーションのカリスマ的リーダー、トーベン・ソンダガードのメッセージは、単純明快な規範に要約できる。その一、神を信じるなら、イエスの行動的な弟子になることが求められる。その二、弟子になるには、もっと多くの弟子を生む方法を学ばねばならない。これは、人々を洗礼し、癒し、彼らの体内に巣くった悪魔を追い出すことによって実現できる。その三、死んで天国に入るときは、自分が癒して洗礼してきた人が多ければ多いほど有利になる。神は記録をつけておられる。

信者はより多くの信者を生もうという意欲を持つので、ソンダガードのシステムは神癒のピラミッドとして機能した。懐疑的な私には、それは愚かで無意味なものに思えた――ボードゲームと無意味な駄ジャレにハマっている愚かな私に非難する資格はないのだが。

とはいえ、医療を受けるなと説得した結果、人々の健康を損なうのであれば、愚かさは一線を越えて有害の域に入る。二〇一九年、ソンダガードはまさにそのためにデンマークで糾弾された。デンマークのテレビ局が彼のイベントに二人の記者を潜入させ、彼が精神疾患のある人々に薬を捨てろと命じたと告発する放送を行ったのである。

放送では、てかてか頭のソンダガードの言葉が何度も引用された。「神は常に医学より強力なのです」YouTubeに投稿された映像の中で、ソンダガードは視聴者に向かって「文脈を無視してほんの数語だけを抜き出すのはバカげています」と言った。本当に腹が立つのは、身分を隠した記者どもが口を出してこなければ医学の話などしなかったはずだ、ということだ。

「我々は医学について話したりしません。あの潜入記者と医学の話をした唯一の理由は、記者が医学に関して数多くの質問をしてきたからです」

フロリダ州マーゲイトにある教会の大きく装飾的な木製の二重扉を開けると、空気は気持ちよく冷たかった。人々が、華やかな装飾を施したアルコーブのある短い通路を通って講堂へ入っていく。講堂の前方には演壇があり、後方ではラスト・レフォメーションの花綱飾りが売られていた。

私ははっきりジャーナリストと名乗っていなかったが、身分を偽るのは倫理に反するだろうと考え、単に無名の人間として観察しようとした。イベントはチケットを買いさえすれば参加できるし、誰も私が何者か尋ねてこなかった。

やがてソンダガードがマイク越しに聴衆に話しかけた。彼はとにかく笑顔の人という印象だ。常に浮かべている笑みからは、レーザーのごとく幸せのエネルギーが放出されている。

「さて、皆さん！」彼はにこやかに言った。「ようこそいらっしゃいました。皆さんとともに過ごすのを楽しみにしています！」

彼のデンマーク訛りがとても愛嬌のあるものだったことは、認めねばならない。

「もしも洗礼をお望みでしたら、今夜洗礼を受けてください」。洗礼は大がかりな行事だ。ソンダガードのようなペンテコステ派にとって、池の水をちょっと振りかけるだけでは充分ではないからだ。全身を水に浸して初めて洗礼が完成する。彼は湖や川、庭用ホースで水を満たした黒いプラスチック桶を使っていて、海を利用したことすらある。

「ここから一四分ほど行ったところに水があります――いや、違ったかな。とにかく、どこかに水があります」

最も近い水域が道路の向こう側にあるのは知っていた。ビスケーン帯水層の多孔性石灰岩を削って作った全長三五キロメートルの運河の一部である。運河はワニの通り道でもあった。この運河をほんの数キロ行ったところにワニの家族が住んでいたが、近くのアパートに住む家族が何度も被害に遭ったため駆除されていた。一匹のワニは体長が四メートルもあったという。

洗礼の最中にワニが噛みついてきたら恐ろしいだろうな、と私は思った。

絶対にそういうことは起こってほしくなかった。たとえ、そのほうが本が売れるとしても。そんな事件があったら、本は何冊売れることになるだろう？　私は一瞬それについて考え、かなりの数だと結論づけた。かなりの数の本が売れることになる。だがそれは、とんでもなく恐ろしいことだ。

それに――私は自分の高徳さに少々感心しながら考えた――とにかくそんなことを望むつもりはない。


ソンダガードの聴衆は、ダヴ石鹼のコマーシャルに登場する人々と同じくらい多種多様だった。老いも若きも、そして人種もさまざま。だが、どちらを向いても笑顔とハグばかりだった。アイロンの利いたドレスシャツに身を包んだ数人の若者が、快活なアフリカ訛りで静かに話している。紐を複雑に編み込んだ服を着た女性は、可愛らしいキューピー人形を、顔を外に向けて抱き締めている。服よりも顔がくたびれている、いかにも生活に困っていそうな数人の白人男性は、安堵の笑みを浮かべている。

簡単に言うと、彼らは私よりもきちんとした服装をし、私よりも自己啓発や魂の成長に関心を持ち、私よりも世界を救うために身を捧げる気持ちがある人々だった。

最初のほうに見た限りでは、これは伝統的な礼拝の緩いバージョンに思えた。カルト的な兆候も、押し売り的な物品販売もまったくない。花綱飾り販売、入場料、聴衆のあいだを回される募金箱などでカネが集められていたが、ほかの多くの教会や宗教的イベントで見てきたほど強引ではなかった。

――いったい私はここで何をしているんだ？

すると、ソンダガードは大仰にジェレミーという青年を紹介した。

「どうやって病人を治すかをお教えしましょう」早口の話し方のなめらかさや自信は、ジェレミーがよくこのように話していることを示していた。飛行機で彼と隣り合わせに座ったら、フライトのあいだじゅう彼がイエスについて話すのを聞かされ、着陸したときまだポケットに財布が入っているのを確認しなければならないだろう。ジェレミーは聴衆に、自分は一〇年前麻薬依存症で、サボキソンや抗鬱剤など七種類の薬を服用させられていたと語った。ある教会の説教で、ジェレミーは悟りのようなものを得た。

「僕は感じたんです――わかりません？　聖書は、僕たちは癒されたと言っています。どうして薬物治療を受けるんです？　どうして松葉杖に頼るんです？　僕たちは癒されているんですよ！　ほかの人は誰もわかっていないみたいでした。誰も理解していなかった。でも、僕にはわかりました」

ジェレミーはただちに行動を起こしたという。

「僕は家に帰ると、薬を全部まとめてゴミ箱に入れました。七種類の薬全部を捨てたんです」。次にジェレミーは主治医に電話をし、抗鬱剤などの薬を服用するのはもうやめた、神に救われたからだ、と告げた。

「僕は言いました、『もう二度と先生のところには行きません』」。彼は得意げにくすくす笑って付け加えた。

「『少なくとも治療のためにはね。イエスについて話すために行くかもしれませんが』」

以来どんな種類の薬も服用していない、とジェレミーは言った。

「皆さんも」彼は聴衆に語りかけた。「同じことができるんです」

すると、精神を病む人々に薬を捨てろと言ったことで二年前におおいに糾弾された、愛嬌あるトーベン・ソンダガードは、満面の笑みを見せた。

約一時間にわたって人々による証言が行われたのち、再びソンダガードが演壇に立った。その笑みは、チェシャ猫の不気味なニヤニヤ笑いのように見えはじめていた。

その頃には正体がばれることへの不安も解け、私はどうしようもなく退屈していた。本が売れるからといってワニの襲撃を願うことを正当化はできないが、退屈を和らげるという精神的な利点のためなら、それほど人の道に外れているとは言えないだろう。ソンダガードは、今から皆さん全員が祈りを通じて癒されるのです、と言った。やれやれ。

そのとき私はハッとした。

彼は言ったのか――全員と？

退屈などどこへやら、私は座ったまま身を低く屈めた。

第六章　エイリアンのドリンク剤

医師《名詞》：病気のときには望みをかけ、健康なときには犬をけしかける相手。
――アンブローズ・ビアス、『悪魔の辞典』
（角川書店、奥田俊介ほか訳、一九七五年、ほか）、一九〇六年

インターネット全盛期、家庭用コンピューターを手にしたジム・ハンブルの姿をしたエイリアンは、自分を狙う邪悪な力を出し抜いてミラクル・ミネラル・ソルーションを地球の住民に直接届けるための計画を立案した。

第一段階――世界じゅうの人が見られるよう、MMSについて救命的で人道的なメッセージをウェブサイトに掲載する。

第二段階――そのままじっと待つ。

エイリアンは第一段階で苦労していた。一〇億年生きてきてもウェブサイトを作る能力は備わっていなかったので、外注することにした。〝黄金採収の特殊工程〟と称するものに関する特許を一万七〇〇〇ドルで売り、そのうち一万四〇〇〇ドルを、彼の〝唯一真実の治療法〟のウェブサイトを構築すると請け合ったソフトウェア会社に払った。ところが、そのウェブサイトは実現しなかった。ジム・ハンブルの姿をしたエイリアンは、ソフトウェア会社に騙されたと言った。

この手のことは、エイリアンの身によく起こったようだ。彼はウェブサイト構築の資金集めを手伝って

くれる共同経営者を見つけた。ウェブデザイナーを雇ったが、デザイナーは辞職し、彼らを訴えた。グラントライター（助成金の申請書などを書く専門家）を雇ったが、「こいつも僕たちにさからうようになった」とエイリアンは苦々しく語った。

なぜか、こういうことはあと四人の従業員についてあと四回起こった。彼らは「みんな失敗し、僕たちのカネを取り、何も生み出さなかった」とジム・ハンブルの姿をしたエイリアンは不満を述べた。彼らはエイリアンの使命を妨害するため神々の星の支配者マンザノーラから送り込まれた工作員であるかのように思われた。

それでも不死のエイリアンはへこたれなかった。〝唯一真実の治療法〟は、あと少しで一般に広められるところまで来ていたのだから。そして実際、成功は目前だった。共同経営者が亜塩素酸ナトリウムの四五キログラム缶を買ってくれたので、エイリアンはそれを用いてＭＭＳのさまざまな調合法を試した。塩酸を加えて活性化させたり、レモンジュースなど酸性の液体で薄めたりする。それを、自分が住みついている人間の体で試験した。

一度、とんでもなく悪い結果になったことがあった。ＭＭＳでうっかり目を火傷してしまったのだ。しばらくのあいだ、エイリアンの人間の目玉は眼窩から落ちそうになっていた。

「目の周りの皮膚が二、三センチほど垂れ下がった」ハンブルの姿をしたエイリアンは記した。「心配したが、数日で治った」

エイリアンが最終的に落ち着いたのは、薄黄色のレモネードのように見え、少しスイミングプールの水みたいな味がする調合薬だった。二〇〇三年、彼はキッチンのテーブルにつき、実験用の秤を使って、ＭＭＳを数百の瓶に注いだ。一瓶について四五〇回分の服用量が入っている。

エイリアンの計算によると、全体を合計すれば一〇〇万回分以上になる。なのに、服用してくれる人間はいなかった。これには苛々させられた。ラリー・ライトル、トビー・マッカダム、ロバート・ヤング、そのほか一〇〇〇人もの人々――皆、インターネットで自らの〝唯一真実の治療法〟を販売していたようなのに、なぜか彼は取り残されていた。

ウェブサイトができそうにないため、ジム・ハンブルの姿をしたエイリアンはアメリカ合衆国政府の手をすり抜けてMMSを投与するための助けを求めて、外国の人々にメールを出しはじめた。そうして行き着いたのがアフリカ大陸である。FDAの詮索の目が届かない遠く離れた場所で、彼は人類を救う作戦に取りかかった。

二〇〇四年、ハンブルの姿をしたエイリアンはケニアのカカメガへ行き、あるキリスト教の宗派が運営する病院に大量のMMSを持ち込んだ。そこで病院の責任者を説得し、マラリア患者の治療を行う許可を得た。エイリアンは胸元に金文字で〝マラリア治療薬財団〟と刺繍した白衣を着た。

「帽子をかぶり、薄い黄褐色のズボンをはき、白い靴を履いた。医者みたいに見えたよ」

その医師が実は変装したエイリアンである（そして医学の資格を持っていない）とは思いもせず、数百人が治療を受けに来た。助手が一度に二、三〇個のコップを並べ、エイリアンはその列を三度行き来した。一度目は計量スプーンでそれぞれのコップにMMSを入れ、二度目は酢を加え、三度目はそれをパイナップルジュースで割った。

カカメガのあと、彼はナイロビに移動した。そのあとはウガンダのカンパラ。そしてシエラレオネとタンザニアを訪れ、飲んでくれる人には誰にでもMMSを処方した。

彼は正式な臨床試験をしたいと思っていた。そうしたら医学界もＭＭＳを受け入れざるをえなくなるだろう。しかし人間の科学者が倫理的な臨床試験を行う方法は、彼の地球外の思考には理解しがたいものだった。たとえば、ほとんどの人間の科学者は、目玉が眼窩から落ちそうになる未承認の薬を試験するに当たって、マラウィの囚人を同意した参加者とは認めようとしなかった。

「地元の刑務所で臨床試験を行うのが一番簡単で、許可を得るのも一番簡単だ、と誰かが言いだした」エイリアンは言った。「だからやってみることにした」

彼はリロングェにある刑務所を選んだ。トイレは収容者一二〇人につき一つ、水道の蛇口は九〇〇人につき一つという施設である。刑務所の医療技術者助手が、エイリアンのチームに臨床試験を行う許可を与えた。「我々は何度かこっそり数ドルを握らせ、彼は非常に協力的になった」のちにハンブルの姿をしたエイリアンは書いた。

地球の文化では、これは完全に無力な者に医学実験を行うため無力に近い者に賄賂を渡すようなものであることに、エイリアンは気づいたのかもしれない。だから、助手はねぎらいを受けただけだと示唆するように記述を修正した。「実際には、我々が数ドルを握らせる前から彼は非常に協力的だったと言っておくべきである。だが、彼はとても親切だったので、我々は彼を少しばかり援助するのは良いことだと考えた」

翌朝、エイリアンは囚人一〇人に、ＭＭＳ、酢、パイナップルジュースの混合液を与え、直後に被験者の体温を確認した。

「最初にわかったのは、耳式体温計はアフリカでは正しく機能しないということだった。おそらくアフリカ、特に刑務所では、耳の掃除法が異なるか、まったく掃除されないかだからだと思われる」エイリアンは書いたが、これはやや人種差別的な記述である。

刑務所での実験のあと、エイリアンと助手たちは人々が草葺きの小屋で暮らす小さな村々で治療を行った。ハンブルの姿をしたエイリアンによると、MMSを投与した患者の多くは「虫を吐き出し、一部の人々は死んだ虫を便とともに排出した」という。

エイリアンはこれを素晴らしいと考えた。多くの場合、嘔吐や下痢は回復への道のりだ、と結論づけた。MMSの噂が広がると、投与のあと人々が体調を崩したという報告を受けて、公衆衛生推進者たちは反撃に出た。彼らはMMSの有効成分が実は工業用漂白剤だと言い、エイリアンはそれをひどい中傷だと考えた。

「二酸化塩素は一〇〇〇以上の公共水道で人間の病原体を殺すのに使用されている」ハンブルの姿をしたエイリアンは書いた。「なぜ、それが人体の水分に含まれた病原体を殺すのに使用できることを信じようとしない人間がいるのか?」

MMSの噂をさらに広めるため、ハンブルの姿をしたエイリアンは本の執筆を始めた。自伝であり、MMSの歴史であり、アメリカ政府に対するエイリアンの考え方を要約したものでもある本だ。「人類の殺戮を望む者が存在する」ハンブルの姿をしたエイリアンは書いた。「彼らは、あなた方が信じられないほどの長いあいだ、それに向けて取り組んでいる。人類の殺戮は簡単ではないが、彼らはとんでもなく長い期間、その活動を行っている」

エイリアンは、天然の病気も存在するが「起源を政府の研究所までたどることのできる」数百ではないとしても数十の新しい病気が存在する、とも述べた。

アメリカ合衆国政府が企業の利益のために公衆衛生システムを操っているのではと考えたのは、ハンブルの姿をしたエイリアン一人ではない。細かな内容は異なるが、私が話した代替医療治療師のほぼすべてが、ＦＤＡは大手製薬業界の操り人形にすぎないと確信していた。

こういう考えはどこから来たのか？

残念だが、そこには真実のかけらが含まれていると言わざるをえない。

ＦＤＡは国の法律によって作られ、その法律は正当な手続きで選出された議員によって作られている。そして製薬業界は多額の資金を投入して、このプロセスに影響を与えている。登録されている大手製薬業界のロビイストの数――一二七〇人――は議員の数を大幅に上回っている。

独立系監視機関センター・フォー・レスポンシブ・ポリティクスの報告では、一九九八年～二〇〇五年に大手製薬業界はロビー活動に九億ドルを使ったという。『ＪＡＭＡインターナル・メディシン』誌に掲載された、公表データの別の分析によれば、一九九九年～二〇一八年に大手製薬業界は選挙献金とロビー活動に六〇億ドルを費やしている。それは非常に大きな金額だが、同じ期間にアメリカ国内で処方薬に使われた五兆五〇〇〇億ドルの〇・一パーセント強にすぎない。

これは、州レベルでも問題である。センター・フォー・パブリック・インテグリティの報告書は、大手製薬業界の干渉の結果、医療保険制度メディケイドは患者が必要としない薬に過大な金額を支払っていると指摘している。報告書で挙げられた例では、製薬会社はメディケイドに関して州に助言を行う委員会のメンバーに豪華な食事をおごったり、彼らを顧問として雇ったり、金銭的な関係を明かさず有利な証言をするよう説得したり、高額な薬を州のメディケイドプログラムに承認してもらうのに必要な書類を医師が記入するのを〝手伝う〟ことまでしたりして、委員会に影響を与えている。

メディアや患者団体の強力なネットワークが制度上の欠陥を調査して報道しているおかげで、我々もこういう欠陥が存在することを知っている。それでもこうした監視ネットワークは、過去最大のニュースとなるであろうものの証拠を発見していない——政府と大手製薬業界の、人類を病気にしたり殺したりする秘密の計画である。

というわけで、話は一人の古代からのエイリアンの神に戻る。

著書の執筆中、エイリアンの身に予期せぬことが起こった。二〇〇五年、エイリアンはネバダの古い金鉱で建物の屋根を修理しているとき、落ちて首と背中を傷めた。医療施設（ＦＤＡに承認され、大手製薬業界に支配され、マンザノーラに操られているところ）には命を奪われると考えているので普段は行かないが、けがのため身を委ねることになった。政府の補助金を得ているヘリコプターが彼をリノまで運び、そこでジム・ハンブルの第二頸椎を固定するためチタン製のボルトが入れられた。六カ月後、医師はもう一度手術をしてもっとボルトを入れる必要があると告げた。

エイリアンは再手術を受けたくなかった。それに、ＭＭＳ以外にも手術を避けるための手段はあった。たとえば、彼は手で触れて患部を治すテクニックを開発していた。

「基本的な考え方は、脳は体内のあらゆる癒しをコントロールしているということだ。だから脳と患部との通信を密にすれば、治りは速くなる。数分で治ることもある」

しかし手で触れても首は治らなかった。彼はその代わりに、まだ科学に知られていない別の高度な治療方法を追求した。市販されている最も強力な磁石をいくつか買った。炭素ベースのどんな二足歩行の生き物の体も通り抜けられるほど強力なものだ。

「最大限の治癒力を得るには、体内を磁気がめぐる回路が完結していなければならない」のちにエイリアンは書いた。彼は五昼夜、エリア51に向かう宇宙船が頭上を通過する音を聞きながら、磁石を患部に当てたまま背筋を伸ばした姿勢で座っていた。それによって骨は完治した、と彼は言う。

ついに完成した著書『二一世紀の奇跡、ミラクル・ミネラル・サプリメント(The Miracle Mineral Supplement of the 21st Century)』(未邦訳)で、エイリアンは読者に自分でMMSを作ることを勧めた。まずは四五キログラム缶の亜塩素酸ナトリウムを買わねばならない。ただし、個人がそれを合法的に購入することは許されていない。

「あなたの代わりに亜塩素酸ナトリウムを入手して彼らの名義で使わせてくれる地元の店が見つかるかもしれません」エイリアンは書いた。彼はまた、インターネットで電子ブックを販売する、世界で最高だがなぜか困窮している試金者の、根拠のない主張に基づいた漂白剤のような溶液を摂取することに不安を覚える人々へのアドバイスも記した。

「飲むのが怖いなら、まずは飼い犬で試してみましょう」

何度かスタート段階でつまずいたあと、エイリアンはようやくウェブサイトを開設した。著書の前半を無料で配布し、九ドル九五セントで後半をダウンロードできるようにした。ほどなく、彼は本(の半分)で一日に三五〇ドルを売り上げ、彼のメッセージを知ったいくつかの業者が毎月およそ一万一〇〇〇本のMMSをアメリカ人に売るようになった。

ジム・ハンブルの姿をしたエイリアンの言葉を聞いた多くの人々の中に、マーク・グレノンという人物がいた。一九六〇年代にニューハンプシャー州で高校に通った彼は、自らを〝平均的な若造〟と表現した。〈Kマート〉やいくつかのスーパーマーケットで働いたあと、父とともに建設作業員となった。一七歳のとき、仲間と一緒にリンゴ摘みの仕事をしながらカリフォルニア州、ワシントン州、オレゴン州を旅し、いろいろな人に出会った。結婚し、八人の息子を儲けた。非常に信心深くなり、一九九三年、ドミニカ共和国に住居を兼ねた伝道所を設立した。

私は何度かグレノンと話をした。「テレビ局を所有してるやつらが、製薬会社も所有してる」彼は言った。「だからさ、俺たちはそういうのを相手にしてるわけだよ」

グレノンとMMSとの出会いは、自分と子どもがメチシリン耐性黄色ブドウ球菌（MRSA）に感染し、MMSで病気が治ったことだった。これは、既存の医療、特にワクチンが世界を害しているというグレノンの長年の確信に、さらなる証拠を付け加えた。

「ゾンビ映画を知ってるだろ？　それって、ほんとに起こってるんだ」

トビー・マッカダムからもゾンビの話題を持ち出されてはいたが、この時点で私はまだ、ゾンビが大きな問題だとは認識していなかった。だから不信感を込めて、どうしワクチンが人間をゾンビに変えることが可能なのかと尋ねた。

「DNAを、文字どおり書き換えてるからさ」

ロバート・ヤングほどいいかげんな研究者でも、グレノンの説明の半分も奇想天外なものは思いつかないだろう、と私は考えた。ワクチンには微小のナノ粒子が含まれており、それが体内に注入される。ナノ粒子はDNAを〝腐敗〟させる。DNAが腐敗した人間は脳が機能不全となり、それが暴力を誘発し、人肉を好むようになる。グレノンは、自分自身そういうことを目撃したと示唆した。

「とんでもないものを見たことがあるんだ」

ＭＭＳで良い結果を得たグレノンは、エイリアンの本の指示に従い、ドミニカ共和国とハイチにＭＭＳを広めはじめた。やがて、ハンブルの姿をしたエイリアンと連絡を取り合うようになった。二〇一〇年、オンラインでの本の販売で潤ったエイリアンは、グレノンの伝道所で暮らすことに同意した。グレノンに二万五〇〇〇ドルを送金し、もっと多くの本が書けるようにひっそり暮らせる住居の手配を頼んだ。

二カ月後、ハンブルの姿をしたエイリアンはドミニカ共和国に到着した。その頃には、当局がＭＭＳ製造者の厳重な取り締まりを始めており、活動は立ち消えになる危険にさらされていた。直観力に優れた二人は、エイリアンの人道的使命――ＭＭＳを表舞台に立たせること――を果たすための最善の方法を、協力して考えることにした。

やがて、事態はおかしな方向へ動きはじめた。

第七章　アメリカのヘルスケア

ある有名な偽医者の性格をよく知る古い知人が、ドアの前に立って彼に尋ねた。「ねえ先生、私は先生の素性をよく知っていますけど、どうしてきちんと教育を受けたたいていの医者より多くの患者を集められるんです？」「そうですね」偽医者が言う。「あなたがその質問をしているあいだに、何人がここを通っていきました？」「二〇人ほどです」「で、そのうち何人が、充分な常識を備えていると思います？」「まあ、二〇人のうち一人でしょうね」「まさしく」医者は言う。「その一人はきちんとした医者のところへ行き、私や仲間は残りの一九人を引き受けるんですよ」

そして、博識で熟練した医師よりも高い人気を得て二〇人中一九人の患者を受け持つ無学な卑怯者を目にすることが、なんと多いのだろう。

——ジェームズ・サッチャー、『悪魔学、幽霊や亡霊、通俗的迷信について（An Essay on Demonology, Ghosts and Apparitions, and Popular Superstitions）』（未邦訳）、一八三一年

二〇〇二年のＦＤＡによる集中的取り締まりは、扱いにくい『運用マニュアル』で昼休みの使い方まで厳しく規定されている、官僚的で人好きがせず頭の固い何千人もの科学中毒者が、世界を一般大衆にとっ

ては安全に、〝唯一真実の治療法〟の売り手にとっては危険にできることを示すものだった。

一九六〇年代〜一九九〇年代も同様に厳しい取り締まりが行われた期間だった。FDAは、違反者をつかまえてはフリントストーンズ印のビタミンのように飲み込む、途方もなく有能なモンスターと見られていた。しかし今や、彼らの活動を示すデータはまったく異なる様相を見せていた。

一九九四年のダイエタリーサプリメント健康教育法とインターネットの組み合わせのおかげで、この国には何千もの〝唯一真実の治療法〟が生まれた。それらはイワシの群れのごとく、その途方もない数によってお互いを守り合っている。

FDAは恐ろしい猛獣だったかもしれないが、動きはのろかった。すぐに、巨大なモグラ叩きゲームに巻き込まれた。人員を投入して法に反したサプリメントのブランドを閉鎖させても、すぐに同じ有害な錠剤が別のURLで別のブランド名をつけて再登場し、健康問題の解決を求めてインターネットに頼るますます多くのアメリカ人に向けて販売が行われる。

違法なオンライン薬局は、インチキ治療薬市場全体のほんの一部にすぎなかった。そうした薬局は実際の薬品を売っていたためFDAにとって最大の関心事であり、FDAは二〇〇〇年代初頭、年間およそ四〇〇のウェブサイトを捜査対象とし、数十を検挙していた。

検挙数は一九九九年の水準からすると非常に優秀だった。当時、連邦薬事委員会連合の推計では、アメリカ人消費者に医薬品を売るオンライン薬局は全部で四〇〇しかなかったからだ。しかしそれは、オリンピックサイズのスイミングプールから出てくるグレムリンたちを相手にレスリングするようなものだった。二〇〇五年には、薬局の数は一万一〇〇〇にふくらんでいた（妙なことに、それらのほとんどはアメリカ製医薬品のカナダ版を廉価で販売していると主張していたにもかかわらず、実際にカナダで登録されている薬局は一万一〇〇〇のうち二一四だけだった）。

この急増は自由市場経済のあからさまな例である。ある研究によると、インチキなオンライン薬局を通じたシルデナフィル（勃起促進薬）の違法販売はコカインの二〇〇〇倍も儲けがあり、刑事罰を科される可能性はコカイン販売よりも低かったという。

サイバー空間のあらゆる場所で——実店舗に加えて、販売専用ウェブサイト、まともな小売店のオンラインショップ、インターネットフォーラム、Eメール——アメリカ人は低質のサプリメント、インチキ医療機器、危険な治療についての違法に誇張した宣伝文句を浴びせられた。ラリー・ライトルやトビー・マッカダム、ロバート・ヤングなどの人々（そしてジム・ハンブルのようなエイリアン）が、レーザー、手作りの錠剤、アルカリ化サプリメント、浄水剤を、咎められることなく〝唯一真実の治療法〟として販売した。『運用マニュアル』はFDAの査察官に鉄道線路の適切な渡り方（線路を踏まずに正しい角度で歩く）を指示していたが、こうした状況についての答えは書いていなかった。これだけ多くの違法な活動が行われている中では、FDAの捜査部隊はさながらネズミの群れの中で溺れる一匹の獰猛な猫だった。FDAは正式な警告や有罪判決の可能性を捜査するために、多くの苦情の中から最も悪質な錠剤や医療機器や医療サービスを選別するトリアージ部隊を結成したとき、全員に裁きを受けさせるのは無理だということを暗黙のうちに認めたのだ。

FDA、CDC、司法省、専門的医療機関の官僚たちは、自分たちが進化すべきであることを知っていた。仕事の進め方を改善し、〝唯一真実の治療法〟にきっぱりと鉄槌を下す最良の方法を模索した。違法行為のほんの数パーセントしか摘発できないのなら、せめてそうした事業を目立つ形で叩きつぶし、それを見せしめとして、ほかの違反者を思いとどまらせるべきなのは明らかだった。

しかし、〝唯一真実の治療法〟も進化していた。

そしてFDAと〝唯一真実の治療法〟側との戦いは、まったく別種の人々に思わぬ影響を与えることになる。反ワクチン運動家である。

二〇〇〇年代の初め頃、反ワクチン運動家にとって最悪なのは、もはや反ワクチン運動と呼べるものは存在しないことだった。

新しいワクチンが出るたび、社会に新たな不安が生まれるのは確かだが、それでもいまいましいことにワクチンは機能しつづける。何十年ものあいだ、ワクチンを生んだナンバー・ジャンキーたちは勝利に次ぐ勝利を重ねてきた。ポリオ、天然痘、ジフテリア、破傷風、百日咳、すべてワクチン接種を広く進めたことで征圧できた。一九五〇年代、アメリカ人の約三分の一はワクチンにためらいを覚えていた。しかし今は？　最新の子どもへのワクチン接種率は九七パーセントに達し、二〇〇〇年にはアメリカ合衆国ではしかの発症がゼロになったことを、反ワクチン運動家たちは渋面で眺めていた。

反ワクチン運動家をうんざりさせるには充分な結果だ。

反ワクチンの主張を訴えるための資金源もなく、いまだワクチンを拒否しているのは、コンポストトイレの所有者、ワクチンが自閉症を引き起こすとの噂を耳にした少数の親、アーミッシュなど少数派の宗教団体における過激派だけだった。そしてマーク・グレノンと。

すべての医療を避ける道を歩んでいたニューマン夫妻ですら、四人の子どもにワクチンを接種させている。反ワクチン運動家の声がニューマン夫妻にさえも届かないなら、いったいどうすればいいのか？

問題は、反ワクチン運動は使いものにならない古い議論に頼っていたことだ。人々はもはや、ワクチンが危険だとも環境に悪いとも冒瀆的だとも思っていなかった。ところがそんなとき、運動家にとって素晴らしいことが起こった。

二〇〇五年、ロサンゼルスで代替医療博覧会が開かれた。数ドルを支払った入場者が、オーガニックのリップクリーム、催眠術、サプリメント、ヒーリングクリスタルといったブースをめぐるイベントだ。この種のイベントは、特にニューエイジと親和性のあるカリフォルニア州ではしょっちゅう開催されているが、この展示会はインディアナ州を本拠地とするサプリメント製造者、ウェンデル・W・ホイットマンの発案によるものだった。ホイットマンはロバート・ヤングと同じくクレイトン・スクール・オブ・ナチュラル・ヒーリングの卒業生である。ワシントンDCの代替医療治療師の将来の展望を広げるため、彼はこのイベントを初の〝ヘルス・フリーダム博覧会〟と名づけた。

ホイットマンのロビー活動団体であるヘルスキーパーズ連合が企画したこの博覧会には、代替医療を推進する代表的な講演者が名を連ねた。フルダ・クラーク（その〝唯一真実の治療法〟はあらゆる病気の原因だと彼女が考える寄生生物を殺す三五〇ドルの〝ザッパー〟）、シャルロッテ・ゲルソン（食事療法をベースとした〝唯一真実の治療法〟ゲルソン療法の費用は最大一万五〇〇〇ドル）、カート・ドンスバック（うさんくさい事業の一つは、末期患者専門に〝唯一真実の治療法〟で代替医療を行うメキシコの病院）などである。

だが、代表的でない名前もあった。全米ヘルス・フリーダム連合のダイアン・ミラー弁護士や、サンシャイン・ヘルス・フリーダム財団のリーダー（そしてかつて〝pHバランス計画〟のカセットテープを売っていた）ジョン・ヴァンダーグリフといった、医療の自由を求める活動家たちだ。

これらの活動家は、代替医療のコミュニティにメッセージを届けに来ていた。〝唯一真実の治療法〟は〝医療の自由〟思想と組めばはるかに大きな利益をあげられる、というメッセージだ。長年、治療師たちは自らの〝唯一真実の治療法〟の裏づけとなる怪しげな科学を必死で正当化しようとしてきた。けれども医療の自由という錦の御旗の下で重要なのは、病気を治す治療法の効力ではない。消費者が自分の望む治療を買う権利なのだ。

もちろん、医療の自由はまったく新しい概念というわけではない。しかしインターネット時代に〝唯一真実の治療法〟が急増したため、アメリカ人起業家の一群が台頭し、一般大衆を保護する目的で作られた規制を打破することに資本を投入した。彼らの勢いあるエネルギーに煽られたヘルス・フリーダム博覧会は、関係者全員にとって大きな成功となり、国じゅうで同様のイベントが次々と開かれた。進化になぞらえて言うなら、インターネットがトンデモ医師という種を規制側の捕食動物が追いつけないほど大量に発生させたとすれば、医療の自由の活動家は彼らが互いの保護と利益のために集結して、集団で行動することを促したわけだ。

こうした草の根の活動のおかげで、〝唯一真実の治療法〟を売る多種多様な人々が声を一つにして話しはじめた。あるイベントでバラク・オバマ大統領と会う機会があったとき、ロバート・ヤングが話したのは食事の酸性とアルカリ性に関する科学のことではなかった。「自由は神が与えたもうた権利です」と大統領に言った。「補完・代替医療による治療と従来の治療から好きなほうを選べる権利なのです」。人間のマーク・グレノンと組んだハンブルの姿をしたエイリアンも、MMSを広めるという宇宙的使命を語るとき、医療の自由から話を始めた。トビー・マッカダムは、自分はサプリメントを売る権利を行使したいだけだと言った。ラリー・ライトルは、レーザーを買えることは〝個人の権利〟だと論じた。デールとレイラニのニューマン夫妻などのペンテコステ派は、憲法で保障された信仰の権利の行使として神癒の正しさを訴えるようになった。

〝唯一真実の治療法〟の販売者が医療の自由推進派に変貌するにつれて、反ワクチン運動の中に残っていた過激派を歓迎する政治空間が生まれるという副作用が起きた。代替医療治療師たちと同様、彼らも議論の焦点を科学からアメリカ人の選択の自由へと移すことを熱望していた。そして、ワクチンが予防する伝染性疾患への対策として、〝唯一真実の治療法〟を積極的に取り上げた。一年も経たないうちに、ヘルス・フリーダム博覧会の講演者には反ワクチン運動の先導者が加わるようになった。その一人、ドクター・ジョセフ・マーコラは二〇〇六年に『ニューヨーク・タイムズ』紙ベストセラーとなった著書で、鳥インフルエンザの大流行は政府が民衆をコントロールするためのデマだと主張した人物だ。マーコラ自身も、うさんくさい健康効果を謳った多種のヘルスケア・健康製品を宣伝販売していた。


代替医療治療師と反ワクチン運動家が自分たちを一つにまとめるラベルを見つけて満足しているのなら、そもそものラベルを作った人々がどれだけ満足しているかも想像できるだろう。これは別の過激グループ、アメリカにおける医療の自由が意味するものを既に明示していた人々——自由至上主義者《リバタリアン》である。マインドフルネスを重視する感傷的なニューエイジの代替医療ムーブメントと、他人に構わないこと《マインド・ユア・オウン・ビジネス》を重視し自由市場と小さな政府を信じるリバタリアンの資本主義者。この二つの文化ほど互いに異なるものは考えにくい。ところが医療の自由というラベルは、これら二つの世界観のあいだに新しく橋を架けた。

リバタリアンは医療の自由に関して明確で包括的なビジョンを発表していた。連邦政府によるワクチン接種計画を阻止したり〝唯一真実の治療法〟の自由な販売を認めたりすることにとどまらないビジョンだ。全米リバタリアン党の二〇〇〇年の政策綱領は「医療の国家からの完全分離」を主張した。「医学的もしくは科学的研究への、政府によるいかなる規制や資金援助にも反対する。（中略）政府が提供する健康保険制度と医療制度の廃止を支持する」。もしもアメリカ合衆国が医療に対するこの完全な自由主義的アプローチを採用したなら、世界で初ということになるだろう。

リバタリアンの政策シンクタンク、フューチャー・オブ・フリーダム財団が発表した論文は、さらに具体的なところまで踏み込み、提供された臓器は経済力でなく医学的必要性に基づき割り当てることとした一九八四年の全米臓器移植法を痛烈に批判した。

「なぜだ？」論文の著者、ルードヴィヒ・フォン・ミーゼス研究所（そしてキリスト教リバタリアン協会と国際聖書収集家協会）のローレンス・ヴァンスは問いかけた。「なぜアメリカ人には、臓器を売買するという医学的自由がないのか？」

ヴァンスは〝差別の自由〟、〝医療機器の自由市場〟、〝救急サービスの自由市場〟といった、とんでもない人権を求めた。救急サービスを資金的に支えられない地域に住む人は、心臓発作を起こした哀れな体を自動車に押し込んで自ら病院まで運転する必要があるわけだ。ただし、医療の自由運動家は救急病院が無料サービスを断る権利も主張しているので、病院へ行くとき財布を忘れてはならない。

公衆衛生に対する政府の責任が明確に定められたのは、一九〇一年、アメリカ合衆国最高裁判所が危険な天然痘の流行を抑えるためのワクチン接種の義務化に七対二の判決を下したときだった。裁判所はその裁定により、政府が伝染病を制御するために政治の力を行使する権利を確立した。

しかし医療の自由を謳うリバタリアンのビジョンには、医師免許法も、メディケイドやメディケアも、医学研究への連邦助成金制度も、エイズなど公衆衛生への脅威と戦うための連邦制度も存在しない。このビジョンを実現させるため、彼らは全国すべての連邦研究所を閉鎖し、ＦＤＡや保健福祉省や国立衛生研究所を完全に廃止することを目指している。

医療の自由の基本理念は、人の健康や安全は政府でなく個人の問題であるというものだが、これはきわめて現実離れした概念だ。

常識から少々逸脱したこの思想は、社会は個人の健康と重大な関係があるという事実としばしば衝突する。一九八〇年、マサチューセッツ州の裁判所は、オートバイ運転者のヘルメット着用義務をめぐる訴訟で次のように述べた。「事故で怪我人が出たなら、社会はその人を道路から地域の病院の地域の医師のもとに運ぶ。回復後、元の仕事に代わる仕事が見つからなければ失業補償給付を行う。怪我のため障害が残れば、家族の生活を保障する責任を負う。関係するのは自分一人だとする原告の考え方は理解を得られない」

特定の人々を対象とする調査が行われたとしたら、おそらく健康なリバタリアンの一〇〇パーセントはそういう贅沢なサービスを受けるつもりはないと明言するだろう。一方、負傷して歩道に横たわっているリバタリアンの一〇〇パーセントは、今考えると確かにそういう社会的サービスは必要かもしれないと認めるだろう。

普遍的エネルギー、ハーブの薬、瞑想、ピラミッドのペンダントなどを作り出した左翼的ニューエイジの人々は、リバタリアン的な医療の自由というラベルを採用したとき、この新たな勢力を得た代償を支払った。代替医療ムーブメントの大部分がその文化的・精神的ルーツから離れて、もっと商業的なヒーリングを行うようになったのだ。彼らが本当に望むのは、自分たちの製品を広く一般に売る権利だった。それを求める中で、医療の自由というもっと広い思想――社会のセーフティネットの最も重要な部分を外すことを望む考え方――を受け入れた。

一方、リバタリアンが代替医療産業の政治力を吸収した結果、医療の自由を求める彼らの声は共和党主流派にも影響を与えることになった。本来ならいかなる状況でもレーザーやpHミラクルの推奨を了承するはずのなかった、選挙で選ばれた政治家たちが、突然彼らの運動を支持しはじめたのだ。

共和党が同調したのは、もっと限定的な形の政府を目指すという長年のビジョンゆえかもしれない。あるいは、〝唯一真実の治療法〟提供者とまったく同じ関心を抱いていたからかもしれない。製品の販売である。

二〇〇〇年代、国レベルの政治家たち（大部分は共和党）は、サプリメントを売る営利目的の企業と組んで、選挙運動支援者のEメールリストを現金化するようになった。ジャーナリスト、ベン・アドラーによる『ニュー・リパブリック』誌の暴露記事によると、名前一〇〇〇人分につき一〇〇ドル程度の相場で取引が行われ、選挙運動で数百万ドルの利益が得られたという（民主党は、明確な政治目的の運動や候補者に貸し出すといった、別の方法でリストを現金化する傾向があった）。

そのため共和党を支持する数千万の一般人のもとに、彼らが信頼する大統領候補者から、怪しげな健康効果を謳う広告がどっと押し寄せた。ハーマン・ケインは三三万人の支持者に、勃起不全のための〝唯一真実の治療法〟テストマックス200を買うよう促した。パット・ロバートソンの支持者は老化防止プロテインシェイクを勧められた。ベン・カーソンに投票した人は、マナテックのサプリメントシリーズについての講釈をたっぷり聞かされた。マイク・ハッカビーは支持者に心臓病の薬と糖尿病の薬を販売し、ニュート・ギングリッチは一年に七四ドルしかかからないガン治療法を売り込み、アラン・キーズは六〇〇〇種類の病気の原因となる細胞の突然変異を予防するというサプリメント、プリベニアを宣伝して回った。

アメリカは、まったく意図せずして、トンデモ医療者の群れを生み出したのである。

〝唯一真実の治療法〟の売り手が医療の自由の擁護者を自認しはじめたとき、そのメッセージや論調の変化に、アメリカ一般大衆の健康を守る義務を負うＦＤＡなどの取締機関はすぐには警戒心を抱かなかった。取締官たちは潜在的ペテン師の政治的な弁舌や態度に関心を向けることなく、いつものように違反者を襲いつづけるだけだった。それが、『運用マニュアル』のような指導書が命じていることだからだ。けれども公衆衛生関連の役人のごく少数は、自分たちの旧弊さという欠点に気づいていた。重要な情報が娯楽という糖衣で覆われることを望むデジタル時代のアメリカ一般大衆を感化する任務において、あまりにも退屈であることが障壁になると認識しはじめていた。

役人も、なんとかして面白おかしくなるよう努める必要があった。時代風潮に合わせるため、手洗いや日焼け止めの単調な推奨とはまったく異なる、医療の自由以上にばかげたものが、墓場から現れていた。

ジョージ・ロメロ監督の映画（『ナイト・オブ・ザ・リビングデッド』、『ドーン・オブ・ザ・デッド』などの『デッド』シリーズ）がゾンビをのろのろ動く人食い怪物として描いてから長い年月が経過したのちも、そのイメージは人々の頭に焼きついていた。ロメロ映画はやがて、新進気鋭の監督による低予算のホラー映画というサブジャンルを生み出した。デイヴィッド・クローネンバーグ、サム・ライミ、ピーター・ジャクソンは『ヒストリー・オブ・バイオレンス』、『スパイダーマン』、『ロード・オブ・ザ・リング』を監督する前、『シーバース』、『死霊のはらわた』、『ブレインデッド』といったゾンビ映画で監督としての歩みを始めていた。

映画の怪物としては、ゾンビは少々つまらない登場人物である。なにしろ脳が機能していないのだから。バンパイアには悲哀、ロマンス、道徳的に陰のある性格がつきものだ。狼男は病気の犠牲者という少々悲劇的な存在。ところがゾンビは危険な肉塊にすぎない。

なのに、ゾンビの人気は高まっていった。一九九〇年代にはゾンビ映画が四六本公開された。二〇〇〇年代には一七二本となり、AからZまで揃っていた（ゾンビ自身の視点から語られる映画『AAAH！ゾンビーズ！！』もあれば、動物園にゾンビの大発生が起こる『ZOOMBIE　ズーンビ』もあった）。二〇〇〇年代にはゾンビ関連書籍の数はそれまでの四倍、学術誌の電子図書館JSTORに掲載された学術論文は五倍、『ニューヨーク・タイムズ』紙での言及は八倍に増えた。二〇〇八年、グーグルでのゾンビの検索件数はバンパイアや魔法使いより少なかったが、二〇〇九年以降は、バンパイアと魔法使いの検索件数を合わせたものの五倍以上になっている。

歴史上初めて、英語による書籍での〝ゾンビ（zombie）〟の使用回数は〝黙示録《アポカリプス》（apocalypse）〟を上回った。ゾンビによる世界の終末《アポカリプス》という思想は、ユダヤ教・キリスト教における本来の意味の黙示録——堕落した世界は破滅を迎えるが信心深い者は永遠の王国によって報われるという救いもある黙示の瞬間——よりも重要性を増しているらしい。ゾンビだらけの世界を描いた映像に溺れたアメリカは、黙示録のコーヒーを啓示というクリームも神という砂糖も入れないブラックで飲むようになった。

なぜゾンビにそれほどの魅力があったのか？　彼らを特徴づける性質がヒントになる。脅威という意味では、彼らは空っぽだ。邪悪な計画も、話す力も（それどころか話すための思考能力も）、隠れる住処も、自分を守りたいという思いも、取引や交渉を行う能力もない。道徳観念を持たず、まとまりがなく、人間の脳みそを求める渇望だけに突き動かされている。

ゾンビの持つ不朽のカリスマ性の謎は、さまざまな学者の注目を集めた。その一人は、ゾンビカルチャーの理由や原因を研究するタフツ大学の政治学教授ダニエル・ドレズナーである。ドレズナーは、アメリカ独特のゾンビの描き方――その中で政府は必ず打ち倒され、無力になる――は、ウィルスによるパンデミックや気候変動といった、非人間的で無差別的な恐ろしい地球規模の巨大な脅威に対する現代人の恐怖を反映している、と述べた。

ゾンビが本当に地球規模の脅威の暗喩だとすると、彼らのよたよた歩きや愚かさには否定しがたいほどのバカバカしさがある。深刻な脅威にこんな装いをさせるのは、ナチスに道化師の鼻をつけるようなもので、大して怖くないと思わせる効果があるのだ。

だから、ゾンビを話題にする人は多くても、彼らを真剣に受け止める人はほとんどいなかった。ゾンビが政治的な目的を達成するのに利用できるものだと真に認識できるのは、よほど鋭い頭脳だけである。

そして、まさにそういう鋭い頭脳は存在した。ＣＤＣのある職員の頭蓋の中に。

第三部　激痛

システムが〝唯一真実の治療法〟信仰を打ち破ろうとする話

私が病気のとき、先生、貴方は来てくれた
非常に急いで
一〇〇人の学生を連れて
きわめてためになる症例だからと。
一〇〇人は私を撫で回した
北風で凍えた手で。
最初、私は熱がなかった。
今はある、先生、あなたのせいで！

——マルクス・ウァレリウス・マルティアリス、
『患者と医師(Patient and Doctor)』（未邦訳）、紀元四〇年頃

第一章　ラリー・ライトルのレーザー光は人生をもたらす

道を踏み外した医者は超一流の犯罪者になる。
なにしろ度胸があるうえに知識もあるからね。
――アーサー・コナン・ドイル、『シャーロック・ホームズの冒険』
（新潮社、延原健訳、一九五三年、ほか）一八九二年

取締官の留守番電話に自ら罪を告白するメッセージを残したことに気づかないまま、ラリー・ライトルは政府の追及をかわそうとしながら、健康に問題を抱える高齢者に法外な値段のレーザーを売りつづけた。FDAは手に負えないほど長くなっている列に並ぶ次のインチキ治療法に移れるよう、さっさとライトルの〝唯一真実の治療法〟を処理したかった。だから査察官たちは本気になった。大文字だらけの真剣な警告書を送ったことからも、彼らの本気度が窺える。警告書は、FDAは深刻な違法行為の証拠を集めたが押収や刑事告発のためにこれ以上人員を割きたくないことを示している。要は、保安官がリボルバーに装塡された六発の銃弾を発射せずにすむよう、おとなしく家に帰れと暴徒に命じるようなものである。

けれどもライトルは立ち去りたくなかった。彼はそれまでに少なくとも二万台の装置を売っており、充分な儲けを得ているまともな実業家という自己イメージを強く押し出していた。だから、自分も真剣だと政府に教えてやることにした。

彼はFDA宛に真剣な手紙を書いた。良い知らせとして、彼は一般大衆へのレーザー販売を中止するこ

とに同意した。悪い知らせは、医療の自由と法律との関係について自己中心的な解釈をしたライトルが、一〇ドル払って私的な会員制組合（ＰＭＡ）に加入し、会員特典として彼から直接レーザーを買うことを可能にしたことだった。意識的にか無意識的にかはわからないが、ライトルは医療の自由運動の用語を使い、そのような取引を行うのはアメリカ国民の権利であると書いた。レーザーを売る相手は不特定多数でなくＰＭＳの会員なので、ＦＤＡに口を出す権利はない。

二〇一二年、口を出す権利はあると確信するＦＤＡ査察官二人が訪問してきた。だがライトルは、直接法に触れることはしていないからあれこれ言われる筋合いはないと述べ、彼らを追い返した。

ＦＤＡは、もうこれ以上時間を無駄にできないと判断した。これまで三年間ライトルの件を追いかけてきて、そのあいだも彼は自らの〝唯一真実の治療法〟を売りつづけていたのだ。

二〇一五年一月、ＦＤＡの要請を受けて、ついに連邦裁判所はライトルの事業全般を凍結する仮差し止め命令を出した。トライテックの工場はライトルのレーザーの供給を中止した。彼は一台たりともＱ１０００を売ることを許されなかった。これは彼にとってつらい時期だった。レーザーの販売ができなくなったからだけではない。一カ月ほど前、ライトルの息子でありビジネスパートナーでもあったキップ、一九七二年の洪水で押し寄せる水から救ったキップが、脳腫瘍で亡くなったのだ。

そろそろ引退の潮時だと思われた。ＦＤＡにとっては次に移る潮時だと思われた。

けれども彼は引退しなかった。だからＦＤＡは次に移れなかった。

裁判所から差し止め命令が出されたとき、ライトルは一台当たり数千ドルのレーザーの在庫を六〇〇台ないし一〇〇〇台抱えていた。これを残して事業をたためば多額の損失が出る。どうして事業をたたむのだ？　近視眼的で腹立たしい査察官たちにヒーリングの光が見えないからか？

裁定が下ったのは水曜日だった。翌週の火曜日、ライトルはロニー・ジュニアと話し合った。ロニーはQ１０００を販売するレーザー・ウェルネス株式会社を設立していた。

帳簿上、ロニーの会社はそれまでに掛け買いしたレーザーの代金としてライトルに数十万ドルの借りがあった。二人は、負債を返済するためロニーが販売を続けることで合意した。

またライトルは、イリーナ・コソフスカヤという女性を雇い入れた。彼女はかつて、ロシアの大河ボルガの川岸にある凍てつく大都市ニジニ・ノブゴロドで、寒々とした殺風景な病院の眼科外科医として働いていた。あるときコソフスカヤは選択を迫られた。凍ったツンドラで眼球にメスを入れつづけることもできるし、もっと大きな目標に向かうこともできる。ロシアには、自分のことは自分の手で対処しろという格言がある。

それでコソフスカヤはロシアを出て〝ホリスティック医学博士〟になった。エネルギーによるヒーリング装置、再生、若返りを専門とし、種々の健康関連ビジネスと連携した。その一つがQ１０００を売るレーザーの会社だった。

ライトルにとって、業界内に深い人脈を持つコソフスカヤを引き入れることは絶対に必要だった。彼女はオファーを受けてくれるだろうか？　ロシアには、努力なくして釣果なしという格言がある。コソフスカヤは仲間になった。

ライトルとその共謀者たちほど裁判所命令に従わなかった人間はいないだろう。裁判所はライトルに、販売を中止するよう命じた。すると彼はコソフスカヤに販売業者のリストを渡し、コソフスカヤはライトルの巨大な在庫の山から彼らにレーザーを売りはじめた。

裁判所はライトルに、これまでの客すべてに返金するよう命じた。すると彼は人を雇って客からさらに金を絞り取ろうとした。不正に債権回収を企んだのだ。

裁判所はライトルに、残ったレーザーを引き渡すよう命じた。すると彼はＦＤＡに手紙を送り、裁判所命令が出る二週間前に自ら廃業を決意して、ただちに会社の全資産を売却したと申し立てた。

「Ｑレーザー製品の在庫はまったくありません」

ＦＤＡはライトルがまだレーザーを持っているのではと疑っていた。だが決定的なのは、そのレーザーがどこにあるかわからないことだった。ライトルは販売業者にはラピッドシティの倉庫にレーザーがあると告げていたが、ＦＤＡはそのような倉庫が存在する証拠を見つけられなかった。

常にＦＤＡの一歩先を行くライトルは、三月にはラピッドシティの投資アドバイザーに連絡を取って、押収を免れるための資産の処理方法について教えを請うた。五万ドルのラム・ブランドの小型トラックを買った。新たな銀行口座を開いた。地元の銀行にオールドキャップ・トラストという名義で一つ、そして中米のベリーズにオフショア口座［租税回避地である外国の銀行に作った口座］を一つ。

珊瑚海海戦を記念した重さ一四グラムの地金型二〇ドル銀貨を数千枚と、同じ戦いを記念した重さ二八グラムの地金型二〇〇ドル金貨を六一枚購入した（興味深い余談だが、この地金型硬貨の購入は、ライトル自身が、自らが非難されているのと同種のあざとい販売手法の餌食になった例と言えるだろう。インターネットと伝統的メディアが共同で代替医療を販売して利益をあげていたのと同じように、ＦＯＸニュースのさまざまなパーソナリティが、経済と政府の破綻が引き起こす迫り来る終末に備えた投資として地金型硬貨を宣伝し、個人的な利益を得ていた。金貨が実際の価値の三〇〇パーセントで売られることもあり、買い手の多くは自分の取引銀行よりもそういうニュースキャスターを信用した保守的な高齢者だった）。

ライトルとロニー・ジュニアとコソフスカヤは秘密裏にレーザーを運び出し、カネが流れ込みはじめた。政府はレーザーの在庫を発見できなかったのに、購入者の家には装置が届けられていた。ノースカロライナ州チャペルヒルに、モンタナ州ビリングス（トビー・マッカダムがＦＤＡとの厳しくなる一方の戦いに従事していた場所）に――あらゆるところに。

ロニーは、少人数の高齢者グループ相手にレーザーを売る〝セミナー〟の開催も続けていた。負債の返済としてライトル宛に発行した最初の小切手の額面は三万二九四五ドルだった。コソフスカヤは販売業者に圧力をかけて、ＦＤＡがそういう販売を違法とする前にＱ１０００を買わせた。

四月、もっと多くのＦＤＡ査察官がライトルのもとを訪れてレーザーの場所を問い質し、ライトルはレーザーはもうないと言った。査察官たちは何も見つけられなかったが、彼らが去ったあと、ライトルは残ったレーザーの山をラピッドシティに置いておくのはもはや安全でないと判断した。一人の元従業員を説得して、末端価格四〇〇万ドルと見積もられる五三七台のレーザーを、保管されている秘密の場所（ラピッドシティの、ライトル家の一員の自宅だったと思われる）から運び出させた。元従業員はそれを陸路二二時間かけて、コソフスカヤのカナダの営業拠点に近いニューヨーク州バッファローまで運んだ。数日後、コソフスカヤはいくつかの販売業者にＥメールを出し、購入可能なレーザーがもっとあることを知らせた。ＦＤＡのせいで三人がビジネスを行うのは難しくなっていたけれど、不可能というわけではなかった。断固たる措置が取られたあとも、ロニー・ジュニアはＱレーザー二五八台を売って八一万二四四ドルを手にしていた。

その夏の終わり頃、ＦＤＡは再びライトルの施設の捜索に訪れた。消えたレーザーの在庫について尋ねられたライトルは、在庫を清算して現金化した記録とされる明細書を渡した。日付は一月二日、裁判所が差し止め命令を出す一二日前だ。明細書によると、Qレーザーの最終的な在庫六〇〇台はインドのアラーハーバードに本社を置くユニバーサル・インターナショナルという会社に売られ、送られていた。裁判所の文書に会社の所有者は記されていないが、アラーハーバードにはライトルの知人がいた。その知人は過去に、糖尿病患者にQレーザーの臨床試験を実施している。

ライトルはこのアラーハーバードの業者が署名した手紙も提出した。手紙には、業者がラピッドシティまで行ってレーザーを受け取り、迅速にこの国から（そして好都合にもFDAの手の届かないところへ）持ち出した、とあった。同じく好都合にも、出荷記録は存在しなかった。ユニバーサル・インターナショナルの氏名不詳の代表者が、誰もいないときにオフィスからレーザーを持っていったからだ。

査察官たちは手ぶらで帰っていった。三人はQ１０００を売りつづけた。コソフスカヤは自分の会社メディセン・ナイアガラ株式会社からライトルのオールドキャップ・トラスト名義の銀行口座に、二万五三八〇ドルを、その後二万八八八八ドルを振り込んだ。

一〇月、連邦判事が差し止め命令を正式なものにしたことで、メディアの関心が再燃した。ライトルはニュースサイトのバズフィード・ニュースに、大切なのは自分がカネを儲けられることではないと話した。これは一般アメリカ人の自由の権利の問題なのだ。「教会のメンバーは、教会内で病気を治療する方法を喧伝することができます。なぜ私が狙い撃ちされるのかわかりません」

ライトルは母校のシャドロン州立大学での同窓祭に出席し、ファミリー・ツリー賞を授与された。一九五〇年代、彼はバスケットボールチームのシャドロン・イーグルスを率いて二年連続で勝利に導き、大学史上三番目となる通算一〇九三点を記録していた。今、彼は家族と一緒に集合写真のためにポーズを取った。背筋はまっすぐ伸び、白髪は〝気〟のごとく流れて短く刈り込んだ顎鬚とつながり、白いたてがみのようだ。彼は八一歳になっていた。その時点で引退しようと思えば引退できた。彼はすべてを手にしていた。

それでも、彼はさらに多くを求めた。

第二章　トビー・マッカダムのサプリメントは制裁を受ける

薬によって命は長らえるかもしれぬが、
死は医者をも襲うのだ。

——ウィリアム・シェイクスピア、『シンベリン』
（白水社、小田島雄志、一九八三年、ほか）、一六一一年頃

ある日、トビーは私を驚かせた。世界各地でリバタリアンの資本主義者のヒーローであるイーロン・マスクに多大な恩があると言ったからだ。

「僕をインスパイアしてくれたのはイーロン・マスクだと言うしかないだろうね。もしもう一度会うことがあったら、礼を言うつもりだよ。……彼のおかげで、僕は行動できたんだから」

トビーは自らをマスクの同類だと考えている——より高次の倫理に突き動かされ、ビジネスを行う中で政策や法律に影響を与える実業家。それでもトビーは現実的だった。自分にマスクのようなスター的な力がないことも、マスクが個人的に会ってくれないこともわかっていた。だからFDAが迫ってきたとき、トビーは次善の策を取った。二〇一三年夏、ある経済会議でマスクを見つけ（マスクの母で栄養学者のメイ・マスクは「ミトコンドリアを活性化させる」栄養価の高い「アンチエイジング」サプリメントの広告塔である）、講堂の通路に置かれたマイクからマスクに話しかけるための列の先頭近くに並んだ。

トビーはその会話をきわめて明瞭に記憶しているらしく、何度も私に語ってくれた。トビーはマスクに

ＦＤＡによる妨害について説明した。「僕は言った、『あなたならどうしますか？』と」

マスクの答えはトビーに希望を与えた。

「イーロンは言った。『戦え』と」

トビーは、ＦＤＡが戦いを困難にしていると言った。彼らはトビーが従わないと悪い結果になると言って脅し、トビーの質問には答えてくれない。

「『やつらが答えてくれないのなら、仕事を続けろ』」トビーはイーロンがそう言ったのを覚えている。

「僕は彼の言葉に耳を傾けた。彼を尊敬していた。戦った」

マスクとともに壇上にいたのはモンタナ州選出上院議員マックス・ボーカス。トビーとＦＤＡとの合意の仲介に非協力的だった民主党政治家だ。トビーによると、ボーカスはトビーとマスクの会話を遮ろうとしたが、トビーは彼を黙らせたという。

「僕は言った。『やめてくれ。あんたも問題に加担してたじゃないか』」。公の場でボーカス上院議員の鼻をへし折ったことは、トビーにとって大切な記憶だったようだ。

「大衆の面前でね。『あんたは嘘をついた』と言った。そしたら、会議から出ていくように言われたんだ」

トビーは喜んで出ていった。求めるものは得られた。世界でも屈指の偉大な資本主義者から自分の正しさを認められ、鼓舞されたのだ。

私もその場にいて自分の目で見られればよかったのにと思った。だからＹｏｕＴｕｂｅでそのときのやり取りを見つけた。それは予想とは違っていた。

暗い講堂の中。ある女性がパンフレットで自らをあおいでいる。マスクは一般的な基調演説を終え、いくつかの質問に答えた。ほとんどの質問者は簡潔に質問を終えた。マスクは自分が起業家になったいきさつについてジョークを言った。「自分で会社を興さなくちゃならないな、だってどこも雇ってくれないから」

このウィットに富んだ発言が笑いを誘ったあと、トビーがマイクに歩み寄った。眼鏡をかけ、形の崩れた茶色い帽子をかぶり、白いVネックのブラウスっぽいシャツからは大量の白い胸毛が見えている。黄色いフォルダーを手に持ち、話しながら鼻の先をしきりにつついた。

トビー　トビー・マッカダムと申します。ライジング・サン・ヘルスという会社を経営しています。僕はあの、政府の規制に対処しています。規制をどう思いますか?

（聴衆からくすくす笑いが漏れる）

トビー　具体的には、FDAを相手にしています。ボーカス上院議員と話したあと、僕は一五人の弁護士を相手にして、彼らは三五〇万ドルを費やして、今は同意判決の最中で……。

（トビーの声は断続的にしか聞こえないので、もっとマイクに近づくよう誰かが言う）

トビー　ええっと、弁護士は一五人で、僕がボーカス上院議員とテスター上院議員と話したあと、FDAの側に一五人の弁護士がつきました。彼らは同意判決に署名しました。だけど政府の規制はどうなのか?　規制をどう思いますか?　厳し過ぎませんか?　だって、FDAでは一九九五年以来一度も［聞き取れず］、なのに規則を変えつづけて、今、過去三年間で、死者数は以前の五〇より増えているんです。

マスク　ええ、ちょっと規制は多過ぎるかもしれませんね。まあ、そうですね……。

（聴衆が笑って拍手）

トビー　どうすればいいと思いますか？　僕はボーカス上院議員とテスター上院議員に訴えてきました。相手はどんどん弁護士を出してきます。僕は訴えを起こしています――自分でＦＤＡを訴える書類を作らなくちゃなりませんでした。

マスク　なるほど。まあ、どうでしょうね。一般的に、法律や規制については、必ずサンセット条項［あらかじめ適用期間を定めておく条項のこと］みたいなものを決めておかなくちゃならないと思うんです……

トビー　（遮って）基準を定めるべきだと思いますか？

マスク　……そうしないと、規則が一人歩きすることになりますからね。

トビー　確かに。すべての企業が従うべき基準を定めるべきだと思いますか？

マスク　法人に対する基準はあるべきだと思います。私は、「規制なんてまったく必要ない」と考えるような完全なリバタリアンではありません。ただ、規制には本質的に、永遠に続こうとする性質が備わっていると考えています。［サンセット条項の標準装備に関する議論が続く］だから実際、規則を作るのを難しくして取り除くのを簡単にするというのは、一般論として良いことだと思います。

トビー　あなたがおっしゃっているのは、規則は常にすべての企業に適用されるべきだ、ということですよね。

マスク　あの、そうですね、もちろん、それは公平です。たとえば――

トビー　ボーカス上院議員みたいに？

マスク　（苦笑）ええ。

トビー　それが言いたかったんです。ありがとうございました。

マスクは次の質問者へと移った。質問者は、火星の入植地における無重力の人体への健康上の影響の解決にマスクがどう取り組んでいるかを知りたがった。

それだけだった。どう解釈しても、マスクはトビーに戦えと促していない。イベントのトビーバージョンが正しいのかもしれない。イベントのまったく別のバージョンの映像が正しいのかもしれない。真実は誰にもわからない。

いずれにせよ、トビーはこの経済会議を去るとき、マスクは迫り来る官僚どもに屈するなと告げたと確信していた。

だから、彼は法律と戦った（ネタバレ注意――法律が勝った）。

彼は事業を中止するという裁判所による同意判決を受けているため、法律と戦う主な手段は、買ってくれる人に秘密で製品を売ることだった。ただし、暗い路上でブラッドウォートのチンキ剤をいくつか手渡すような方法ではない。一、二年のあいだに、主にネットショップ経由で、およそ一万六〇〇〇本を一四万ドルで売り上げたのだ。

トビーの作戦にはいくつか明らかな弱点があった。その最たるものは、秘密販売の一部が実はＦＤＡによる超秘密購入だったことである。ＦＤＡのおとり客にルゴールヨード液二瓶、別のおとり客にブラッドルート免疫補助カプセル一瓶、同じ日、さらに別のおとり客にルゴールヨード液一瓶。すべてはライジング・サンのアマゾン店で販売されていた。

第三章　ロバート・O・ヤングのpHミラクルは助ける

これらの製品に関する記述は食品医薬品局による評価を受けていません。製品の効力はFDA認可の研究による確認をされていません。これらの製品はいかなる疾病の診断、処置、治療、防止も意図していません。ここで提示されたすべての情報は、医療従事者による情報の代わりとなるものではありません。製品を使用する前に、可能性のある相互作用や併発症状に関して主治医とご相談ください。この注意事項は連邦食品・医薬品・化粧品法の定めにより表示しています。

――ロバート・ヤングのウェブサイトより

「初めて診断を受けたとき、従来の治療は受けたくないと思いました」

美しいpHミラクル農園の豊かな緑を背景にしたドーン・カーリは、元気で健康そうだった。彼女はロバート・ヤングのプロモーションビデオで自分の乳ガン治療について語っている。長い首、風になびく白いブラウス、ハニーブロンドの髪は、彼女の自然のままの奔放な美を示していた。

「代替医療を調べてみました。そうして見つけた代替医療すべての中で、一番納得できたのが、ドクター・ヤングの治療法でした」

カーリはサンフランシスコ湾岸のコミュニティで、「パワフルでわがままなティーンエイジャー」として育った。その地で医師は人気がなく、ホメオパシーが好まれていた。二〇〇七年、彼女はシングルマザーで、三人の子どもを育て（カーリの方針により、皆ワクチン接種を受けていない）、ウェイトレスの仕事を二つ掛け持ちし（一つはローフードレストラン）、飲酒の問題を抱えていた。主治医のニーナ・グリッソムはカーリが侵襲性の強い乳ガンにかかりやすい傾向があると告げ、腫瘍専門医から追加治療を受けるよう勧めた。

これはカーリにとって困った助言だった。腫瘍専門医は悪の権化だと考えていたからだ。実際に腫瘍専門医に会ったことはなかった。だが、同じくガンと診断されていた大好きなおばの話から、彼らの仕事についてては知っていた。おばは不本意ながら一度だけ放射線治療を受けたが、放射線のせいで首に壊死組織の塊ができたという。以来、おばは代替医療による治療を受けている。

この話は非常に説得力のある教訓だった。だからカーリは腫瘍専門医に頼るのではなく代替ガン治療を調べ、着実に全国的な知名度を増していたロバート・ヤングによるｐＨミラクルの本に行き着いた。

カーリはｐＨミラクルによる生活を送るようになった。まずは野菜スムージーにヤングのフォー・ソルツ、精製水、緑の粉末食品を組み合わせた液体中心の食事療法。その結果、一日に三・八リットルのジュースを飲み、アルカリ水とサプリメントを摂取するようになった。

二〇〇九年一一月、カーリは人生を整理しようとした。当時の彼女は三〇代前半。ウェイトレスの仕事だけで永遠に生きていくのが無理なことはわかっていた。不動産業の免許を取り、アパートの部屋の半分を賃貸に出して生計を立てた。

かの有名なｐＨミラクル農園で一週間にわたってヤングにより行われる検鏡法講座の広告を見たのは、そんなときだった。ライトルやマッカダムと同じく、ヤングは長年かけて自らの〝唯一真実の治療法〟ブランドを確立していた。まだＦＤＡによる深刻な介入は受けておらず、自由に行動できるのを利用して、プレモルフィズムを基礎とする考え方に人々を引き込む方法をいろいろと模索していた。受講料一万ドルの検鏡法講座は、pHミラクル農園にとって金の生る木になっていた。カーリは、この講座を終えれば専門家として他人の血液を分析し、その人たちがガンと戦うのを助けられると考えた。

「これこそ天職だと思った」。彼女は受講のため一万ドルを借り入れ、三人の子どもをその父親に預け、旅の手配をした。

「顔に陽光を浴びて瞑想し」彼女はソーシャルメディアに投稿した。「初めてドクター・ヤング(命の恩人)に会いに行く」

農園の錬鉄製の門をくぐり、ほかの数人の生徒とともに教室で席につき、緊張してヤングが来るのを待つ。そして彼は前触れもなく現れた――元プロテニス選手の引き締まった体つき、イギリス女王の御前で演奏した人間の持つ気取らない自信、一流の科学研究者の才気あふれる言葉の数々。

というのは冗談だが、カーリにとっては至高の瞬間だった。

「涙が込み上げた。まるで死んだ父とイエス・キリストが合体したような人だと思った。私の救い主だと」

講座では、ヤングはアントワーヌ・ベシャンの体内環境説を教えた。すべての病気は血液と組織の過度な酸化の結果である、という理論だ。彼のお気に入りの比喩の一つは、病気になった金魚の話だった。金魚が病気になったら、あなたはその金魚を直接治療するか、それとも水を換えるか？　人間も同じだ。酸を減らして体の環境を変化させれば病気は消える。ヤングは生徒たちに、特殊部品つき暗視顕微鏡を七〇〇〇ドルで彼から買うことができるとも話した。

カーリは一万七〇〇〇ドルの借金、顕微鏡、そして自ら事業を始める計画を持って帰宅した。ところが一カ月後、左の胸に小さなしこりがあるのに気づいて、奈落に突き落とされた。

ある夜、「嘔吐した」。異常な食欲があった。「そしてまた嘔吐。ひどい状態だった」。彼女は腰をおろしてヤングに「悲しい手紙」を書き、Eメールで送った。

自分は検鏡法の講座に参加したと言い、現状を説明した。おなかには妊娠四カ月の四人目の子がおり、経済的に困窮していて、どうしようもなく恐怖に怯えている。翌日の早朝六時に目覚めると、ヤングからの返信が届いていた。

「彼女はすっかり打ちのめされていた」のちにヤングは振り返った。「私は人助けが好きだ。だから農園に来るよう誘った。ここに滞在すればいい」

カーリに現金で費用を支払う能力はなかったため、ヤングは六週間住み込みで働くことを提案した。カーリは命を救われたと思った。ドクター・ロバート・ヤング、講師、髪の生やし主、博士号三つの所有者、そして長くなりつつある履歴書によればカリフォルニア農業事務局会員（会員番号C一一八三四一）が、彼女を自分の領域に迎え入れて個人的に治療すると言ってくれている。

彼女は一も二もなくバレーセンターに向かった。

ヤングはカーリの検査結果を確認し、妊婦用ビタミン剤はやめて低酸性食事療法をもっと厳格に守るべきだと言った。正確にはこのように言っていないと反論しているものの、細胞が過度に酸性化すると体は残りの部分を守るためその細胞を一つにまとめて周りに壁を築く反応を示す、というのが彼の説である。腫瘍を除去するのはかさぶたをはがすようなもの。除去された部分が荒れて、よりいっそうガンが広がってしまう。生検も同じで、組織を採取するとますます状態が悪化することになる。

住み込みで働くという取り計らいは大成功だった。患者のケアを行う職員について回って要領を覚えたカーリはヤングに喜んでもらおうと懸命に働いたし、彼女の明るい性格とカリフォルニア的な自然のままのライフスタイルは農園にとって良い宣伝になった。彼女は職員をよく知るようになった。医師免許のおかげで合法的に点滴ができるドクター・ベン・ジョンソン、二型糖尿病をヤングに治療してもらっている統括管理者のジューン・アシシ。

　アシシは農園の内部事情に詳しかった。ヤング、彼の妻、顧問弁護士ジョン・ベアードとともに、ヤングの会社ｐＨミラクル・リビングの執行役員を務めていたからだ。

　対人能力の優れたカーリは、すぐになじんだ。ヤングが教えたことすべてを吸収した。たとえば、ネガティブで悪いことばかり考えていると本当に成功できなくなる場合があるため、一部の患者は〝極悪思考《スティンキング・シンキング》〟の罠に落ちて病気が悪化する。

　これはヤングが思いついたフレーズだ。彼はいつもこうした用語――スティンキング・シンキング、〝ザ・ニュー・バイオロジー〟、アルカラリアニズム――をどこかから拝借したり考えついたりして、何が受けるか確認するため教材に利用していた。

　カーリは妊娠のせいで液体オンリーの食事療法を守るのはつらかったが、素晴らしい道のりを歩んでいるのだと自分に言い聞かせることで空腹から気をそらせた。

「農園のサウナに入って、ガンの代替医療治療法についての本を読み、『そう、私はイメージキャラクターになってみんなに見せつけてやる』と考えた」

　彼女はヤングの性格の別の面も見ることになった。いくつかの点で、彼は地位という虚飾を愛しているように見えた。服と調和する腕時計や靴を身につけたり、ベンツを運転したりすることを楽しんでいた。だが、Ｔシャツ、ショートパンツ、スニーカーという楽な服装で現れて、エクササイズのクラスを率いたり、自分の子どもたちとコートでテニスをしたりすることもあった。魅力的で、バカみたいにひょうきん。

カーリはすっかり彼の虜になった。

朝のエクササイズクラスで三人から一〇人が参加して〝ヤンガ・ヨーガ〟（これもヤング用語）が行われるとき、彼は変顔をしたりBGMに合わせて大げさな動きで踊ったりしてふざけることがあった。「楽しい思い出がたくさんあった。ある夜、どこかは忘れたけど、皆でバーへ行って、彼はカラオケで歌った。彼はステージに上がるのが待ちきれなかった」。ヤングはデヴィッド・ゲッタの『セクシー・ビッチ』を選んで感情たっぷりに歌い、拍手喝采を浴びたという。「彼は芸達者。ステージに上がって、すごいものを見せてくれた」

カーリによれば、彼女との会話には多くの場合ジョークがちりばめられていて、いわば効果のない下手な口説きのように感じられた。妊娠した女が好みだ、君はセクシーだ、ホホホ。君はガールフレンド、俺の子を身ごもってる、ハハハ。

カーリは真面目に取り合うことなく、愛想良く応じた。冗談を返した。奥さんに殺されちゃうわ、ウフフ。

そういったやり取りでカーリが怖気づくことはなかった。

「彼はモルモン教徒だし、健全な感じの人だった、最悪のときでも」のちに彼女は言った。いくら若々しい髪はあっても、ヤングは理想的なデート相手の範疇外だった。「彼には教会にいる男の子みたいな、健全な純粋さがあった。女たらしじゃなかった。口がうまいだけの人じゃなかった」

それでも、カーリは彼のぎこちなさに失望を覚えた。

「というか、悲しかった。だって、彼にはむしろお父さんみたいな存在であってほしかったから」のちに彼女は自らの単純さを嘲笑った。「父は私が三〇歳のとき亡くなった。この時期のほんの少し前に」

そして正直に言うなら、憧れの人から目をかけてもらったことで、彼女は自分が特別な存在だと感じられた。そして特権が得られた。

「彼からはもっといろんなものを得られると思った」。興味を引いたｐＨミラクル関係のイベントがあれば、「私も行ったほうがいいと思う」と言い、ヤングはほぼ例外なくイエスと答えた。グループクレンズのイベント［クレンズとは一定期間固形物を取らず腸内を浄化する半断食］や、タイの健康修養所に連れていってくれたことさえある。

ある日、ヤングは農園へのＥメールの処理を担当する男性を解雇した。

「私ならできる」カーリはヤングに言った。そして「一時間後には、私は雇われてオフィスにいた。そのときから正規の職員として働くようになった。売上に対する歩合給をもらえた。成績は良かった、自分が信じているものを売っていたんだから」

その年、カーリは八万ドルを受け取った。それまでの人生で最高額だった。ヤングから得られる治療上のアドバイスも、同じくらい貴重な恩恵だった。ヤングは費用を払って、カーリに超音波診断、体温測定、血球測定といった検査を受けさせた。毎回、カーリは検査所から結果をヤングに送ってもらい、彼はカーリと一緒にそれを確認した。

カーリがドクター・グリッソムの診療所を訪れたとき、この外科医は彼女の健康への懸念を表明したが、カーリのおばとヤングはそれについて彼女に心構えをさせていた。医者がカーリを怯えさせようとするのは当然だ、医者は病気について何も知らない——医療システム全体がアルカリ食事療法について無知であり、アルカリ食事療法がすべてなのだ。

グリッソムの診療所に行くとき、カーリは必ずおばを連れていった。二人でグリッソムを質問攻めにした。化学療法はガンを引き起こすのではないか？　放射線はガンを引き起こすのではないか？　あらゆる種類の画像診断がガンを引き起こすのではないか？

外科医はどう答えていいかわからなかった。

やがてヤングは、カメラの前で称賛証言をしないかとカーリを誘った。

「pH値の高い酸素化した環境では、ガンは生き延びられません」彼女は聴衆に語りかけた。「私は体の中のガン性腫瘍を放置しました。その腫瘍は侵襲的だと分類されるようなものでしたが、放っておいたのです」

彼女はヤングの教えを繰り返した。

「ドクター・ヤングはおっしゃっています。魚が病気になったら、魚を治療するのか、それとも水を換えるのか、と。私は水を換えて健全なpH度を保ち、私の体はバランスを保っています」

農園にはほかにも患者がいた。多くはアルカリ食事療法によって忠実にそれぞれのガンと戦っている人々だった。

オーストラリアのウェストパースから来たジニア・ヴァンダーハーゲンという忘れがたい名前の六〇代の女性がいた。彼女は二〇一二年一二月、ヴァンダーハーゲン一族を引き連れてやってきた。夫のモーリス（石油・ガス会社の技術コンサルタント）、二人の娘、姉、義理の息子。全員が費用を払ってプログラムに参加していた。ジニアは転移性膵臓ガンを患っており、余命は二週間だった。酸性度を下げるための標準的な点滴、ジュース、ピューレにした食品に加えて、現存する酸を体から流し出す結腸洗浄療法とリンパマッサージを受けていた。

ある日、カーリは窓越しに、ダン・バーキンというラスベガス出身の六〇代後半の男性を見かけた。彼が何カ月も前から滞在していて、農園が提供できるあらゆるものに有り金をはたいているのは知っていた。特別に用意した食事、結腸洗浄療法、光線療法、栄養療法、結腸療法、リンパマッサージ、リンパドレナージ。その日のエクササイズクラスは終わっていたが、カーリが見たときバーキンは一人でそこに残り、何度もトランポリンで飛び跳ねていた。ふらふらだったが、それでもあきらめようとしない。彼はいつもそうしていた。非常に勇気ある行動に思えた。

そのときカーリは、農園に来ている人たちはカネよりもっと大切なものをｐＨミラクルに賭けていることを理解した。彼らが賭けているのは自分の時間であり、それは多くの場合残り少ない。ほとんどの人々にとって、農園で日々を過ごすことは、家族と過ごす日々が失われることだ。農園は孤独な場所だった。

別の患者、ナイマ・ホウダー＝モハメッドと出会ったとき、カーリは再びこのことを思い知らされた。イギリス海軍大佐のナイマは、進行した乳ガンを患っていた。

「私がナイマに会ったのは、ほんの短い時間だった。悲しい出会いだった」カーリは言う。「彼女は一人で、ただ歩き回っていた。すごく悲しそうに見えた」

ジニア・ヴァンダーハーゲンは宣告された余命の二週間を超えて持ちこたえたものの、積極的な治療でも健康を回復することはできなかった。彼女は三週間、四週間、五週間生きつづけた。それから彼女は、農園で開かれたヴァンダーハーゲン一族の家族会議にヤングを招いた。彼女はプログラムを中止し、食べるのをやめると決意していた。ジニアとモーリスは、このまま農園で死なせてもらえるだろうかとヤングに尋ねた。

「私は葛藤した」のちにヤングは言った。「だが、モーリスは友人になっていた。彼の妻とも親しくなっていた。農園で静かに穏やかに逝きたいという願いを、どうして拒めるだろう……。彼らは決断を下した。だから私は、彼女に滞在を続けさせ、そのまま逝かせることに同意した」

二〇一三年一月、到着してから約二カ月後、ヤングの友ジニア・ヴァンダーハーゲンは、忘れがたい印象を残して死去した。

カーリは多額の報酬を受け取り、ヤングは一年に数百万ドルを手にしていたものの、彼女はミラクル農園の財務能力に危惧を抱きはじめていた。

敷地自体——アボカド農園、ヤシの木、ブーゲンビリアやグレープフルーツ——は「最高に素晴らしい」ものだった。それでもカーリは、予算の制約や衰退のちょっとした兆候を目にして戸惑うことが増えていた。一日当たり五〇〇〇ドルも払う患者を空港まで迎えに行くための自動車は、少々ガタが来ていた。朝食は飾り気のないガレージに集まってとった。

カーリによれば、農園はすべてを規則どおりに進めたい幹部と、ヤングのもっと自由気ままな進め方を許そうとする幹部とに二分されていた。弁護士のベアードは、点滴を行えるのはドクター・ジョンソンだけだと何度も力説した。日常的なカネの出入りを管理するアシシは、ヤングに現金を渡さないよう訴えた。しかしそれ以外の職員にとっては、ヤングのすることはすべて正しいのだった。

「彼は自分を世界最高の科学研究者だと思っていたし、今も思っている」カーリは言った。「いつも言っていた。『私は科学研究者だ』と。自分の科学はいずれ革新を起こす。自分はこの新たな生物学のパイオニアだ。自分のそばにいられる人間は幸運だ」

カーリが金銭問題を身をもって知ったのは二〇一二年だった。

ヤングと妻はカーリともう一人の職員を連れて、シカゴ郊外のルネサンス・ショーンバーグ・ホテルで開かれるヘルス・フリーダム博覧会にｐＨミラクルのブースを設営しに行った。代替医療治療師が出展する二〇〇のブースがあった。どのブースにも何人かの代表者がいて、誰もが医療の自由という考え方に乗っかることを熱望していた。

「大切なのは、我々の健康に関する自由がどのように奪われているかを知り、真実を明らかにすることです」博覧会の主たる講演者の一人で〝ヘルス・フリーダム博覧会殿堂賞の栄誉ある受賞者〟、ケヴィン・トルドーは述べた。トルドーは消費者の代弁者とされていたが、実際には消費者の捕食者だった。これまでに三万二〇〇〇のインフォマーシャルを世に出した彼は、当時破産宣告寸前だった。著書『「やつら」が教えたがらない自然治療法（Natural Cures "They" Don't Want You to Know About）』（未邦訳）に含まれた偽情報のために三七〇〇万ドルの賠償金を支払う判決を受けていたからだ。

ヤングと妻も主たる講演者だった。広報資料に掲載された人物紹介では、彼は「世界でトップクラスの科学研究者として広く知られている」とされ、一方妻の紹介は「そして、誰あろう俳優、監督、サンダンスの設立者ロバート・レッドフォードの妹」と締めくくられていた。

カーリと同僚は力仕事を行った。サプリメントや宣伝資料の入った箱をブースまで運び、三日間のイベントのためブースのスタッフを務める。背中が痙攣して痛むカーリにとっては、つらい仕事だった。

これまでも、ほかの博覧会でヤングのために働いていたので、何をするかはわかっていた。サプリメントを販売し、講習を行い、歩合給を受け取る。自分と同僚はそれぞれ八〇〇ドルほどもらえるだろうと見積もっていた。

ところが、いつもと違って、事前に報酬についての話はまったくなかった。イベントの終了後、二人は支払いに関して話し合うため、ホテルの部屋にヤングを呼んだ。カーリの同僚は、いつ払ってもらえるのかと尋ねた。そのときカーリは、ヤングのまた新たな面を目にすることになった。

「あの人、彼女をさんざんこき下ろした」

このシカゴのイベントに報酬はなく、二人はここにいられるだけで幸運だ、とヤングは告げた。二人を恩知らずと呼び、欲張りだと言った。カーリの同僚は太り過ぎていて、彼らのライフスタイルを代表する資格がない。

「君はこの場にふさわしくない」カーリによれば、ヤングはそう言ったという。「彼は激高していた。彼女を怒鳴りつけていた」

カーリは心配になった。自分とヤングの関係について。ミラクル農園の財務能力について。それが自分自身の収入にどう影響するかについて。

だが、本当に心配すべきは、痙攣する背中の痛みだった。

二〇一四年一月のある朝、ヤングはエクササイズクラスを開き、点滴が準備され、厨房はアルカリ化スムージーをせっせと作っていた。

突然、防弾チョッキを着て自動小銃ＡＫ‐47を構えた四人の男がジムに駆け込んだ。外ではヘリコプター二機が敷地の上空でホバリングし、連邦保安官局サンディエゴ逃亡犯捜査隊に率いられたおよそ四〇人の取締官を空からサポートしている。すべての出入り口が封鎖された。

とても現実とは思えなかった。「これは映画なのか？　現実離れしているぞ」ヤングは言った。「おいおい。私たちが何をしていると言うんだ？　食べ方、生き方、運動の仕方を教えているだけだぞ」

こんなことはバカげている。ヤングは教師だ。科学研究者だ。カリフォルニア・アボカド協会の認証を受けたれっきとしたアボカド栽培者だ。ところが政府から派遣された暴漢どもは、麻薬王の施設を襲撃しているかのように行動していた。彼らは農園を捜索した。ヤングのコンピューター、プリンター、資料を持っていった。

アルカリ食事療法への反論は、つまるところそれは効果がないということだ。人体には膀胱に吸収して排出することでアルカリ性と酸性の物質を調整する仕組みが備わっていて、食事が体に過大な影響を与えることを防いでいる。

とはいえ、ヤングの理論が社会にとって差し迫った脅威であるとは思えない。ヤングの助言の大部分は、野菜ベースの健康的な食事をして充分な運動を行うという、有益だと広く認められている内容だ。一九九五年にユタ州で逮捕されたときも、厳罰は科せられなかった。彼は軽罪を認め、三〇ドルの罰金を払い、自由の身になった。

今回は違う。

「かわいそうに、息子は手錠をかけられた。何か悪いことをしたみたいに」のちにヤングは怒りを込めて語った。「逮捕されたとき、息子は素っ裸だった」

逮捕劇のあと、サンディエゴ地区検察局の取調官ジェームズ・クラークはカーリを呼び、ヤングの違法行為について何か知っているかと尋ねた。ヤングは生き方の助言ではなく医学的助言を与えなかったか？彼自身が点滴をしたことはないか？

カーリはクラークに、お役に立ちたいのは山々だけれど、そういうことは見た覚えがないと答えた。受けたり目撃したりした医療行為は、農園の職員で医師免許を持つドクター・ジョンソンにより合法的に実施されたものだけだ。

嘘だった。

ヤングは無免許治療の七つの訴因と重窃盗の二つの訴因によって起訴された。彼は最初無罪を申し立てたが、最終的には取引を行い、ダン・バーキンやジニア・ヴァンダーハーゲンなど患者四人に法に反して診断と治療を行った罪で七カ月服役することに同意した。

取引の一部として、検察官はヤングが公式宣言を行うことを主張し、ヤングはそれを法廷で読み上げた。

「私、ロバート・O・ヤングは、虚偽であれば偽証罪に問われるとの条件下で、自由意志で自発的に、以下のことを申し立てる。私は、いかなる認可された学校からも、高校卒業後の教育におけるいかなる学位も授与されていない。私は微生物学者ではない。私は血液学者ではない。私は医師ではない。私は自然療法医ではない。私は研修を積んだ科学者ではない」

これはつらかった。

彼は五カ月間、イースト・メサ更生施設で拘禁された。シェリー・レッドフォード・ヤングから離婚届を受け取ったが、ヤングが二〇一〇年に別の女性とのあいだに子どもを儲けたことへの反応が今になって現れたのかもしれない。窓すらない監房で、ヤングには最下段のベッドがあてがわれた。ドン底の時期だった。

「最初の三カ月は、太陽を見ることすらなかった」ヤングは言った。

それでも、こんなことでは打ちのめされないと決意していた。彼は自分を信じていた。外の世界のどこかに、トラックいっぱいに詰まった瓶があり、その瓶は素晴らしいもので満ちている。ハンドルを握って元の世界に帰る道を見つけられることはわかっている。

「人生、苦もあれば楽もある」彼は言った。

刑務所をほんの少し耐えられるものにすることが、一つあった。ほかの収容者について彼がのちに思い出すこと、釈放から何年経っても嬉しく思い出されること。

「やつらは私を先生《ドク》と呼んでくれた」

農園の医療専門家ベン・ジョンソンは、カリフォルニア州医事当局から免許を剝奪され、罰金二万ドルを科された。その一部は、起訴費用の補塡として、司法長官（そして将来の副大統領）カマラ・ハリスのオフィスに支払われた。

ヤングは、自分が狙われたのはｐＨミラクルを抑圧しようとする大手製薬業界の企みではないかと考えた。だから釈放後、三週間のスペイン旅行で気持ちを切り替えたあと、自らを守る対策を取った。

農園を、息子アダムがトップを務める信託団体の名義にし、ヤング自身はその受益者の一人となった。ｐＨミラクル・ライフを閉鎖して新たな会社フォーエバー・ヤングを興し、その会社が農園の倉庫からサプリメントを売りつづけた。もう一つの新会社ＰＨＭライフは娘婿マシュー・リソンヴィーが所有して経営し、ヤングは総売上高の一〇パーセントを受け取った。

こうした措置は迅速に実施されたが、少しも早過ぎはしなかった。なぜなら二〇一五年一二月、彼はサンディエゴで訴訟を起こされたからだ。原告は、彼が甚大な被害をもたらしたとして莫大な金額を要求した。その人物は詐欺と過失を訴え、ヤングは損害賠償と慰謝料を払うべきだと述べた。

それはドーン・カーリだった。

第四章　アリツィア・コリスコのヒルは吸い取る

「怪我？　バカらしい！」医師は言った。「怪我などしていませんよ、あなたや私が怪我をしていないのと同じでね。あの男は発作を起こしたんです、警告したとおりに。さ、ミセス・ホーキンス、ちょっと二階のご主人のところへ行ってきてください。できれば何も言わないように。私のほうは、この男の値打ちのない情けない命を救うために最善を尽くさねばなりません。ジム、洗面器を持ってきておくれ。（中略）さて、ビリー・ボーンズの旦那――そういうお名前でしたよね――あんたの血の色を見せてもらいましょうか。ジム、血を見るのは怖いかね？」

「いいえ、ちっとも」僕は答えた。

「よし、じゃあ洗面器を持っていてくれ」医師はそう言ってメスを手に取り、静脈を切り開いた。

かなりの量の血が抜かれたあと、キャプテンは目を開け、ぼんやりとあたりを見回した。

――ロバート・ルイス・スティーヴンソン、『宝島』
（岩波書店、阿部知二訳、一九六三年、ほか）、一八八三年

ヒルの女王は〈バリーン・レストラン〉で空の皿を前にして座っていた。給仕たちは敬意と静かな威厳

の完璧なバランスを保って彼女の領域を出入りしている。おそらく彼らは彼女の偉大さを感じ取っているけれど、その偉大さの源が血を吸う寄生生物だとは思いもしていない。

まあ、そのほうが良いだろう。

世の中にはヒルについて何も知らない人がいる、とアリツィアは哀れみを込めて言った。

アリツィア自身は一日じゅうでもヒルのトリビアを話すことができる。歯から精巣まで、ヒルの体の構造について隅々まで正確に説明できる。ヒルの群れは集合的に〝スリザー〟〔「ズルズル這う」といった意味の語〕と呼ばれる。野生でのヒルの行動は意外なほど愛情深い。雌雄同体なので、どのヒル同士でも交尾できる。一部の種では、親はコケで巣を作って卵を産み、生まれてきた小さな赤ん坊には、初めての食事として餌食の動物に傷をつけて与える。

彼女は、アメリカ合衆国のみならず全世界のヒル市場関係者すべてについて、百科事典並みの知識を有してもいる。多くの科学文献に目を通し、ヒルジン（ヒルの唾液腺にある抗凝固物質）に関する新たな研究が登場したり、驚くほど複雑な臓器にある新しい化合物が突き止められたりしたときは、絶対に見逃さない。彼女の現在の仕事にこれ以上の研究は必要ではないが、世界じゅうに広くヒルのことを知ってもらうという最終目標にとっては、こうした情報も役に立つと考えている。

「人体にとっての利点は無数にあるわ。だけどほら、研究を行わない限り何も実施できないでしょ――間違いであろうと真実であろうと、認められた研究でないと」

政府が大手製薬業界の利益のために、さまざまな手法の代替医療治療師を迫害していることを、アリツィアは疑っていない。だが彼女が話しているのは、私が書いているほかの治療法のことではない。

「私が話しているのは、あなたが書いているほかの治療法のことじゃないの。ヒル療法のことよ」

彼女は、〝唯一真実の治療法〟であるヒル療法はほかと一線を画すものだと信じている。

「大手製薬業界にとって、私たちは最大の敵なの。よく考えてみて」

アリツィアはヒルにどっぷり浸かっているため、ヒル療法に関する基本的な知識を持たない人がいることなど考えにくい。だが少なくとも、ヒルに無知な人間は無害である。もっと危険なのは、ヒルが何をしているかをちゃんと理解しないまま、ヒルの驚異的な治療能力を利用しようとする人々だ。

このカテゴリーに、アリツィアはアメリカ合衆国政府も含めている。ほかのいいかげんな〝唯一真実の治療法〟がいっせいにFDAに取り締まられているとき、この本物の〝唯一真実の治療法〟の提唱者たちはFDAの規制部門の扉を叩き、クラウドのようにクロウして、エビデンスに基づく医療の制度に加わらせてくれと頼んでいたのである。

そのいきさつを理解するためには、フランス陸軍病院の主任医師フランソワ＝ジョゼフ＝ヴィクトル・ブルーセのような人々が巻き起こした、ヴィクトリア朝時代のヒルの大流行にまつわる歴史に再び目を向けねばならない。

乱獲により野生のヒルが急速に減りはじめると、新たな産業が誕生した。ヒルの養殖である。

猫の皮剝ぎという怪しげな技能と同じく、ヒルを育てる方法は一つではない〔「猫の皮を剝ぐには多くのやり方がある」つまり「目的を達成する方法はたくさんある」という意味の格言にちなむ〕。巨大な貯蔵タンクでヒルを育てる人もいた。二〇一〇年代にフロリダ州ホームステッドの元トマト農園に四億ドルかけて作られたサケ養殖場に似たものだ。もともとヒルが多く生息している沼地の一部を塀で囲んで、ヒルを持続的に収獲しようとした人もいた。ヒルが悪さをしないよう願いつつ池に数千匹のヒルを放った人もいた。

時折、ヒルは悪さをした。

一八〇〇年代末に地元紙が報じたある有名な事件では、カリフォルニア州で家賃の安い借家に住んでいた人たちが夜中に目覚めると、ぞっとするほど大量のヒルが近くのヒル養殖場から脱走して彼らのベッドに潜り込んでいたという。

ヒル養殖業が世界でどこよりも盛んなのはフランスで、中でもケルト海に面したアルカション湾は最も隆盛を極めた産地だった。非常に多くのヒルが、湖で育てられていた。

ヒルの餌として家畜が浅瀬まで追われていき、これ以上血を吸われるのに耐えられないとヒル農家が判断するまで放置された。

いっとき、ヒルの餌として用いるのに最も適しているのはどの家畜かという議論が盛んに行われた。馬、ロバ、それとも牛？　どれも有望な選択肢だった。馬には最も安価という利点があったが、それ以外の動物にも長所があった。ロバはほかと比べものにならない忍耐力があるが、当時の新聞で指摘されたように、「長時間無数の敵に襲われて水中にいると、恐怖で頭がおかしくなる」。そして従順な牛には、最終的な用途としての価値がある。人間が食べる肉にできるのだ。

結局は好みの問題だった。ロバが好きか嫌いか、ということだ。だがヒル養殖に関して言うと、ロバはあまりにも短気で、よく暴れた。だからロバは適していない、と多くのヒル農家は結論づけた。ロバを除くと、あとは馬か牛のどちらかだ。馬は「長持ちしない――ヒルが切り開いた血管は治らず、そのため生き血は再生しない」ことが明らかになると、ほとんどの人は牛を選んだ。

新聞にはこうある。

今や、牛は若き環形動物の乳母としての務めを果たさねばならない。怯え、やつれ、しかし観念した牛は、呆然として、脚にしがみついたヒルの群れの襲撃に屈する。すっかり消耗すると、生命力を蘇らせるため牧草地に追いやられ、新鮮な食事を供される。二週間そのような過程が繰り返され、やがて少しずつ食われることに死が終止符を打つ。約三万平方メートルの沼地の所有者は、八〇万匹のヒルの栄養として年間二〇〇頭の牛を供給する。一頭を二ポンドほどで購入し、死体を一六シリングで売却する。

それが支配的な見解だったものの、すべての人が牛を使用したわけではなく、ロバに固執する人もいたことは言っておかねばならない。要は、ロバをしっかり閉じ込めておき、ヒルに全身を覆わせ、そのあとで牧草地に連れていって、満足して草を食むのを見届け、再び太ったロバになるのを待てばいいのだ。アルカション湾地域は、ボルドー向けだけでも年間一五〇万匹のヒルを出荷しており、経済はヒルに大きく頼っていた。ところが国際貿易が行われなくなると医師たちはほかの場所に目を向けるようになり、養殖場はつぶれはじめた。

一部のヒル農家は残ったが、衰退から一〇〇年以上経った一九八〇年代には、かの有名なアルカション湾のヒルを求める者が頼れるのは一カ所しかなかった。最後のヒル農家ジャック・デスバラである。彼が持ちこたえた要因の一つは、低コストの人工養殖タンクを使うようになったからだ。だが商売はあまり繁盛せず、デスバラは年老い、跡を継ぐ者もいなかった。

問題を解決するため、彼はある日、動物のぬいぐるみを買った。そのぬいぐるみ（なんの動物かは不明だが、ヒルでないのは確かである）を、旧友である生物学者の家での夕食会に持っていった。生物学者の娘ブリジット・ラトリーユがそこにいるのはわかっていた。

多くのフランス人にとって、ラトリーユはヒーローだった。オリンピックに四度出場したフェンシングのチャンピオンで、国際オリンピック委員会が認める流血のない剣闘において敵を（比喩的に）ずたずたに引き裂く、フルーレの名人だった。

デスバラはぬいぐるみをラトリーユに渡した。当時、彼女はフェンシングでの全盛期を過ぎて久しかった。三三歳のシングルマザーで、エールフランスでの勤務に疲れ果てていた。デスバラは、ぬいぐるみは彼女の三歳の息子ヘクトールへのプレゼントだと言い、ヒルを見に来ないかと言葉巧みに誘った。

それは口説きではなく、仕事の話だった。ヒルを見に行ったラトリーユは、世界各地からのわずかな注文に頼る古びた養殖場に希望を見出した。一九九二年、彼女はそこを買ってリカリンペクスと改名した。これは、大手製薬業界が販売する薬や注射と肩を並べる現代的な医療機器として自分のヒルを印象づけようとする、彼女の意図を表している。

ラトリーユがデスバラから引き継いだ長年の顧客の一つは、ニューヨーク・シティにある医療機器店だった。経営者はホロコーストを生き抜いたルディ・ローゼンバーグという闘志あふれる人物で、新しい事業を次々と立ち上げる起業家だった。ローゼンバーグは一カ月に約一〇〇〇匹のヒルを、主に東ヨーロッパの小規模な伝統的治療師に売りさばいていた。一九九〇年代末、ローゼンバーグは彼の最大の（そしておそらくは最もバカげて聞こえる）事業計画にラトリーユを引き入れた。ヒルが有効な治療法であることをFDAに納得させられたら自分たちのヒルの価値は急上昇する、というものだ。これは、要するに資本主義の実践だった。かつて栄えたヒル産業が衰えると、あとに残されたのは、わずかに使用されている製品の供給に今なお頼る人々だ。彼らが経済的に破綻するのを防ぐには、需要を刺激するしかない。

ローゼンバーグとラトリーユはＦＤＡに対して、ヒルの医療使用を許可するよう求める正式な要請を行った。バカバカしい考えだった。いまだかつて、ヘルスケアにおいて動物にこのような役割を演じさせることを提案した人間はいなかったのだから。

少なくとも、机にヒルの提案書が置かれた一人のＦＤＡ行政官は、確かにこれを笑い飛ばしたかった。しかしここはＦＤＡだ。『運用マニュアル』が笑いを明確に禁じているわけではないが、笑いは顰蹙を買うという雰囲気がある。

そういうわけで、ＦＤＡの職員たちは歯を食いしばりながら、正式な要請を正式に検討した。しかし、この問題はどの部局が扱うべきか？ ヒルはワクチンや献血された血液と同じく生物学的製品か？ あるいはステントや聴診器と同じ医療機器か？

管轄を決めるのに数週間を要した。委員会が結成された。用語が解析された。書類が書かれた。先例が調べられ、定義が分析された。やがて、一般・健康増進・神経治療機器部門の部長代理、マーク・メルカーソンから決定が下された。

「血液の摂食」というのが、メルカーソンが定めたヒルの行為の性質だ。「これは機械的なプロセスである」したがって、ＦＤＡはヒルがレーザーと同様の医療機器であるかのように扱い、申請の処理を開始した。ヒルを、電気の代わりに血液を動力として動く小さな機械と見なしたわけだ。

ＦＤＡは医療におけるヒルの使用方法を徹底的に調べた。次々と現れるどんな独特の治療法に関しても存在する標準的な学術研究があると予想し、発見した。主にほかの国々での、ヒルの過去の使用例（たとえば、有名なイタリアのオペラ歌手アンドレア・ボッチェリが視力の回復を期待して眼球にヒル治療を受けたが回復しなかったという事例）についての記録である。

ところが、彼らは予想と異なるものも発見した。ボストン小児病院の評判の高い医師ジョゼフ・アプトンによるケーススタディだ。彼はベトナム戦争で外科医を務めていたとき、ヒルを使うことを覚えた。帰国後、アプトンは犬に耳を噛みちぎられた子どもの治療にヒルを使った。ヒルは抗凝固物質ヒルジンを分泌し、血を吸って、健康的な血流を促進したという。

アプトンだけではない。ヒルが使われることはめったにないが、それでも、広く尊敬を集める医師数人が現代の医療現場でなんらかの理由によりヒルを使って成功した例を報告していた。彼らはトンデモ医療を行う非主流派の治療師ではない。しごくまともな医師だ。大学教育を受けている。ナンバー・ジャンキーの仲間。

ノースカロライナ州アッシュビルでは、医師が爆竹でちぎれた一七歳の少年の親指を再接合する処置にヒルを用いた。バージニア州のある男性が手作りの懸垂用鉄棒の想定外の事故で薬指を失った症例でも、ヒルが役に立った。オハイオ州のガン患者が鼻を再接合するのにも役立った。ヒルは、当時のきわめてスキャンダラスな手術で、見落とされがちな役割を演じもした。ジョン・ウェイン・ボビットが虐待された妻の手で不本意にも男性器を切り落とされるという不名誉な事件のあと、外科医はボビットのペニスを元に戻す手術でヒルを待機させていたと言われている。

ＦＤＡの役人が症例を調べれば調べるほど、事実を無視するのは難しくなっていった――酸素供給が必要な部位に血流を促進させる場合、ヒルはほかに類を見ないほどデリケートで、そのためアリツィアが主張するとおり、利用可能などんな治療よりも優れた治療手段なのだ。

というわけで、二〇〇四年、ＦＤＡは驚くべき発表を行った。*Hirudo medicinalis*（ヒルド・メディキナリス）という種のヒルは、医療機器として認められた初の有機生命体となった。

「ハッ」ＦＤＡオブザーバーを務める、ある冗談好きの人物は言った。「無能なＦＤＡという評判は無傷で残ったぞ」

その結果、あまり知られていないが、現代の多くの病院は地下にひっそりとヒルのタンクを置いている。嫌悪感を催させないので、タンクの存在はどうしても必要な場合にしか口にされない。アメリカ国内にヒル養殖場はないため、こうしたヒルの多くはラトリーユから買ったものだ。医療機器としてのヒルを供給する認可を受けた唯一の業者であるラトリーユは、ほどなく年間八万匹のヒルを主にローゼンバーグを通じてアメリカに出荷するようになった。

ＦＤＡの裁定はヒル療法の世界に衝撃を与え、多くの点でアリツィアは恩恵を得た。ヒルは正当性を認められ、アリツィアは排泄する医療機器の扱い方を知りたがる種々の病院のコンサルタントとして働くようになった。

しかし、ＦＤＡの裁定には不満もあった。

ＦＤＡが認めたのはヒルのきわめて狭い用途に限られている。だがアリツィアは、ヒルこそ〝唯一真実の治療法〟であり、あらゆる炎症、血液や心臓の障害、さらにはガンや糖尿病といった不治の病の治療にも適していると信じていた。しかも、病院は侵襲的な外科手術にヒルを利用することもあるが、ヒルはもっと刺激の少ない治療を提供できるのだ。

彼女と同業者の一人はＦＤＡに対して、ヒルに基づいた別の提案を行った。医療用ヒルは糖尿病性神経障害の治療にも利用できることを証明しようとしたのだ。話し合いやプレゼンテーションが行われたものの、必要とされる臨床試験の手続きや費用を考えると、うまくいきそうにないのは明らかだった。

コンサルタントとして働いていたときも文化の違いには苛々させられた、と彼女は言う。

「あの人たちは私の指示に従おうとしない。非侵襲的ヒル療法のことをまったく知らないからよ。とにかく何も知らない。知っているのは侵襲的ヒル療法だけ。コンセプトを理解していないの」

ヒルの唾液には何百種類もの化合物が含まれており、いまだ発見されていないものもあると考えられる。それらの独特な組み合わせが健康に良い効果をもたらすことを、FDAにどう説明すればいいのか？

「それをFDAに提示しなくちゃならない。病気は全部で何種類あるの？ その一つ一つについて証明が必要なわけ？」彼女は冷笑した。「人工のヒルを作れと言われているみたいなものよ。それには何百万ドルもかかる。自然を模造することはできないわ」

これは、FDAの管轄であるエビデンスに基づく科学と〝唯一真実の治療法〟との根本的な相違を象徴している。既存の科学は、数百年にわたり行われた数千もの研究を通じて、「病気とは全身的な不全であり、それに対して全身的な特効薬がある」との考え方ときっぱり決別した。証拠が積み重なった結果、四体液や〝気〟や酸性度のバランスを回復する単一の治療法や魂の救済を利用して完璧な健康状態を得るという考えは、人間の体は個別の多様な症状に侵され、それには個別の多様な治療法を必要とする、という認識に勝ちを譲った。人間はデータによってばらばらにされ、欠陥のある部分の集まりとなった。ねじれた腱、炎症を起こした角膜、感染した血液といった欠陥は、修繕や交換によって解決することができる。

FDAはヒルを認可したことで、エビデンスに基づく医学への忠誠を放棄したわけではない。いわば、真四角な穴にぐにょぐにょした丸い杭を打ち込むという先例のない試みを行ったのだ。だから、ヒルの認可のあと、FDAが有機生命体につきものの混乱と共存することに苦労したのは当然だろう。生物は無味無臭でなく、精密機器のように扱うことはできない。野生の動物を手術現場に持ち込むことは、ありとあらゆる問題を引き起こした。まるでジュラシック・パークだった。ただし科学者役のジェフ・ゴールドブラムはいなかったし、食べられた人々は最終的には元気になったのだが。

ヒルは勝手に体内に入ってのんびり血を吸う。時には抗生物質への耐性を獲得し、それを患者に伝染させる。有害な細菌などを媒介することもある。

ある事例では、五歳の少年が手をドアに挟まれ、左手の中指が伸びた腱の先でぶら下がっていた。その治療に一匹のヒルが用いられ、ヒルは爪の近くで二〇分間血を吸った。その後一五時間、少年の指からは出血が止まらず、点滴でようやく命をつないだ（最終的に少年は指を失った）。医師たちは、まれに「一匹のヒル使用後の命にかかわる深刻な継続した出血」という症例があるため、ヒル治療の患者、特に子どもは注意深く監視すべきだと警告した。

FDAが*H. medicinalis*を医療機器として認可したあと、研究者たちは重大な分類上の誤りを発見した。アメリカ各地で手術時に使われているヒルは*H. medicinalis*ではなかった。それは近縁種の*H. Verbana*（ヒルド・バーバナ）だった。つまり、病院にいるヒルは合法ではなく、合法なヒルは病院にいなかったのである。

FDAは自らの決定が正しいとして、できる限り迅速に問題の解決を図った。しかしこれらの問題は、既存の医学界と代替医療治療師との根本的な文化の溝を浮き彫りにした。その結果、アリツィアはFDAを、限られたわずかな知識で〝唯一真実の治療法〟という清らかな水を濁らせる、ヒルの妨害者と考えている。やがて彼女の正しさが明らかになることに自信を持っている。

「口コミで広がっているのよ。今にも流行が爆発するわ」

けれども、ヒルをもてあそんでいるのはFDAだけではない。

ＦＤＡの裁定によりヒル使用が復活したおかげで、アリツィアは事業を築き上げられた。だがそれによって、あまり良心的でないヒルビジネスを行う者たちも活気づいた。アリツィアはＦＤＡを嘲笑すると同時に、ヒル王国のいかがわしい暗部との戦いも行っている。ヒルの地下組織である。

第五章　ニューマン夫妻の祈りは高める

医師：悪辣な流言飛語が広がっている。不自然な行為は
不自然な災難を引き起こす。病に侵された心は
耳の聞こえぬ枕に秘密を打ち明ける。
その女性に必要なのは医者よりも神だ。
神よ、神よ、我々皆を許したまえ！
——ウィリアム・シェイクスピア、『マクベス』
（白水社、小田島雄志、一九八三年、ほか）、一六二三年

レイラニ。

デール。

彼女は母を務めた。彼は父を務めた。

彼女は熱心に祈った。彼は情熱的に説教した。信仰は彼女の不安症を治した。神は彼の背中を癒した。

彼女は末っ子のことが心配だった。彼もカーラのだるそうな様子に気づいていた。

レイラニは、カーラがあまり食べなくなっていると言った。デールは、カーラが水ばかり飲んでいるのを見た。レイラニは思春期の始まりかもしれないと思った。デールはアリエルもかつて似たような兆候を示したのを覚えていた。ペンテコステ派として、レイラニは悪魔が病気を引き起こすと信じ、デールは祈

りが悪魔を追い出してくれると考えた。復活祭《イースター》の前の聖金曜日、レイラニは六時にコーヒーショップを閉めた。デールはカーラのためにマクドナルドの食事を持って家に向かった。レイラニが帰宅すると、カーラはキッチンのテーブルについて疲れた様子で宿題をしていた。デールはマックチキンバーガーとミルクシェイク半分をカーラに与えた。

二人は一一歳の娘のために祈ることにした。カーラを侵していたのはインフルエンザかもしれないし、悪魔かもしれない。

たいていの親なら、カーラの倦怠感を、その年（二〇〇八年）のしつこい寒さと二月、三月の乾燥がもたらした晩冬のインフルエンザの症状だと考えただろう。昨年の秋以来、気温が氷点を上回った日は数えるほどしかなかったのだ。デールとレイラニにはほかにも多くの心配事があった。ワームゴーア夫妻との共同経営関係解消にレイラニは心を痛めていたし、教会を作る計画も後退していた。だがカリフォルニア州から嬉しい知らせが届いた。レイラニの弟がアリエル・ネフという女性と結婚したのだ。ニューマン家の子どもたちは、長女アリエルとほんの数歳しか違わない一八歳のアリエルおばさんができたことを面白がった。

イースターの前日である土曜日の朝、カーラは目覚めたとき喉がカラカラだった。〈モンキー・モー〉へ行こうとしたものの、まだ元気はないようだった。今もだるいと言ったので、レイラニは税金の計算をしているデールと一緒に家にいるようカーラに言い聞かせた。

書類仕事の手を休めたとき、デールはカーラの様子が変だと思った。

「大丈夫かい？」

「ちょっとだるいだけ」

デールは自分たちのベッドで休めばいいと言った。カーラは横になった。

午後四時頃に〈モンキー・モー〉から帰ったレイラニは、自宅のドアノブに触れた瞬間、不吉な予感に襲われた。「死の精」が家の中にいると感じたのだ。

怯えて階段を駆け上がると、カーラは主寝室でぐったりと横たわっていた。恐る恐る腕に触れてみる。肌は温かく、レイラニはほっとした。とはいえ、カーラはひどく具合が悪そうだ。非常に弱々しく、血の気がない。息遣いは荒い。脚は痩せ細り、青白く、冷たい。

レイラニはすぐさま行動を起こした。なんらかの理由によって娘が一種の霊的な攻撃を受けているのは明らかだ。レイラニとデールは一心に祈りはじめ、レイラニはカーラの脚をさすって温めた。カーラがおなかは減っていないと言うので、レイラニは水をやり、スムージーを作った。カーラはスムージーを飲んだ。

ニューマン夫妻の神への祈りだけでは効果がなかったので、奥の手を使うことにした。祈りの合一である。祈りの合一とは、二人以上の人間が何かを求めればそれは実現するという聖書の教えを表したものだ。集まる人が多ければ多いほど祈りは強力になる、というのがペンテコステ派の共通認識である。

レイラニは親戚や聖書勉強会のメンバーに電話をかけはじめた――仲たがいしたワームゴーア家は除いて。キャロリン・ニューエン、リン・ワイルド、ダンとジェニファーのピースリー夫妻に連絡を取った。デールの母エルヴェラは、インフルエンザじゃないのかと言った。レイラニの父レオ・ゴメスと新たに義妹となったアリエルは、自分たちも祈ると約束した。レイラニの母エヴァラニもそう言った。

デールはペンテコステ派のアンレブンド・ブレッド教会（UBM）による自動メーリングリスト配信サービスのリストサーブで、ubmadmin@americaslastdays.com に同報メールを送信した。「我が家の末娘のために祈りの合一を必要としています。娘は現在非常に衰弱し、顔色は悪く、体力はほとんど残っていいません」

あるUBMのメンバーは、「デールとレイラニに揺るぎない信仰心を」与えた神に感謝するメールを返信した。その人物は「その病気の精に、今すぐカーラを解放し、彼女の体から離れ、彼女の家を去り、元きた場所に戻ってそこにとどまるよう」命じた。

デールとレイラニは、自分たちのメッセージをUBMの牧師デイヴィッド・イールズに転送するよう求めた。彼は過激な宗教思想と超保守的な政治思想で知られる人物である。つい一年前には、支持者の一人を通じて、ヒラリー・クリントンが「ひょろ長い緑色のエイリアンか悪魔のような生き物」を身ごもっているという夢の話を広めていた。イールズは種々の陰謀論を信じてもいる。その一つは、大手製薬業界と医学界は政府と共謀してアメリカ国民に害を及ぼしている、というものだ。その証拠として、精神に問題のある人々による常軌を逸した行動を挙げる。たとえば一九九一年に『ロサンゼルス・タイムズ』紙が報じた、六一歳の女性が八七歳の母を襲った事件。女性は顔や腕に少なくとも二〇回嚙みつき、そのうち何度かは骨まで嚙み砕き、ナイトガウンは血で染まったという。イールズは自らのウェブサイトで大手製薬業界を非難した。ただし、この事件に関してまだ完全な仮説はできていなかった。

奇抜なところはあるにせよ、イールズが信仰に忠実であることに疑いの余地はない。彼と妻、そして五人の子どもも、医師を避けて神に頼っていた。神は、骨折も含めて彼らの傷病すべてを癒していた。

連絡を受けた家族がまた別の家族に連絡をし、話は広まっていった。祈りの輪は大きくなった。巨大な見えないネットワークが善意で幼いカーラを包み込んだ。ニューマン夫妻は、イールズからの力強い祈りが後押ししてくれることを期待した。

実際にカーラの体内で起こっていたのは、風邪よりはるかに悪質で、悪魔よりはるかに物理的な現象だった。

人体はインスリンというホルモンを生産する。インスリンは体が効率良く糖を筋肉やその他の組織に吸収するために必要なものだ。それにより我々はエネルギーを得られる。カーラは糖尿病だったため、体は充分な量のインスリンを生産していなかった。つまり、エネルギー源として糖を組織に送り込むことができなかった。だから体がだるかったのだ。

体には、エネルギーを供給する糖を得られないときのために予備のシステムがある。別のホルモンを分泌して体の脂肪を分解し、それを代わりの燃料として利用するのだ。このときケトン体と呼ばれる副産物が生じる。

アトキンズダイエットなどの減量法の多くは、この脂肪燃焼プロセス、〝ケトーシス〟という状態を追い求める。カーラは体が充分なインスリンを生産していなかったため、ケトーシスの一形態である糖尿病性ケトアシドーシスという状態になっていた。何週間、もしかすると何カ月もそうだった可能性がある。

pHミラクル食事療法のロバート・ヤングは、体内の酸があらゆる病気の原因だと主張する。それは真実ではない。しかしカーラの場合は、血液に酸性のケトン体が充満しており、集積した酸が本当に危険な存在になっていた。ケトアシドーシスを放置しておくと、昏睡状態に陥り、場合によっては死ぬこともある。

ニューマン一家は祈っていた。祈りが瞑想と同じく健康に良い効果をもたらすことは、科学も認めている。免疫系を強化し、自尊心を高め、血圧や心拍数を低下させ、ストレスを緩和する。

祈りや瞑想に良い効果があるのは事実である。しかし文学において、それらはしばしば誇張して語られる。健康と祈りに関する研究には、実験では解明できないという欠陥があるからだ。問題を難しくする要素としては、因果関係はないのに精神的サポートを受けると具合が良くなること（自覚症状が強くなることもある）、祈りと同調した病状の変化、ホーソン効果（観察されることによって行動や自覚症状が変わること。たとえば気分が良くなったと言う）、ローゼンタール効果（研究者が自分の求めている反応を引き出すこと）、そしてもちろんプラセボ効果がある。患者は、服用しているのが薬だと思い込んでいるなら、たとえそれが単なる砂糖の錠剤であっても容態が改善する場合があるのだ。

だが、たとえこうした効果があるとしても、カーラの糖尿病性ケトアシドーシスが祈りの精神的な好影響で治せない症状であることは科学的証拠が示している。精神状態によって、体内で蔓延している高レベルのケトン体が大きな影響を受けるとは考えられない。医学的な処置が施されない場合、本当に神が介入しない限りケトン体が除去されることはないだろう。

そして神の介入こそ、まさにニューマン一家が頼りにしていたものだ。電話が鳴った。イールズが助けを求める嘆願のメールに応えてくれたのだ。彼は協力に同意した。

「彼らはそれほどひどく心配した様子ではなかった。それまでにも病気の癒しを行っていたからだ。これは、我々にとってさほど異常な要請ではなかった」イールズはのちにそう言った。ヒラリー・クリントンに関して彼が信じていたことから考えると、彼が〝異常〟と考えるもののハードルはかなり高いようだ。

午後七時頃、デールとレイラニは祈りをいったん中断した。時刻は遅く、あと三人の子ども、ルーク、ハミルトン、アリエルに食べさせねばならない。一家はカーラを主寝室に残して夕食を取った。

途中でアリエルが席を立ってトイレに行くと、カーラがズボンを足首までおろしたままトイレの床に倒れていた。一人でトイレへ行こうとして、便座から転げ落ちたのだ。

デールは階段を駆けのぼってカーラを抱き上げ、リビングルームのカウチに寝かせた。ここなら目を離さずにいられる。カーラは果てしないレースを走ってきたかのように、ゼイゼイと息をしていた。

「イエスさまを愛している?」レイラニはカーラに尋ねた。

カーラは目をきょろきょろさせ、うめき声を出した。

「あの子は、そうだと言ったのかもしれない。質問を理解していたのは間違いない。口からどんな音が出たかは覚えてないわ」レイラニは言った。「あの子は声を出していた……私は祈るのに夢中だった」

真夜中が過ぎ、デールとレイラニはついに、いざというとき動けるようにするため眠っておく必要があると判断した。のちに彼らは、自分たちは「疲れ果てていた……絶え間なく祈って、主を信じつづける［ことで］」と言った。

子どもたちは死んだようにぐったりとカウチに横たわるカーラのそばにとどまり、祈りを続けながら監視を行った。二人——どの二人かは不明である——は暗くなるまで祈りつづけ、一晩じゅうカーラの横で眠った。


子どもたちがデールを起こしたのは、イースターの日曜日の朝五時。外はまだ真っ暗闇だった。デールはほんの二時間ほどしか眠っていなかった。この奇跡の日、子どもたちは興奮していた。カーラは夜中よりも元気そうで、カウチからカバーを蹴り除けたという。

デールはカーラの状態を確かめに行った。カーラはまだカウチに横たわっている。彼は娘の体を起こそうとしたが、カーラは座った姿勢を保てなかった。名前を呼んでも、かすかにうめくだけ。それでも、確かに呼吸は昨晩より穏やかだった。手もかなり温かくなっている。

「何が悪かったにせよ、そいつは燃え尽きようとしているぞ」デールは言った。

デール、続いてレイラニがカーラの様子を見ているとき、外には曙光が現れた。地球のはるか上の天空で、夜の星々が薄れはじめた。

誰かが、カーラが小便を漏らしていることに気づいた。デールは娘を二階まで連れていってバスルームの床に横たわらせ、レイラニと二人でさっと体を拭いた。カーラの呼吸が穏やかになったことで少しは安心できたものの、さらなる努力が必要だとも感じていた。

レイラニはピースリー夫妻とリン・ワイルドに連絡を取り、来て直接カーラの前で祈ってくれと頼んだ。レイラニの父が電話で、電解質補給飲料のペディアライトを飲ませてはどうかと言ってきた。レイラニは、そんなことをしたら神の栄光から遠ざかってしまうと答えた。それでも、おそらくはちょっとした妥協として、スポイトでスープや水を飲ませようと試みた。液体はカーラの口からこぼれ出るだけだった。

応援が現れはじめた。

午前九時にリン・ワイルドが到着し、カーラの前で祈りを始めた。だがそれでも、何かが欠けている。デールとレイラニは不愉快な思いについて話し合った。

カーラの病気がワームゴーア家との不仲の結果だとしたら？　神が高慢の罪を罰しておられるのかもしれない。あるいは、大切な教会設立に結びつくはずの協力関係を蘇らせるために、この危機がもたらされたのかもしれない。

レイラニは、アルシアとランダルのワームゴーア夫妻に電話をするのは気が進まなかった。それは耐えがたいほどつらい。でも、娘のためならなんでもする。そして神のためにも、なんでもする。

電話に応答したアルシアは、冷たくよそよそしかった。レイラニは、カーラが何も食べず、何も飲まず、話もせず、床に横たわっていると話した。これは自分たちを和解させようという神の企みではないかという考えを述べた。両家に互いを許す気持ちがないのが悪かったのかもしれない。

「うちに来て祈ってくれない?」レイラニは頼んだ。

アルシアは承知した。

一一時半頃、リン・ワイルドとレイラニはカーラを二階のバスルームまで運び、もう一度体を拭いた。デールはカーラが横になれるよう、キッチンのすぐ横の部屋に布団を敷いた。ピースリー夫妻が現れた。二階へ上がったジェニファーは、青ざめたカーラを見て驚愕した。カーラの呼吸はまたゼイゼイと苦しげになっている。

下では、ダン・ピースリーがデールの様子に衝撃を受けていた。熱のこもった説教をするときを除けば、この野心あふれる牧師はいつも完璧に自分をコントロールしている。ところが今は見るからに動揺しており、目と鼻は赤い。泣いていたのか、とダンは思った。

カーラがまた下まで運ばれてきた。体は軽く、ぐったりして、血の気のない顔で荒く息をしている。彼女は布団に寝かされた。一同はカーラの周りに集まり、パンをちぎって聖餐式を行った。

ニューマン家にいた人々は知らなかったが、三〇〇〇キロ離れたところで、カーラの病気は親戚一家に波紋を広げていた。

デールの姉スーザン・ニューマンが、二日前にレイラニの義妹になったばかりのアリエル・ネフと電話で話した。レイラニがスポイトでカーラに液体を与えようとしていると聞いたアリエルは、レイラニがうっかりカーラの喉を詰まらせるのではないかとの危惧を抱いた。だがほかの家族たちと違って、この一八歳の女性はレイラニとデールのやり方を尊重すべきだとは思わなかった。自分がなんとかしようと決意した。

一時半頃、ピースリー夫妻が帰った直後、ワームゴーア一家全員が森の中にあるニューマン家の灰色の家を訪れた。アルシアは、カーラがレイラニの言うほど重い病気だとはまったく信じていなかった。ランダルも同じだ。彼らが警戒したのもうなずける。意見が合わなかったことの一つは神癒の効力だった。なのに今、自分たちは運を天に任せる大仰な神癒の行事に参加を求められている。とはいえ、こんな状況でどうして拒めるだろう?

中に入ったとたん、ワームゴーア家の人々はレイラニの話が誇張でなかったことを知った。カーラは布団に横たわり、半ば目を開いているものの意識はなかった。

皆がカーラの周りに集まると、レイラニは今こそ神がその力を示すべき機会だと言った。人間の意志の弱さがニューマン家とワームゴーア家の仲を引き裂いたのだとしたら、今自分たちは、神がカーラの健康を回復させて、共通の聖なる目的において自分たちを仲直りさせてくださることに、心の準備ができている。

一方、午後二時頃、アリエル・ネフはウィスコンシン州当局に連絡を取って、カーラの健康確認をしてもらおうとしていた。最初にかけた先は緊急対応の部局でなかったせいで、イースターの日曜日には応答がなかった。アリエルは電話を切った。

次は九一一にかけ、ニューマン家の自宅から一六キロほど離れたウォーソーのマラソン郡保安官局のステイシーという緊急指令係と話をした。センターは毎年、四〇〇〇平方キロメートルのエリア内にある七八の警察署や消防署への三万二〇〇〇件前後の緊急通報を受けている。

ステイシーはニューマン家を知らず、アリエルは彼らの正確な番地を知らなかったため、対処してもらえそうになかった。アリエルは再び電話を切った。

ニューマン家では、レイラニは両手を上げた。

「おお、主よ。あなたは糖尿病を治せます。あなたはガンを治せます」

すると――もしかすると奇跡によって――カーラの呼吸が力強くなった。神が力を示してくださったら幼い娘はこれまでの一〇倍も元気になる、とレイラニは言った。

時間はどんどん過ぎていく。二時半を数分過ぎたとき、ランダルはデールを部屋の隅に引っ張っていき、デリケートな話題を持ち出した。自分なら娘三人のうち一人がこんな容態になったら病院に連れていく、とランダルは言った。この状況へのストレスからか、あるいはランダルの忠告を受け入れるのが難しいからか、デールは噛みついた。

「そんなことが僕の頭をよぎらなかったと思うのか?」

のちにデールは、ランダルの考えも理解できると言った。だが同時に、それは疑念を示すことであり、疑念――信仰の敵――はカーラにとって最も必要ないものだった。

「とにかく我々は主を疑っていなかった」後年、デールは言った。「聖書には、我々は癒されると記されている」

これとほぼ同じ瞬間――まさに神への信仰を喚起する類の意味深い偶然の一致である――アリエル・ネフは当局に、三度目の正直となる電話をかけた。ジョンという名の緊急指令係が応答した。時刻は午後二時三三分。アリエルは手短に状況を説明した。

「だから、誰かにあそこへ行くとかなんとかしてほしいんだけど」アリエルは言った。

さらに時間が過ぎていく。

「もう一度話してもらえませんか?　あなたがステイシーに何を言ったか知らないんです。最初から全部話してください」

「あ、そうか」アリエルは謝り、再び説明を始めた。

「義理の姉はすごく信心深いの。それで――お医者さんじゃなくて信仰に頼っているのよ。今日、私の義理の母に電話をしてきたわ。うちはカリフォルニア州なの。義姉は、娘さんが昏睡状態みたいだと言ってきたの。で、信仰に頼っているわけ」

「つまり、昏睡状態の方は病院に入っていないということですね。ご自宅にいらっしゃるんですか？」

チクタク、チクタク。

「家よ。その子、まだ一一歳なの」

アリエルからニューマン家の住所を告げられ、ジョンは復唱した。

「そうすると、救急車をそこへ行かせてほしいんですね？」

「お願い」。アリエルは、医療関係者の訪問にレイラニは抵抗するかもしれないと警告した。

「救急車を行かせますよ」

アリエルはほっとした。「いいわ。良かった。どうもありがとう」

彼らは電話を切った。イースターの日曜日、午後二時三五分。このやり取りにかかったのはたったの二分だった。貴重な二分間。

チクタク。

緊急指令係のジョンはパトカーと救急車を手配した。幸い、ニューマン家はミニストリー・パークウェイのアセンション・セント・クレア病院からほんの一〇キロのところにあった。救急車はクレア病院を出発するとすぐ左に曲がってウェストン・アベニューに入った。低木や若木の下に黒い水をたたえた沼が点在する平らな土地を突っ切って、六キロにわたってまっすぐ延びる道路だ。白い雪を背景に灰色のカバノキが立っていた。

緊急車両で彼らの家に向かう人々が象徴するのが、カーラへの救済なのか、あるいは娘の虐待で告発されるかもしれないデールとレイラニへの天罰なのかは定かでなかった。ランダルとデールがカーラを病院に連れていく可能性について話し合っているとき、アルシア・ワームゴーアは痩せた少女を見下ろした。カーラの唇はぴくぴく動いている。うまく言えないけれど、この動きにアルシアはぞっとした。

苦しげな息遣いは、体が生きるのに充分な酸素を得られていないとき脳が直接的に引き起こす反射的な反応である。だがワームゴーア家の娘の一人は、誰も信じたくなかったことを口にした――カーラの呼吸は止まっている。

パニックが襲った。緊急車両が既に向かっていることを知らないアルシアは九一一に通報しようとしたが、ニューマン家の住所を思い出せなかったので、番地を書いた封筒か何かがないかと探した。ランダルが代わりに九一一に電話をした。

「神よ！」デールは膝をつき、カーラを抱き寄せた「神よ、神よ！」と叫んでカーラを抱き締める。「神よ」うめくように言った。

時刻は二時四〇分頃。アリエルが電話を切ってから約五分が経過していた。

「もしもし」

ランダルは前置きもなく早口で九一一の指令係に住所を告げた。

「メープルウッドですか？」指令係が尋ねる。今やニューマン家のリビングルームは混乱をきわめていた。

郵便はがき

料金受取人払郵便

新宿局承認

779

差出有効期限
2024年9月
30日まで

切手をはら
ずにお出し
下さい

160-8791

343

（受取人）
東京都新宿区
新宿一ー二五ー一三

株式会社 原書房
読者係 行

1608791343 7

図書注文書 (当社刊行物のご注文にご利用下さい)

書名	本体価格	申込数
		部
		部
		部

お名前　　注文日　　年　　月　　日

ご連絡先電話番号 □自　宅　（　　　）
(必ずご記入ください) □勤務先　（　　　）

ご指定書店(地区　　　) (お買つけの書店名をご記入下さい)　帳合

書店名　　書店（　　　店）

7339
リバタリアンとトンデモ医療が反ワクチンで手を結ぶ話

愛読者カード　マシュー・ホンゴルツ・ヘトリング 著

＊より良い出版の参考のために、以下のアンケートにご協力をお願いします。＊但し、今後あなたの個人情報（住所・氏名・電話・メールなど）を使って、原書房のご案内などを送って欲しくないという方は、右の□に×印を付けてください。　□

お名前《フリガナ》　男・女（　　歳）

ご住所　〒　　－

市　町
郡　村
TEL　（　　）
e-mail　＠

ご職業　1会社員　2自営業　3公務員　4教育関係
5学生　6主婦　7その他（　　）

お買い求めのポイント
1テーマに興味があった　2内容がおもしろそうだった
3タイトル　4表紙デザイン　5著者　6帯の文句
7広告を見て（新聞名・雑誌名　　）
8書評を読んで（新聞名・雑誌名　　）
9その他（　　）

お好きな本のジャンル
1ミステリー・エンターテインメント
2その他の小説・エッセイ　3ノンフィクション
4人文・歴史　その他（5天声人語　6軍事　7　　）

ご購読新聞雑誌

本書への感想、また読んでみたい作家、テーマなどございましたらお聞かせください。

「あんたの声が聞こえない」ランダルは言った。

指令係は、既に緊急車両が向かっていると告げた。救急車、消防車、それに警官。

「どうなさいました？」指令係は訊いた。

「女の子が息をしていないんだ」ランダルは答えた。

もう一度住所を確認したあと、指令係はランダルに指示を出した。

「心肺蘇生法はご存じですか？」

「ええっと」ランダルは取り乱しているようだった。「もしもし？」

「聞こえます？」

「うん」

「心配蘇生法のやり方を知っていますか？」

「知らない。誰もそんなことをやってない。誰もやってないぞ」。ランダルは部屋の人々に呼びかけた。「誰か？」

緊急車両は一時停止の標識で左折して、郡道J号線に入った。左側は植樹された中央分離帯、右側の草地にはファーストフード店〈アービーズ〉。救急車は、進行したケトアシドーシスにも充分対応できる量のインスリンを積んでいた。

指令係はレイラニと話をして、カーラが呼吸していないことを確認した。

「してないと思う」レイラニは言った。

「では、娘さんの頭を後ろにそらせてください」。指令係はカーラの鼻に手を当てて呼吸しているかどうか調べるよう言った。

「カーラの頭を後ろにそらせて」レイラニはカーラの体を抱き締めているデールに言った。「頭をそらせるの。そう、後ろに。あなたの頭をカーラの口に近づけて。頭をそらせてちょうだい」

「鼻に手を当ててみて」指令係が言う。「呼吸をしているか確かめてください」

「わかった」。レイラニは半狂乱になってデールに声をかけた。「息をしてる？」

デールが確かめているあいだ、レイラニは問いつづけた。「息をしてる？　息をしてる？」

「いいや」デールは言った。

「してないわ」レイラニは指令係に伝えたあと、さらにヒステリックになった。「息をしてない。そうよ。してないの！」

チクタク、チクタク、チクタク。救急車は州高速二九号線の高架の下をくぐり、未開発の草地を過ぎた。左手には自動車販売店、右手にはハイランド・コミュニティ教会——この教会の信者は、子どもが病気になれば医師に治療をしてもらっている。救急車は錆びた灰色の手すりがついた小さな橋でオー・クレア川を渡ったあとスピードを上げ、アスファルト舗装の細い直線の悪路を走って沼地を出、木々が高く濃く茂る乾燥した土地に入った。

レイラニは指令係からの指示をデールに伝えた。カーラの口に二度ずつ続けて息を吹き込む。

「息を吹き込みつづけて。吹き込みつづけて。口に息を吹き込むの」レイラニは言った。

「いいですか、ちょっと落ち着いてください」指令係はレイラニに言った。

「わかった」

チクタク、チクタク。外気温はちょうど融解と凝固の境目、摂氏〇度のあたりにとどまっている。救急車は鋭く右折して曲がりくねったローブル・レーンに入り、数ブロック過ぎて、ようやくメープルウッド・

ドライブに着いた。

「娘さんは——娘さんは人工呼吸に反応しましたか?」指令係が尋ねた。

「いいえ」レイラニは答えた。「してない。してないと思う」

再びデールのほうを向く。

「カーラは人工呼吸に反応した? 反応したの?」そして指令係に「いいえ、してないと思うわ」と告げた。

「わかりました。ええっと——娘さんは仰向けで寝ておられますか?」

「ええ」レイラニは答えたが、突然電話から気がそれた。車両が私道に入ってくるのが見えたのだ。救急隊員が車を降り、玄関ステップを急いで上ってきた。

「来たわ! 来た! 来てくれたのよ!」

指令係が訊き返したが、レイラニは玄関に向かう隊員たちに叫んだ。

「こっちよ。こっち! こっち!」

時刻は午後二時四四分。

玄関扉が勢いよく開き、スコット・マーテン隊員が駆け込んできた。中年だが引き締まった体、薄茶色の髪、親しみやすい顔。彼は現場の混乱した状況を見て取った——デールが痩せこけてぐったりした体に心肺蘇生措置を行おうと躍起に胸を押している。マーテンの後ろから急ぎ足で入ってきた救急救命士のジェイソン・ラスとハイドン・プローサが、カーラが呼吸をしていないことを手早く確認した。脈拍はない。肌は土気色。肌は温かい。

午後二時四五分、外では風向きが北に変わり、激しく冷たく吹きはじめた。カーラを病院に運ぶとき、口から甘いフルーティなにおいがすることに気づいたラスが血糖値を測ると、正常値の五倍だった。

ニューマン一家は救急車のあとを追いながら、自分たちなりの緊急通報を行った。デイヴィッド・イールズが応答すると、彼らはカーラを救うよう神に祈ってくれと頼んだ。

「祈ったよ」イールズは答えた。「牧師や長老たちにも、カーラのために祈るよう呼びかけた」

病院に到着したのは午後三時だった。カーラの体は救急処置室に運ばれ、スタッフは彼女の蘇生に力を尽くした。三時三〇分、救急医チューン・ピングは死亡宣告を行った。

激しく熱心な集団祈禱で表現された猛烈な信仰によって、イースターの奇跡は起きなかった。ワームゴーア家との和解によっても、奇跡は起きなかった。

まったく何も起きなかった。

マデリン・カーラ・ニューマンは死んだ。

その瞬間明らかになったのは、信仰の自由をどんどん過激に表現するよう互いに煽り合っているインターネットベースのコミュニティにおいて、もたらされる結果は現実的かつ悲劇的で、一般人も無関心ではいられない、ということである。

医師の見解も解剖結果も、午後三時三〇分に宣告された彼女の死因が若年型糖尿病による糖尿病性ケトアシドーシスであることで一致した。病状は解剖チームも見たことがないほど進行していた。高血糖値、血液中の高い酸性度、ヘモグロビンの高い数値は、何週間にもわたって体内の糖のレベルをコントロールできていなかったことを示していた。

マーシュフィールド診療所の小児内分泌医で糖尿病を専門とするアイヴァン・ザドール医師はカーラの記録を見て、「亡くなった当日ぎりぎりでも」彼女が助かった可能性はあると指摘した。救急車が到着する五分前までカーラは呼吸をしており、もしも呼吸が止まっていなかったとしたら命が助かる可能性は大きかったのだ。

ニューマン家の残された人々はベッドの周りを輪になって歩き、生命を失ったカーラの体に向かって祈りを捧げた。自宅から駆けつけた郡検死官のジョン・ラーソンは、解剖のため遺体をマディソンまで運ばねばならないと告げた。

「そんな必要はない」デールとレイラニは言った。「それまでにこの子は生き返る」

デールは希望を持っていた。「ほら、イエスはラザロを死から蘇らせただろう。僕はそれを望んでいる。そう。信頼している。復活があると信じている」

翌日、カーラの解剖が行われているとき、コーヒーショップを訪れた客は「急用のため休業します」という表示を目にした。

カーラがこの世にいないことをデールとレイラニが本当に理解したのは、火曜日に解剖が行われてからだった。デールはそのときの自分について、こう表現している。「とても悲しかった。とても、とても悲しかった」

第六章　エイリアンのドリンク剤は漂白する

注意：本記述は食品医薬品局による審査を受けていません。ＭＭＳ（マスター・ミネラル・ソルーション）はいかなる疾病の診断、治療、症状の緩和、処置、予防に関してもＦＤＡの認可は受けていません。

——ジム・ハンブル、https://www.jimhumble.co

ジム・ハンブル推奨の製品を用いたことによる有害な作用もしくは結果に対しては、いっさい責任を負いません。

——ジム・ハンブル、https://www.jimhumble.co

二〇一〇年頃、コロンビアにある屋敷で、人間でもある地球外生物はＭＭＳの法律上の定義についての合意をまとめようとしていた。

ＭＭＳはガン、アルツハイマー病、自閉症、パーキンソン病、多発性硬化症、エイズを治すことができる。しかしこれを医薬品と呼べないことは、マーク・グレノンにもジム・ハンブルの姿をしたエイリアンにもわかっていた。

もしもそう呼んだら、ＦＤＡによって自由を制限されてしまう。

ＭＭＳは毎日のビタミン摂取と同じように免疫系を強化してくれる。しかし彼らが求めるのは真の自由であり、ＦＤＡがサプリメント業界に許している中途半端な妥協ではなかった。

求めているのは憲法で保障されている表現の自由、もっと言えば信仰の自由だ。共感してくれる教会の法的な保護のもとでＭＭＳを供給すればいいのか？　いや、組織的な教会にあれこれ指図されれば、やはり自由を制限されることになる。神に対して責任を持つのは構わないが、ここ地球では、自分の判断により自分で責任を持って行動したい。宗教的指導者の言いなりになるなら、それは自由ではない。自分自身が宗教的指導者でありたい。

そうだ！　グレノンとハンブルの姿をしたエイリアンが宗教的指導者になればいい！

といっても、日曜日に礼拝をしたり、懺悔を聞いたり、そのほか伝統的教会の運営に伴う奉仕や雑用や書類仕事をしたりする義務のある宗教的指導者ではない。それも本当の自由とは言えないだろう？

もともと神々の星から来たエイリアンは、神について聖書で述べられているような伝統的な考え方を持っていなかった。だが、聖書を連想させる経験はしていた。以前の体で、宇宙船が地球に激突するのを目撃したときだ。エイリアンと数人の友人は、一人の生存者を発見した。若い女性だった。彼らは女性を地面に寝かせ、先進技術を用いて折れた骨やそのほかの傷を治療した。

立ち去ろうとしたエイリアンたちは、まだ彼女の名前を知らないことに気がついた。訊いてみると、名前はイヴだった。アダムとイヴと同じ、あのイヴ。これは実話である（と、ハンブルの姿をしたエイリアンは言う）。

こうした類のことから、エイリアンは聖書で述べられているよりも少々広い世界観を持つようになったし、彼は自分が伝統的な意味で信心深いとは考えていなかった。一方グレノンは聖書を熱心に研究し、長年にわたって神の言葉を説いてきた人物だった。

これは非常に大きな違いだ。

「それでも俺たちは協力した」のちにグレノンは言った。「共通の目標があったからだ」

そういうわけで、二人は、自ら設立した教会を通じて自由にMMSを供給するという、よくある（しかし普通ではない）戦略を取ることで合意した。

政教分離とは、本質的には、誰もが政府に迫害されることなく自分の選んだ対象を信仰できるようにするという意味である。だが、こうした信仰の保護を自分に都合の良いように悪用する者が存在する。MMSのための教会というのは、医療の自由の過激思想としてはカーラ・ニューマンを死に至らしめたものと別種だが、同じくらい自分勝手にそのコンセプトをねじまげた解釈であり、勢力を伸ばしつつある〝唯一真実の治療法〟業界と宗教的過激主義を融合させようとする考え方である。

二〇一一年に設立されたヘルス・アンド・ヒーリング・ジェネシスⅡ教会は、地球上のほかのどんな教会とも異なっていた。牧師による説教はなく、物理的な建物もなく、聖餐式も洗礼式も懺悔も葬儀も行われない。共同設立者グレノンは主教。負けじとばかりに、共同設立者でハンブルの姿をしたエイリアンは大主教になった。

彼らは教会の教義を定めた。それは、ロバート・ヤングの演説を彷彿させる科学的な解説、ニューマン夫妻が示した熱心な信仰、そして清潔さは神聖さに次ぐ（ちなみに、こうした格言は聖書に登場しない）という考え方の極度の重視をミックスしたようなものだった。

この教会の基本的信条は、「我々一人一人の魂は我々の寺院すなわち物理的な肉体に宿っており、したがってその寺院を、創造主たる神が命ずるとおり清潔に保つ必要がある」というものだった。このように魂を清浄にするため、教会の信者は体をMMSで浄化せねばならない。

教会曰く、教会はMMSの販売は行わなかった。だが、二〇ドルの寄付は受け付けた。寄付の見返りに信者が教会独自の奇跡的で神聖な浄化水一一三グラム入りの瓶を受け取ることは、政府も認めている。これは販売ではない、と教会は主張する。販売したら法に触れてしまう。

寄付計画はたちまち成功をおさめた。MMSは飛ぶように売れ、何千人もが教会のオンラインイベントに参加するようになった。

改宗者を増やした立役者はグレノンだった。無骨で頑固な型破りの人物というイメージが人を引きつけたのだ。「俺は戦士だ」彼はよくそう言った。「自分がヒーローか何かだとは言ってない。だけど俺は悪を憎む。事実を愛してる。そして神を愛してる。俺は恐れない」。ジェネシスII教会がアカウントを持つソーシャルメディアプラットフォームで、グレノンはユーモアたっぷりに、そしてもっともらしく、何時間も聖書について語り、聖書と現代の話題のあいだをスムーズに行ったり来たりすることができた。

グレノンの息子の一人ジョゼフは宣伝を手伝った。別の息子ジョナサンは、フロリダ州ブランデントンの自宅の裏庭にある小屋でMMSを製造して瓶詰めした。もう一人の息子ジョーダンは販売担当で、注文を受けて顧客との連絡を行った――いや、寄付を受け取って教会信者に聖体を送った。

教会幹部は世界各地でセミナーを開催し、MMSに関心を持つ人々のネットワークを戦略的に築いた。セミナーの出席者は四五〇ドル払ってジェネシスII教会の健康使節になった。健康使節は自らMMSを作って分配する権限を与えられた。またグレノンは、コロンビアのサンタマルタの自らが住む敷地内にMMS回復センターを設立した。このMMS特化保養所に滞在する費用は月額五〇〇〇ドルだった。

二〇一五年、グレノンとハンブルの姿をしたエイリアンは意見が対立し、エイリアンはメキシコで暮らすため教会を去った。しかしジェネシスⅡ教会は、もはやエイリアンに頼らずとも運営できた。グレノンと息子たちはセミナーや通信講座を行いつづけ、全部で一四五カ国の二〇〇〇人のジェネシス健康使節を養成した。やがてジェネシスⅡ教会提供による週に一度のラジオ番組『G2ボイス』でMMSの宣伝を行うようになり、この放送は二五万回ダウンロードされ、三〇〇万回聴取された。ABCニュースでは、一九七〇年代のテレビシリーズ『バイオニック・ジェミー』で主人公を演じた女優リンゼイ・ワグナーがMMSでしつこい発疹が消えたと証言する話が報じられた。

MMSを支持する健康使節や教会信者は非常に多かったので、政府がMMSを全面的に禁止するのはほぼ不可能となり、MMSを次のレベルに押し上げる時がやってきた。

MMSと両立できる理論が一つあった。プレモルフィズムである。当時プレモルフィズムは〝唯一真実の治療法〟コミュニティの中でウィルスのごとく広がっていた。猫を瓶詰めしたアントワーヌ・ベシャンの理論は、彼の犠牲者と同じく九つの命を持っていたのである。

ロバート・ヤングと共通の友人を何人か持つハンブルの姿をしたエイリアンは、プレモルフィズムは全身的に病気を治すMMSの能力のみならず、FDAやFTCや米国医師会（AMA）に迫害されているあらゆる〝唯一真実の治療法〟の作用をも説明できる、と書いた。

エイリアンはMMSの限界の探求を続けた。これを飲むのが良いことはわかっている。だが、摂取の方法や考慮すべき患者集団はほかにもある。彼はMMS結腸洗浄剤やMMS吸入剤の実験を行った。歯磨き用MMS。妊娠中の女性や出生前の胎児用MMS。動物用MMS。

やがてエイリアンは、究極のMMS処置法を思いついた。注射である。

それを試すため、彼は一五〇ミリリットルの生理食塩水にMMSを一滴加え、自分自身に点滴してみた。一時間経過。効果なし。何か間違ったことをしたのか？

いや、体に洗浄液を注入しただけだ。

注入の約九〇分後、効果が現れた。寒気がして、どうしようもなく体が震えたのだ。吐き気もした。これらの症状はまさに、有害な化学物質に対して人体が示すことが予想される反応である。ところがエイリアンは、震えや吐き気は効き目のあった証拠だと考えた。

「気分は悪かったが、とても高揚していた。何か普通と違うことが起こっている。こんなことは今までになかった」

さらなる実験を経たエイリアンは、この反応はMMSが体内の病原体を破壊して毒を放出した結果だと考えた。毒の一部は体の奥深くに根づいていて、MMSを飲んだだけでは対処できないのだ、と彼は結論づけた。

「二酸化塩素は体内組織のどんどん奥へと入っていくからに違いない」彼は書いた。

深く根づいた毒はアメリカ合衆国政府が作った「研究室で生み出された病原体」である、と彼は述べた。

エイリアンによるこの画期的大発見は、全面的に拒絶されたわけではない。ある女性は一回二〇〇〇ドルの料金で、自宅ガレージでガン患者にMMSを注射し、少なくとも一人の乳ガン患者に悪質な血栓を生じさせた。とはいえ、マーク・グレノンのような優れたMMS推進者の協力を得ても、広く世間に受け入れてもらうのはほぼ不可能だった。

前進するための唯一の方法は、グレノンに、非常に有力だが非常に愚かでもある人に対して説得力を持ってMMSを売り込んでもらうことだ。その人物とは、バイオニック・ジェミーよりはるかに大物でなければばならない。理想的には——あまりにも非現実的な思いつきだが——たとえばアメリカ合衆国大統領のような人がテレビの生放送に出て、体に漂白剤を注射するのは有益だと思われると世界に向かって話してほしい。

万が一それほど突拍子もないことが実現したなら、状況は一変するだろう。

第七章　アメリカのヘルスケアは避難所となる

今日でも古い思想の大半は生きている。ただ装いを変え、生きる場所を変えているにすぎない。（中略）名前とは単なる空気であり、風向きが変われば吹き飛ばされる。しかし思想は人間の欲望や弱点に根をおろしており、容易には滅びない。（中略）我々は何を言えばいいのだろう――現代の口先がうまく身なりの良いペテン師、医師のふりをして（中略）罰や鞭打ちを恐れず商売する輩について。あるいは、ばかげた名前をつけた根拠のない宣伝を口をあんぐり開けて熱心に聞き入る、地位は高いが騙されやすい人々につけ込む、多くの愚か者や浅薄者について。

――オリヴァー・ウェンデル・ホームズ、『マサチューセッツ州の医療界』、一八六九年

医師たちは一世紀のあいだ、ナンバー・ジャンキーが促進してきた科学的確実性に基礎を置いてきた。彼らがアメリカ国民に提供したのは、ワクチンなど、エビデンスに基づく処置や忠告の一群だった。それらが人間の寿命を劇的に延ばしたのは明らかである。

その基盤によって立つ医学界は、一般の人々からの信頼を当然視してきた。医師は、患者が恐ろしい治療法を受け入れるのは当たり前だと考えた――向精神薬、他人が腹の中をかき回せるようにする麻酔、弱毒化した危険な病原体の詰まった針を子どもに突き刺すこと。

過激な〝唯一真実の治療法〟は一世紀間、この信頼を打ち破れずにいた。だがヘルスケアに関する文化は変わりつつあった。ガンなど深刻な病気の患者たちが押し寄せた――ラリー・ライトルのレーザーセミナーに、トビー・マッカダムの仮想店舗に、ロバート・ヤングのミラクル農園に、ペンテコステ派の神癒イベントに、エイリアンが設立し批判者からは〝漂白剤教会〟と呼ばれるようになった新たな教会に。

しかしもちろん彼らは、利益目的の医学的偽情報という底なし沼の住人のごく一部にすぎなかった。二〇一一年には、存在すらほとんど知らなかった影の健康帝国に医学界が脅かされているらしいことは、明白になっていた。その年、アメリカの歴史上初めて、サプリメントを服用する大人は服用しない大人の数を上回った。善玉菌の利用は、それまでの一〇年間で四倍になった。飛行機の国際便に搭乗したアメリカ人の約二〇〇人に一人、つまり一〇〇万人近くは、ヘルスケアを受けるためコスタリカなどの国へ行き、アメリカ国内で違法とされる治療を施された。二〇〇三年の九倍である。かかりつけ医のところへ行かないことにした人は増加している。ある全国的な調査によると、こうした患者の六〇パーセントは、ヒルであれレーザーであれ低酸度液体食事療法であれ、代替医療を受けていることをかかりつけ医に知らせていなかった。

二〇一一年に世界で最もアクセスの多かった代替医療ウェブサイトは、反ワクチン活動家（そしてヘルス・フリーダム博覧会での講演者）ドクター・ジョセフ・マーコラが運営するmercola.comである。彼は二〇〇九年に医師を辞め、二〇一〇年には七〇〇〇万ドル分のサプリメント（たとえば〝ドクター・マーコラ・ビタミンK2〟。不純物を調べるための分析は行っていない）や医療機器（たとえば〝遠隔サーモグラフィカメラ〟。彼は根拠を明らかにせず、この装置の医学的効能を謳っている）を販売した。大手製薬業界に対するこのウェブサイトのスタンスは、勃起不全に効くホーニーゴートウィードなどを宣伝する記事と並んで述べられていた。その年、マーコラのウェブサイトには一カ月で一九〇万人が訪れ（国立衛生研究所とほぼ同じ）、その多くは週に何度もアクセスしていた。

〝唯一真実の治療法〟の急激な増加は深刻な影響をもたらした。もしもある人が危険な薬剤や有害なサプリメントを服用して救急救命室に運ばれたなら、我々はその人が自分の口に入れるものについて不注意だったことを笑えばいい。けれども、そんな人は一人だけではない。二〇一五年だけでも、二万三〇〇〇人のアメリカ人が、体重を減らしたり性生活を改善したり運動能力を高めたりする目的で粗悪なサプリメントを服用して救急病院に運ばれた。

一方、手ごわいはずのFDAが、勝手な行動をするトンデモ医者の群れを減らすためにほとんど何も手を打っていないのは明らかだった。二〇一四年にはアメリカ人の四人に一人近くがオンライン薬局で買い物をしており、そういう人のうち三六〇〇万人は処方箋なしで医薬品を入手していた。

学者や監視機関は、FDAが違反者を把握しながら放置している無能ぶりを指摘しはじめた。二〇〇七年～二〇一六年にFDAは処方薬を混ぜたサプリメントを七四六品目特定したにもかかわらず、リコールされたのはわずか三六〇品目。残りは、アメリカの小売り制度という制御不能な怪物の枠内で販売されつづけた。

ある調査はFDAにとって特に屈辱的だった。研究者が二〇〇九年～二〇一二年にリコールされた数百の製品を綿密に調べた結果、そのうち数十はリコールの一年後もまだ売られていることが判明したのだ。研究者がそれらの製品を購入して分析した結果、三分の二にはリコールの原因になったのと同じ成分が依然として混ぜられていた。二〇一四年、あるアメリカ下院議員は、インチキ薬品より高級バッグの偽物に対する罰のほうが重いと嘆いた。

しかも、ＦＤＡが刑事告発した場合でも、マッカダムやライトルやヤングのような事業者はその後何年もカネ儲けを続けられたのである。

ヘルス・フリーダム博覧会などのイベントはニューエイジの治療師と医療の自由という過激な価値観を結びつけたが、それはオプラ・ウィンフリーと嫌われ者の怪物グリンチの結婚を仲立ちしたようなものだった。彼らの子孫はトンデモ医療で多額の不正な利得を手にし、その一部は医療の自由の名のもとにアメリカの規制システムを蝕むために使われた。

つまり、反ワクチン活動家たちに多額の現金が渡ったのだ。マーコラのような人々が政治的保守派に加わって、〝ワクチン選択の自由テキサス人連合〟や〝ワクチンと健康選択の自由オクラホマ人連合〟といった草の根組織に資金を提供した。総額一億ドルを超える資産を持つマーコラは、キリスト教的な自由の伝統を侵害しているとしてワクチン義務化に反対する全米ワクチン情報センターに、四〇〇万ドルを注ぎ込んだ（〝自由〟をlibertyと言う人もいればfreedomと言う人もいるが、科学は両者の違いを明確にしていない。主な理由は、どちらの本当の例もまだ見つかっていないからだ）。

ＦＤＡと医学界は〝唯一真実の治療法〟に鉄槌を下すために、できることはなんでもしていた。だが彼らは、〝唯一真実の治療法〟のほうが自分たちに鉄槌を下す方法を見つけるかもしれないことに遅まきながら思い至った。

医学界に戦いを挑むこと――これが、医療の自由運動にとっての次なる段階だった。彼らはありとあらゆる〝唯一真実の治療法〟（その主たる条件は「ワクチンでないこと」）を煽動し、ロビー活動を行った結果、一二の州でワクチン接種の強制力を緩める法律を通すことに成功した。二〇〇〇年から二〇一五年のあいだに、全国における子どものはしかワクチン接種率は九七パーセントから九二パーセントに低下し、八六パーセントまで下がった地域もあった。

数年後、アイダホ大学の研究者グループは、教養ある多くのアメリカ人が効果の証明されていたワクチンをこの時期に拒否するようになった原因を調べた。制度への信頼を失った個々人が、共和党が採用した医療の自由という旗印の下に集結した、というのが従来の見解だった。

だが実際は逆であることが研究で明らかになった。政治的な立場がワクチンについての意見を左右していたのである。

つまり、リベラルがワクチンを支持するのは、科学を愛しているからではなかった。政治的影響力のある人々が、ワクチンを支持したら良きリベラルになれると言ったのだ。そして保守派がワクチンを罵るようになったのは、もともと医師を信頼していないからではなかった。密接なネットワークでつながる影響力のある代替医療治療師や政治家や芸能人が、ワクチンを罵ったら良き保守派になれると言ったのだ。そういう治療師や政治家や芸能人が、主流の医学への不信感が大きいほど多く売れる製品——インチキサプリメント、不正な医療機器、トンデモ医療による健康サービス——によって儲けていることは、問題にされなかった。

医学界が憤慨して息巻くのも当然だろう。しかし、不機嫌で独善的な唇から怒りの息を吐く前に、思い出さねばならないことが一つある——こんなことになった責任は彼らにある。

少なくとも、責任の一端は彼らにある。

二〇一九年の著書『デザインが招いた破滅(Ruined by Design)』(未邦訳)で、先見的デザイナーのマイク・

モンテイロは、巨大IT企業《ビッグ・テック》や社会一般に蔓延する問題の大部分――ソーシャルメディアプラットフォームにおける悪意ある発言や有害な偽情報から、貧困層やマイノリティの公民権剥奪に至るまで――を、過ちや偶発的問題と考えるべきではない、と論じる。それらは、そうした効果を生み出すようデザインされたシステムにより起こるべくして起こった結果である――そのシステムがツイッターであろうと選挙人制度であろうと。倫理的で思慮深く包容的な考え方でこれらのシステムをデザイン(または再デザイン)すれば、問題のほとんどはあっさり消え失せるだろう、と彼は書く。

〝唯一真実の治療法〟の急増もそうした問題、つまり不完全で不公平にデザインされたシステムの必然的な産物だ。この場合は、偽情報に寛大なインターネット、サプリメントに甘い法律、無能なFDAというシステム上の欠陥が、別の欠陥あるシステムのせいでさらに悪化していた。そのシステムとは、失敗作というよりむしろ、医師が意図的に誤った価値観を優先したことにより生まれたものである。

ワクチン接種率が低くて代替医療が盛んなのは、都会よりも収入が低く、教育機会に恵まれず、健康保険加入者が少ない田舎である。

こうした地域は、最も医師を必要としているにもかかわらず慢性的な医師不足に悩まされている。二〇〇〇年に行われたある調査によれば、アメリカ人の約二〇パーセントが田舎に住んでいるのに対して、そこで開業しているのは医師の九パーセントにすぎなかった。田舎の住民のおよそ二五パーセントは、費用が高かったり遠方であったりするため医療サービスを受けられなかった経験があると答えた。二一世紀になって問題は悪化している。二〇〇五年～二〇二二年に、田舎の病院は毎年一〇以上が閉院した。田舎で開業することを望む医学生は一パーセントしかいない。

医療関係者が去ると、あとに残された空白地帯には〝唯一真実の治療法〟や反ワクチンの訴えが入り込む。そして、田舎での医療の不在は、たまたまそうなったわけではない。米国医師会（ＡＭＡ）が、まさにそうなるようにこの分野をデザインしたのだ。

一八〇〇年代半ば、ＡＭＡは結成直後から全国の州議会に医師を立候補させた。選挙に当選すると、彼らはこの職業にとって最も差し迫った問題だと考えるものに取り組みはじめた。医師は多過ぎ、患者は少な過ぎるという問題だ。供給が減れば自分たちの収入が増えるという考えのもと、免許要件を厳しくし、新たな医学校設立の認可を妨げて、医師課程の卒業生の増加速度を抑えることに成功した。黒い鞄を持って馬で往診する医師たちがぎりぎりの収入で暮らしていた時代には、自衛のためにそうせざるをえなかったのだろう。しかしカネへの欲望はその時代を過ぎても衰えなかった。その後の一〇〇年間でどれだけ収入が高くなろうと、ＡＭＡは医師の供給路をさらに狭めるべくロビー活動を続けた。

これは目覚ましい成果をあげた。二〇二〇年、開業医の平均収入は三五万ドル以上だった。そして医師の供給は非常に少なく、配分は偏っているため、ミシシッピ州には人口一〇万人につき免許を持つ医師は一九一人しかいなかった。ニューヨーク州、バーモント州、ロードアイランド州、メリーランド州などのおよそ半分である。これらの州も、人口一〇万人当たり医師四〇〇人というロシア連邦やイタリア、さらにはカザフスタンと比べると貧弱だ（ギリシャは一〇万人当たり医師五五〇人、キューバは八四〇人で世界最高である）。

アメリカの医師を貴重な存在にすることでＡＭＡはメンバーの社会的・経済的地位を向上させたが、医師の診察が受けにくくなるという意図せぬ影響をもたらした。今、学位を持つ医師は近寄りがたいエリート文化を形成している。その文化は、社会経済的に底辺近くにいる田舎の患者向けの医療につきものの不信や誤解を生み出している。

ＡＭＡが積極的にデザインして一般に売り込んだヘルスケアモデルにおいて、田舎の患者と大きな階級格差ができるほどの超高給取りではない医師が数多く流通していたなら、トンデモ医療もここまで繁栄しなかっただろう。

というわけで、二〇一一年には、アメリカのヘルスケア制度のデザインは、多くの人にとって素晴らしいものとなっていた。

とてつもなく高い収入を得る医師たちにとって素晴らしかった。

〝唯一真実の治療法〟で儲けている治療師たちにとって素晴らしかった。

月ごとにどんどん支持者を増やしている反ワクチン運動にとって素晴らしかった。

医療の自由において共和党主流派が無視できないほどの大きな鬨の声を響かせているリバタリアンにとって素晴らしかった。

そして共和党の政治家や保守的メディアにとっても素晴らしかった。彼らは代替医療治療師を歓迎し、多くの場合、自らも代替医療関係の製品で儲けていた。

こうしたグループはすべて、ある考え方を前提としていた――政府を動かしているのは大手製薬業界なので、政府の規制や取締能力を緩めると大手製薬業界は困る。

この基本的な前提には多くが賛同した。大手製薬業界自身も含めて。

なにしろ、巨大製薬企業は業界が大きくなったときから政府と二人三脚で歩んできたのだ。業界は何十年ものあいだ、カナダから安価な医薬品を輸入したり料金の上限を設けたりメディケイドやメディケアの料金を設定したりして医薬品の価格を下げようとする民主党主導の改革案に抵抗してきた。

だから、リバタリアンが代替医療治療師を取り込むことができれば、アメリカのヘルスケア制度は大手製薬業界にとっても素晴らしいということになる。

しかし患者にとっては、あまり素晴らしくなかった。

ワクチン接種率が低下すると、手ぐすね引いて待ち構えていた伝染病の一群が表舞台に再登場した。二〇〇〇年、はしかは根絶されたと思われた。ところが二〇一四年、接種率の低い地域二三カ所で感染が発生し、二〇一五年には女性一人がはしかで死亡した。ワクチン拒絶は、水疱瘡、肺炎球菌感染症、百日咳の発生も引き起こした。

さらに悪いことに、医師への不信はガン患者に悪影響を及ぼしている。イェール大学のある研究班は全米ガンデータベースの患者八四〇人の症例を調べ、化学療法、手術、放射線療法といった従来のガン治療を選んだ人と、〝唯一真実の治療法〟などの代替医療を選んだ人とを比較した。違いは明白だった。肺ガン患者で代替医療を選んで六年以内に死亡した人の数は二倍だったのだ。大腸ガンでは四倍、乳ガンでは五倍だった。

こうした傾向を突き止めたバーバラ・アン・カーマノス・ガン研究所の腫瘍専門医デイヴィッド・ゴルスキは、この調査は「代替医療はガン患者を殺す」ことを示しているとジャーナリストの前で話した。「これは実質的には治療を完全に拒否するのとなんら変わりがなく、はるかに高額で厄介である」

彼は医療の自由運動を非難した。

「自由への訴えは」彼はある記事で述べた。「疑似科学への〝入り口の薬物《ゲートウェイドラッグ》〟のようなものだ」

代替医療にとっての転換点である二〇一一年は、別の理由でも大きな意味を持つ年だった。

太平洋の底深く、一つのプレートの端が日本を支える別のプレートの下に入り込んだ。それはニュースではない。人類がニュースという概念を生み出すずっと前から、プレートは一年に約八センチの割合でその動きを続けていた。ところがこの年の三月、それは最大のニュースになった。下に入り込んだプレートの一部が跳ね上がって海底面を五メートル近く押し上げ、日本の一部を支えていたプレートが突然一メートルほど沈んだのだ。東北地方で起こったマグニチュード九の地震は巨大な規模で、日本列島は東へ二メートル以上移動した。地球の軸は約一七センチずれた。地球の回転が速くなった（一日にわずか一・八マイクロ秒ではあるが、今や諸君の日々もほんの少し短くなっている。サンクス、オバマ！「問題が起きたときすべてオバマのせいだとするジョーク」）。地震とその後の津波は人間のさまざまなシステムを乱しもした。交通システム、エネルギーシステム、水道システム、通信システム、そして最も大切なシステム——いちゃつき、生殖し、粉ミルクの不合理な値段の高さについて考える（通常この順で起こる）ことを可能にする生体システム。

津波では二万人以上が死亡し、原発がメルトダウンした。これはあらゆる人にとってとてつもない災難だった——サプリメント業者を除いて。彼らは原発から何千キロも離れたところで暮らすアメリカ人の根拠のない恐怖心を食い物にした。依然としてライジング・サン製品を売っていたトビー・マッカダムは地元紙に、放射能がモンタナ州まで漂ってくるとは思わないが「可能性はある」と語った。「万が一の予防」として自らの〝ルゴールヨード液〟を肌に塗ることを勧めた。ヨードのサプリメントを自己判断で使用するのはかえって害になりかねないと公衆衛生当局者が警告したにもかかわらず、注文が殺到してトビーのウェブサイトはクラッシュした。

津波が引き起こした混乱の持つ多くの側面によって、この出来事からアメリカ合衆国は本格的なゾンビ黙示録《アポカリプス》に陥りはじめたのかもしれない。

地震のあとの六月、ＣＤＣがツイッターで緊急事態への備えに関する発信を始めると、何人かの人々が冗談交じりに、ＣＤＣにゾンビ襲撃という大災害への見解を求めるツイートを行った。

これには（笑）や（爆笑）や（^^）といった予想どおりの反応が起こったが、デイヴィッド・デイグル（ＣＤＣ通信管理者）とドクター・アリ・Ｓ・カーン（ＣＤＣ防災専門家）はあることを思いついた。デイグルの発案を受け、カーンはＣＤＣのウェブサイトにゾンビ黙示録への備えを説く記事を書いた。これはゾンビ人気を利用して現実の災害に対処するための実生活での対策を教えるものだったが、氷のように冷たい聴診器を持つ人物にも人間らしいところがあることを示していた。ＣＤＣのゾンビ黙示録防災計画は即座に大受けし、アクセスが殺到してＣＤＣのサーバーはフリーズした。人々は、脳みそに飢える人間に関する発信に飢えていたらしい。

このユーモアあふれる記事が大成功だったので、カリフォルニア大学アーバイン校の研究者チームは『エマージング・インフェクシャス・ディジーズ』誌に成功を祝う論文を載せ、ほかの公衆衛生当局もこれに倣うべきだとした。ゾンビは「公衆衛生を広く認識してもらうために、共感を得られる大衆文化というツールと架空の現象についての科学的説明を用いる」絶好の機会だ、と論じた。医学界もこうした取り組みを行って健康に関する種々の話題に関する対話を促し、一般へのより良い啓蒙を行うべきだ、と提案した。

突如として、公衆衛生や安全に関連したあらゆる場所にゾンビが現れた。ＣＤＣも国土安全保障省も連邦緊急事態管理庁も、ゾンビを取り上げた詳細な報告書を発表した。ようやく役所が主導権を握って、不注意により〝唯一真実の治療法〟推進者たちに譲っていた文化的領域を取り戻しつつあった。

また二〇一一年には、スティーヴン・シュロズマンというハーバード大学医学大学院の医師で野心的な小説家がラジオ番組『コースト・トゥー・コーストＡＭ』に登場した。これは毎日午前二時から四時まで、話を信じやすい大勢の全国のリスナーに向けて陰謀論や超常現象の話をする番組である。『コースト・トゥー・コーストAM』は一〇〇〇万のリスナーがいる全米一人気の深夜ラジオ番組なので、シュロズマンには最新の著書『ゾンビの解剖――黙示録《アポカリプス》の秘密のノート（The Zombie Autopsies: Secret Notebooks from the Apocalypse）』（未邦訳）の宣伝を行う絶好の機会だった。この本でシュロズマンは医学の知識を駆使し、ゾンビの医学的原因は〝運動失調性神経変成飽和症候群〟だと述べた（もちろんこの本は虚構のフィクションを描いた架空の作品である）。シュロズマンはまず自らの小説内での出来事をあたかも現実であるかのように話し、その後これは純然たるファンタジーだと明かす、というのが番組のお約束だった。

デイグルもカーンもシュロズマンも、人々が科学を面白おかしく学ぶのに貢献していた。ところが、彼らの努力はすぐさまある問題にぶつかった。ゾンビ黙示録の見方は一つではなかったのだ。

ＣＤＣなどの機関が充分理解していなかった事実の一つは、二〇〇九年の長編映画『ゾンビランド』や二〇一〇年にヒットしたテレビシリーズ『ウォーキング・デッド』などのゾンビ物では水の衛生管理といった公衆衛生概念に関する描写がほとんどないことだった。物語は保健当局職員のほとんどが顔を食われたあとで展開し、残された生存者たちは自衛のため野球のバットやクロスボウや散弾銃で感染した人々を攻撃して走り回る。

だからこそ、このホットで新しい文化的流行を自分たち独自のまったく別の政策に利用しようとするほかのグループが現れたのだ。ゾンビは銃の広告に欠かせない存在となり、全米ライフル協会（ＮＲＡ）の年次総会で主役を演じた。ゾンビを撃つのは人間の標的を撃つときのような良心の呵責をまったくもたらさないからだ。

「ゾンビ作品は黙示録を正面から描いているため、これが大衆文化に広まると、文明の耐久力への信頼が失われる可能性がある」タフツ大学教授でゾンビに詳しいダニエル・ドレズナーは書く。「典型的な描かれ方をしたゾンビの物語は、まさにCDCや連邦緊急事態管理庁（FEMA）といった機関が防ごうとしている状況を社会に提示している」

ドレズナーは、ゾンビの登場がいわば犬笛のように、銃を持つ権利を求める人々を呼び集めたと述べた。といっても、もちろん彼らが現実の生活でゾンビを撃つ必要に迫られることは決してないのだが。

しかしやがて、一部のアメリカ人は自問するようになった。「私はいずれ現実の生活でゾンビを撃つ必要に迫られるのか？」

トビー・マッカダムは、二〇一二年にマイアミで起きた事件について話してくれたことがある。男性がホームレスの顔を食いちぎり、当局によると撃たれたあとなかなか死ななかったという。だが、この事件に強い興味を抱いたのはトビー一人ではなかった。これによってゾンビへの関心が喚起されたのである。

事件が報じられて間もなく、自称ビットコイン伝道者で代替医療サプリメント推奨者が事件に関する『ハフィントン・ポスト』の記事を勝手に改変し、顔を食いちぎった原因は宿主の内臓を破壊して人肉を欲するようにさせるウィルス、〝LQP‐79〟であると記した。

このフェイク記事はウィルスのごとく広まってデジタルメディアをにぎわせた。その結果LQP‐79はCDCのウェブサイトで三番目に多く検索された語となり、CDCは必要に迫られてゾンビウィルスの存在を公式に否定した。

ちょうどその頃、全米各地でゾンビの攻撃に備えるサバイバリストや民兵組織が続々誕生していた。一つは以前からある組織ミシガン・ミリシアから枝分かれしたグループだが、ほかにもカンザス反ゾンビ・ミリシア、反ゾンビ統一抵抗運動（ＡＺＵＲＥ）、ゾンビ戦闘レッドネック、ゾンビ撲滅サバイバル・チーム、死人襲撃隊、アメリカ合衆国ゾンビ防衛隊といった組織があった。

アメリカ合衆国ゾンビ発生対策チーム（ＺＯＲＴ）という結束の緩い全国組織は、サバイバリズムとコスプレという奇妙な組み合わせを流行らせた。そのウェブサイトには、軍服を着てサングラスをかけ、『ゴーストバスターズ』や『マッドマックス』の世界に出てきそうなゾンビ戦闘車としてトラックをステッカーや奇抜なアクセサリーで飾り立てた、プレッパー［危機に備えて武器を準備したり訓練したりするマニアックな人々のこと］たちが登場する。ある意味、それは楽しいお遊びである。しかし彼らは本物の銃器を持っていた。そして黙示録《アポカリプス》後に備えた本物のサバイバル訓練を行っていた。

「パンデミックで感染した人間、気の触れた者、あなたの家族を傷つけ食料や装備品を奪おうとする犯罪者やギャングなどは、すべてゾンビである」ＺＯＲＴの宣伝資料にはそう書かれている。

ＺＯＲＴは、自分たちは面白おかしく装っているだけで、本当は自然災害の際に役立つまともな訓練を行っているのだと主張する。だがもちろん、ゾンビとハリケーン生存者との真の違いは、前者は頭を撃ち抜かねばならず、後者にはアルコールのお湯割りやシャワーを提供せねばならない、ということだ。

こうした人々は、本気でゾンビの存在を信じていたのか？

たぶん違う。だが可能性はある。

ドレズナーは、人は超常現象について考えるとき論理的な証拠よりも他人がそれを信じるかどうかのほうに注目する、という研究結果を引用した。つまり、たとえ誰一人ゾンビを信じていなくとも、他人がゾンビを信じていると考える人がいれば、その人たちはゾンビを信じるようになる、ということだ。こういうガスライティング［誤った情報で心理的に相手を操って正常な判断力を失わせる行為］は非常に効果的で、ガスライトされた人々が他者をガスライトしていき、やがて本物のゾンビへの恐怖心が芽生えてくる――これをマスライティングと呼ぼう。

そして実際、これは虚構ですまされない話になっている。ＣＤＣのデイグルとカーンはゾンビ防災計画に関して、心配した市民から、侵略してきたゾンビを撃退するにはどんな武器が推奨されるかという問い合わせを受けるようになった。また、『コースト・トゥー・コーストＡＭ』出演後、シュロズマンのもとには、ゾンビ感染に効く薬や自宅の防御への助言を求めるリスナーからのメールが届いた。中国国営放送は、エボラ出血熱による死者がゾンビとなって蘇っているという根強い噂を公式に否定しなければならなかった。二〇一四年、フロリダ州議会のある議員が、緊急事態のときは市民が許可なく武器を携帯できるようにする法律として〝ゾンビ黙示録《アポカリプス》関連法〟の法案を提出した。

驚くべきことに、二〇一五年に行われた調査で、アメリカ人成人の二パーセントが、最も可能性の高い黙示録のシナリオはゾンビによるものだと考えていることが判明した。

そしてゾンビは予想外のところにも顔を出しつづけている。ジョギングをする人々が架空のゾンビという敵に追われて走りつづけるフィットネス動画がダウンロードされた。二〇一六年のリバタリアン党大統領指名選挙に立候補したヴァーミン・スプリームは、〝ゾンビ黙示録についての意識を高める〟という政策を追加した。彼は再生可能エネルギー源としてゾンビを利用することも唱えた。巨大ＩＴ企業もこの流行に乗っかっている。アマゾンのゲーム開発エンジンに関するユーザー契約条項五七・一〇では――ギャグだろうか？――医療機器、核施設、宇宙船、軍隊戦闘活動といった人の生死にかかわる状況においてゲームソフトウェアを使用することを禁じている。「ただし、嚙みつきや体液との接触により伝染する、人間の遺体を再活性して生きた人間の肉・血液・脳・神経組織を求めさせ系統的な文明の崩壊をもたらすような広範囲の（ＣＤＣまたはその後継機関が認定する）ウィルス感染が発生した場合には、本規定は適用されない」

大衆文化にゾンビの話が蔓延すると、テレビや映画の物語は単によたよた歩いて脳みそを食う集団を描くだけではおさまらなくなった。ゾンビのラブコメやゾンビのフェイクドキュメンタリーが登場した。ＣＷテレビジョン・ネットワークの『ｉゾンビ』という番組は、ゾンビウィルスに感染したシアトルの遺体安置所職員の物語である。この世界のゾンビは、充分な食料（脳）が与えられている限り個性と理性を保持している。二〇一七年放送の第三シーズンでは、ゾンビの過激派集団がシアトルに致死性のインフルエンザウィルスを撒き散らす。地元の公衆衛生当局はインフルエンザワクチン接種の義務化を発表するが、ゾンビは接種された人間をゾンビ化する物質をワクチンに混入していたことが明らかになる。

一般市民をゾンビ化するワクチン？

公衆衛生にとって幸運なことに、さすがに現実の生活でこれを信じる人間はいないだろう。

第四部　回復（もしくは死）

〝唯一真実の治療法〟がシステムを打破する話

時は真夜中、
若きウィリアムは眠ろうとした。
するとメアリーの幽霊が忍び寄り、
ベッドの横に立った。

おお、愛しのウィリアム！　愛しのウィリアム！
私は永遠の眠りにつけないの。
ああ！　我が永久の平安は
ばらばらにされてしまったのよ。
（中略）
死体泥棒どもがやってきて
私の体を盗んでいった。

なんとひどいことでしょう、
死体をそっとしておいてくれないとは。
（中略）
私のもろい体は包まれて
袋ごと運ばれていった。
ちっぽけな死体として
サー・ダリーの広い倉庫に。

私はストラットフォードみたいに切り刻まれ
カロウから来たイ・ル・リーが
忍び込んで盗んでいった、
私の大脳と脊髄を。

あなたに私の手をあげると誓ったのに
運命はそれを許してくれない。
手はドクター・ライトのところにあるわ、
瓶の中でアルコールに浸けられて。
（中略）
目は――美しい目、

かつて眼窩から輝きを放った目は、
ミスター・ヒルズのところにあるわ、
ズボンの大きなポケットの中に。

頭蓋骨はスタークに渡された、
なんの断りもなく。
頭蓋骨にある
こぶもふくらみもすべて。
（中略）
足は――小さな足、
かつてあなたが美しいと言った足は、
町の近くにあるわ、
街の他人のところに。

学生たち、優しい若者たちは
きっと羊皮紙に手紙を書いたわ、
大物の医者たちに。
そして私の小脳を手に入れた。
（中略）

私のお墓で泣かないでね、
私がそこにいると思わないでね。
だってそこには何もないから、
私の体の一部分すら。

――『「メアリーの幽霊」のパロディ、または医師と死体泥棒(Excerpts from “A Parody on ‘Mary's Ghost’; or, The Doctors and Body-Snatchers)』(未邦訳)からの抜粋、一八二九年

第一章　ラリー・ライトルのレーザー光は終身刑をもたらす

本書は情報目的のみで著され出版されており、専門的な主治医の診察に代わりうるものではありません。（中略）本書で示された情報は医療上のものではありません。

――ラリー・ライトル、『インネート・ウィズダム（Innate Wisdom）』（未邦訳）より「免責条項」、二〇〇八年

ラリー・ライトルのレーザー治療が連邦による差し止め命令を受けたにもかかわらず、二〇一六年も二〇一五年とほぼ同じように進んだ。ロニー・ウィアとイリーナ・コソフスカヤは秘密の在庫から流通業者や一般人にレーザーを売りつづけ、ライトルのオールドキャップ・トラスト名義の銀行口座に金を送りつづけた。

ヒーリングの光の期待とともに、新年、二〇一七年が明けた。ライトルのレーザーの秘匿在庫数は減っていたが、共謀者三人が新たな製造パートナーを見つけることは可能だと思われた。

一月の終わり頃、ライトルの家のドアがノックされた。ＦＤＡ検査官ではなかった。ＦＤＡ査察官でもなかった。大文字だらけの警告書が入った配達証明郵便の配達者でもなかった。

アメリカ合衆国郵便公社の取締官の集団だった。郵便公社は真剣である。彼らは銃、手錠、連邦大陪審からのロバート・ラリー・ライトル刑事告発状を持っていた。そこには、共同謀議、ＦＤＡ妨害活動、法

廷侮辱、文書偽造、郵便不正、有線通信不正、公的機関手続妨害など一八の訴因が書かれていた。

コソフスカヤはニューヨークで逮捕され、週末にラピッドシティに移送された。オールドキャップ株式会社の代理人として登録されている、長年ライトルと同居しているパートナーのフレドレッタ・イーソンは、法廷侮辱罪で告発された。

連邦検察官はどこから決定的証拠を得たのか？　ロナルド・〝ロニー〟・ウィア・ジュニアからである。ロニーは減刑と引き換えに、自分と職員はライトルの代理として、興味を持った消費者からの問い合わせに応じて偽情報を提供した、と検察官に話したのだ。病気を持つ人々が、Ｑ１０００は白血病や通風などを治せるかと尋ねてくる。ロニーは必ず同じ返事をした。「Ｑレーザーは安全かつ効果的に治療することができます」

ほどなくコソフスカヤもロニーに倣って取引を行った。彼女は懲役一年三カ月、ロニー・ジュニアは懲役二年を言い渡され、その大部分をペニントン郡刑務所で過ごした。出所後、ロニーは再び妻と暮らし、ラピッドシティで不動産の仕事につくことができた。

ライトルにはほとんど取引の余地がなかった。裁判のあいだ、彼は好戦的で、態度は一貫していなかった。自分の主張を正しく伝えていないとして弁護士を首にした。いったん有罪を認めたあとそれを引っ込めようとし、検察官を州裁判所に告訴した。

ついに証言する時が来ると、ライトルは嘘をついた。言葉を濁した。責任を転嫁した。機器のほとんどは自分ではなく別の三三の会社（流通業者）が売ったと言った。レーザーの効能は糖尿病の研究で証明されていると述べたが、証拠を提示することはできなかった。確かにＱ１０００が常に効果を発揮したわけではないものの、どのケースでも完全に無害だった、と話した。

「Qレーザーについて謝罪するつもりはない。レーザーは正当だと信じている」

しかし、ライトルの罪は重かった。

検察官は、ライトルとその共謀者が慢性的で深刻な疾患を持つ高齢者を意図的に狙ったと述べた。何千ページもの被害者供述調書を提出した。ある一五歳の少女は、自分の母はQレーザーのシステムを信じてガン治療を中止したと証言した。母の死は「私の世界を粉々にしました」。検察官は、二〇一〇年から二〇一五年のあいだだけでも数千人の高齢者相手に二万台のレーザーが総額一六六二万ドルで販売されたことを示す証拠書類を提出した。

逮捕からほぼ一年後の二〇一八年一月下旬、ライトルは、彼の七〇代の恋人フレドレッタに対する法廷侮辱罪が取り下げられるという保証以外にはほとんど譲歩を得られない取引で、最終的に有罪を認めた。取引の一環として、彼はトラックと地金型記念金貨を引き渡した。既に六つの銀行口座に分散していた二三万九七一一ドルを検察官に差し押さえられていたが、ライトルはさらに六三万七〇〇〇ドルを没収された。

唯一の問題は、社会はコーチ・ラリー・ライトルをどうすべきかということだった——草原地帯の芝土の家で生まれた少年、洪水で壊滅状態になった町を復興させた英雄的な市民リーダー、評判の良い歯科医、だがあまりに我が強くて活動を法の枠内におさめられなかった人間を。

ライトルと娘は法廷で、彼が健康を保つためには自由の身でなければならないと主張した。Qレーザーを手元に置いておく必要があるし、食事と運動によって自らの健康を管理している。

法廷はこの状況の倫理面に苦慮していた。老人を殺人者とともに閉じ込めるのが正しいことだとは思えない。だがライトルはこれまで強い意志によって法をないがしろにしてきたので、自由になったらまた悪さをする可能性がある。法廷は彼の歯科医として、そしてラピッドシティ議員としての社会への貢献について検討した。最終的に、八三歳のライトルは懲役一二年の判決を受けた。

レーザーのショーは終わった。

ライトルはただちに執行官に身柄を拘束され、ウェストバージニア州ギルマーの連邦矯正施設という閉ざされた石の建物に移送されて一七〇〇人の収容者の仲間となった。何カ月ものあいだ、殺風景な独房で過ごした。数百万ドルは失われた。金貨も失われた。八四歳の誕生日を鉄格子の中で迎えた。そして八五歳の誕生日も。加齢に伴うさまざまな健康問題が彼の体を侵しはじめた。

連邦刑務所局の記録によれば、ライトルは耳が聞こえにくくなっていった。憩室炎を起こした。腸壁に食べ物のかすが入り込んで感染や激しい痛みを伴う炎症が起きる症状である。前立腺障害や高血圧性心疾患を起こした。睡眠時には無呼吸に陥った。一時的に呼吸が止まり、やがて大きな音で息を吸って酸素の流れが戻るのだ。腰の関節炎のため、あるときから車椅子を使うようになった。

ライトルはレーザーで自己治療を行いたいと言ったものの、刑務所当局は医学的症状には規則どおりに対応した。無呼吸の対処として呼吸補助装置を与えたが、ライトルはうまくつけられないと言った。目の検査と血圧の投薬治療は拒んだ。

ライトルは、刑期を終えていないが獄中では耐えられない健康問題を抱える受刑者を解放する、温情釈放を申請した。温情釈放を受けられる要件は、年齢による慢性的または深刻な病状があるか、刑務所の中で生きていけないほど衰弱しているかである。

刑務所幹部は痩せ衰えつつあるラリー・ライトルをどうすべきか検討した。八五歳の老人を鉄格子に閉じ込めておけば、アメリカはもっと安全になるのか？　彼の事例が示しているのは、司法制度が人員を投じて〝唯一真実の治療法〟の供給者をついに投獄したところで問題が簡単に解決するわけではない、ということである。

第二章　トビー・マッカダムのサプリメントはＦＤＡに制裁を受ける

「希望はないのか？」病人は言った。
医師は黙って首を横に振った。
そして悲しみの表情でその場を去った、
明日の報酬はあきらめて。

——ジョン・ゲイ、『病人と天使(The Sick Man and the Angel)』（未邦訳）、一七二七年

長々とした法的手続きを経て、二〇一五年一二月、トビー・マッカダムはついに取引をして法廷侮辱罪での有罪を認めた。彼は五七歳になっていた。誤った効能を謳う製品の販売をやめるようＦＤＡが初めて命じてから、九年が経過していた。トビーは罰金八万ドルと弁護士費用五〇〇〇ドルを支払うことに同意した。判決は懲役四カ月だった。

法廷の命令に従い、二〇一六年初頭に飛行機のチケットを買ってコロラド州イーグルウッドへのフライトに搭乗し、連邦矯正施設に出頭した。男性用で警備レベルの低い刑務所である。

「まさか自分が刑務所に入るとは考えもしなかったよ」彼は言った。判決が出たときも、地元の拘置所で四カ月過ごすのだと思い込んでいた。「州刑務所に迷い込んだ人間を凶悪犯と一緒に閉じ込めるみたいな

ものだ」

入所手続きのとき、刑務所職員はトビーが自らの坐骨神経痛用に作った鎮痛剤を没収した。ほかの入所者と同じく、彼はジーンズと青いシャツを着、刑務所支給のブーツを履いた。

刑務所の入所者にはさまざまな有名人がいた。彼らは良くも悪くも自分の評判に見合った行動を取ろうとしていた。

あまり有名でない入所者たちは、二四年の刑期を務めているエンロン社の元CEOジェフ・スキリングについて噂した。ジェンダー学の教授で人権活動家のウォルター・リー・ウィリアムズは未成年の少年二人と性行為をした罪で五年間の服役中だった。テレビ番組『サンズ・オブ・アナーキー』のエキストラとして出てきそうなスコット・リー・キンボールは、投獄される前はオーガニックの牛肉を売りながら殺人を犯していた。ウィスコンシン州出身の無法者、武装強盗のスティーヴ・ニグは、アリゾナ州の刑務所で手製の銃で撃たれたことがあったが、投獄されていない時期は故郷の町のイベントでサンタクロースを演じるのを楽しんでいた。

そして、民主党の元イリノイ州知事ロッド・ブラゴジェヴィッチ、通称ブラゴがいた。彼はアメリカ上院の議席を売ろうとした試みなど種々の不正行為で服役していた。知事を辞職したあと刑務所に入る前、彼はテレビシリーズ『アプレンティス』に出演した。有名人がビジネス関連の課題に取り組み、その成績でふるい落とされたり残ったりする番組である。ブラゴが番組の司会者によって(有名な架空の城を「ホグワーズ」と誤って呼んだハリー・ポッター関連のプロジェクトを監督していたため)首にされる前、観覧者の一人が彼に気づいて「おまえは面汚しだ。せいぜい刑務所を楽しめ!」と言った。

実のところ、ある意味ブラゴは本当に刑務所を楽しんでいた。彼は三年間、ほかの入所者たちが高校程度修了認定（GED）を取れるよう協力していた。別の入所者にギターを教えてもらい、エルビス・プレスリーを歌うジェイルハウス・ロッカーズというバンドを結成して、入所者のGED授与式で演奏した。トビーにもブラゴにもそのほかの入所者たちにも、服役中の退屈を紛らわせる別の娯楽があった。二〇一六年のアメリカ大統領予備選の観戦である。

ブラゴは共和党の候補者の一人をよく知っていた。その『アプレンティス』元司会者は勝ち目のない戦いを行っていた。立候補するまでの年月に彼がツイッターで広めていた自己アピールや考え方からすると、勝利はほぼ不可能に思われた。ツイートの一つは「マール・ア・ラーゴ・クラブはアメリカで最高のミートローフを出す。美味い」。別のツイートは「私はラッセル・ブランドが好きだが、彼と結婚したときケイティ・ペリーは大きな間違いを犯した。私が正しいかどうか見てみよう――そうでないことを願うが」

しかしこの司会者が好んでコメントする話題の中で、最も気に入っていたのはテレビ番組視聴率のようだった。立候補した目的は『アプレンティス』と彼が資金を出した美人コンテストの視聴率を上げることではないか、というのが大方の推測だった。

視聴率に関する司会者のツイートは偏執的とも言えるほどだった。アカデミー賞の視聴率は下がった。月曜夜の『アプレンティス』の視聴率は日曜夜の『アプレンティス』の視聴率よりも高かった。ジャーナリストのローレンス・オドネルによるMSNBCの番組は「見るに堪えない番組で、視聴率は瀕死の重傷だ」。この司会者が登場したおかげで『サタデー・ナイト・ライブ』は「この四年間で最高の視聴率になった！」

イーグルウッドになじんできたトビーは、仲間の入所者もこの司会者の視聴率に貢献していることを知った。刑務所には娯楽室が三つあり、それぞれ人種で分けられている。三つの娯楽室すべてにテレビがあったが、どのテレビもたいていは共和党予備選を特集したニュース番組にチャンネルが合わせられていた。

ブラゴの仲間の入所者は、ブラゴを称賛する手紙で、ブラゴが一度GED向け講義で計算ミスを犯したことを書いた。「ほら、君たちはこれを見て勇気を持っていいんだぞ」くすくす笑う生徒の前でブラゴは言った。「僕が知事になれるなら、君たちは大統領にだってなれるんだ」

塀の外では、別の集団が熱心に二〇一六年の共和党大統領予備選を見守っていた。医療の自由運動で手を組んだ代替医療治療師と反ワクチン活動家である。二つのグループが協力関係を結んでたった一〇年だが、主な候補者に対する彼らの影響力はいろいろなところに現れていた。サプリメント業界単独でも選挙期間中に九七〇万ドルという記録的な額を使い、医療の自由活動家は〝唯一真実の治療法〟関連の製品やサービスと結びつきのある多くの候補者から最も好都合な者を選ぶことができた。

二〇一六年初頭、トビーが靴を刑務所用ブーツに履き替えた頃、共和党大統領候補は一人から一人、また一人と脱落していった。二月一日に撤退したのは元アーカンソー州知事マイク・ハッカビー。彼は効果のない心臓病治療薬供給元に支持者のメールを売り、サプリメントのメーカーから何千ドルもの寄付を受けていた。ハッカビーに続いてケンタッキー州選出上院議員ランド・ポールも撤退した。彼は健康自由法の立案者で、HIVがエイズの原因であることは信じないが堕胎は乳ガンの原因だと信じる右翼的な医療の自由運動グループの長年のメンバーだった。

候補者は絞られていったが、〝唯一真実の治療法〟に恩義がある候補者たちの中で誰が勝つのかは予想がつかなかった。この中の誰よりも多くサプリメント業界からカネを受け取っているフロリダ州選出上院議員マルコ・ルビオか？　かつて家族の財産が宗教的なサプリメント企業マナテックによって救われたテキサス州選出上院議員テッド・クルーズか？　マナテックは別の有力候補者とも結びついていた。マナテックからカネを受け取って宣伝していた神経外科医ドクター・ベン・カーソンだ。彼はマナテックの製品が自分の前立腺ガンの治療に役立ったと称賛していた（カーソンの支持者はマナテックを宣伝するメールを受け取った）。

そして、例の司会者がいた。彼の選挙運動はテレビの視聴率に関するツイートに大きく依存しているようだった。テレビジャーナリストのメーガン・ケリーが彼の立候補を報じるのをやめたら、彼は「あの女の視聴率は急降下するぞ！」と述べた。別のジャーナリスト、アンダーソン・クーパーとのインタビューは「数百万人の差であの女の番組に勝った！」

司会者のツイートには、もっと明確に医療の自由運動にアピールするものもあった。たとえば「医者が自閉症を引き起こす」という考えを後押しするものだ。「健康な幼い子どもが医者に行き、大量のワクチンを注射され、気分が悪くなり、そして――自閉症になる！　そんな症例が非常に多い！」司会者は選挙運動中、不正確な研究によりワクチン＝自閉症神話を生んで失墜したアンドリュー・ウェイクフィールドという医師（そして栄養補助食品の特許保持者）に会った。司会者自身、高価で科学的根拠に乏しいビタミンと尿検査薬をセットにした〝健康キット〟を販売したこともあった。

医療の自由活動家にとって、この司会者は非常に好都合な候補者だった。この男なら、なんでも信じてくれそうだ。

トビーはほどなく、刑務所内部では収容者一四〇〇人の大部分が司会者の選挙運動に興味を引かれたのみならず興奮で騒いでいることに気がついた。ブラゴの影響が大きかったのかどうかはわからないが、イーグルウッド刑務所の七〇パーセントほどは司会者に投票するだろうとトビーは思った――もしも服役囚が投票することが法律上許されていたなら。といっても、それは「犯罪に厳しい」司会者が強く反対していることだったが。

イーグルウッド刑務所以外でも、ブラゴのいない全米各地の刑務所がこの司会者のファンだらけのようだった。受刑者が投票を許されている数少ない州の一つであるメイン州では、懲役一〇年の刑で服役中の強盗麻薬密売犯が、経済に対するこの司会者の見解を気に入っていると記者に話した。二年後の二〇一八年には、報道機関マーシャル・プロジェクトが八〇〇〇人の服役囚に対して行った、この種のものでは初めてとなる世論調査で、この司会者はほかのどの候補者よりも多くの受刑者の支持を得ていると判明することになる。人間は自分自身の利益を最優先にして行動するという考えを見事に覆す結果である。

イーグルウッドの受刑者たちが自身は参加できない共和党予備選に熱中している頃、トビーは刑務所の食料担当軽作業班に入った。坐骨神経痛のため一〇キロ以上のものを持ち上げられなくなったからだ。蒸し暑い厨房で床にモップをかけ、税金控除目的で寄付された食料の箱を積む。ある日は、その箱は消費期限を一週間過ぎた数百リットル分の牛乳だった。別の日は、〈ウェンディーズ〉が廃棄した九カ月前のチリだった。

トビーは同じく厨房で働くインディアナ州出身の四〇歳の白人男性と出会った。きちんと髭を剃った穏やかな外見の人物で、体は小太りだった。この男性が服役しているのは、ある日連邦捜査官が捜索令状を持って現れたからだった。彼は捜査官を中に入れた。彼らが捜している証拠写真――児童ポルノ――をおさめたメモリースティックが安全な場所に隠されているのはわかっていたからだ。ところが、捜査官たちはベアというラブラドールレトリバーを連れていた。電子記録媒体を嗅ぎつけるよう訓練されている、全米で三匹しかいない犬の一匹だ。穏やかな外見のインディアナ州の男性は有罪判決を受けた。ある程度の知名度を持つすべての受刑者の中で、トビーの新しい仕事仲間ほど注目を集めた者はいなかった。彼が部屋に入るたびに、人々のあいだをエネルギーの波が流れる。守衛すら少々魅せられてしまい、彼と親しげに話そうとした。

その男性とはジャレッド・フォーグル。長年サンドイッチチェーン〈サブウェイ〉の広告塔を務めたことで知られている。コマーシャルでは、ジャレッドは巨大なズボンを掲げ、毎日ウォーキングをして昼食に〈サブウェイ〉のサンドイッチを食べて一九二キロから八二キロまで減量したことを説明した（〝唯一真実の治療法〟と同じくらいうさんくさい広告キャンペーンである）。

イーグルウッド刑務所の厨房で、トビーはジャレッドをまずまず好人物だと思った。

「彼は傲慢じゃない。そんなにうぬぼれは強くない」トビーは言う。「実際、とてもいいやつ、気さくな男だった。受刑者の多くがそうだった」

ほどなく、トビーとフォーグルは暑い厨房で、見つかるまで一緒に仕事をさぼるようになった。フォーグルはまだ自由に使える現金を持っていたので、刑務所の売店で好きなものを買った。トビーは、フォーグルの事件記録を調べて、獄中法律家となって法律の抜け穴がないか探してみようと申し出た。釈放されたら、有名人のスキャンダルを専門とするニュース配信機関ＴＭＺにフォーグルの情報を提供するつもりだった。トビーは私に、同じく売るつもりでフォーグルの写真を撮ったと話してくれた。

有名ではあったが、フォーグルは実際のところ難しい立場にあった。ほかの人々はフォーグルに、トビーには見えなかった傲慢さを見ていたのだ。しかも、彼はその罪状によって社会の除け者になっていた。ある日厨房で、フォーグルはトビーに、ほかの受刑者から脅されていると話した。

「心配するな」トビーは少々大物ぶって言った。「問題があれば、僕に知らせてくれ」

フォーグルが取った対策は、二人の大柄な受刑者をボディガードとして雇うことだった。その直後、トビーはフォーグルが筋骨隆々の男二人に挟まれて運動場を歩くのを見た。同じく運動場にいたのは元サンタクロース兼強盗犯のスティーヴ・ニグ。彼は反対側から歩いてきた。ニグはフォーグルとすれ違い、やあと声をかけた。返事をしようとフォーグルが振り向くと、ニグは彼の顔を殴りつけた。フォーグルは倒れたが、ニグは殴りつづけた。ボディガードは何もしなかった。

守衛が喧嘩を止めたとき、二人とも怪我をしていた。フォーグルの鼻は血にまみれ、首は引っかかれて流血し、顔は腫れてあざだらけだった。

ニグもかなりの傷を負っていた。左手はジャレッドに嚙まれて小さく切れていた。

ニグは独房に送られ、たちまち受刑者のあいだで――そして一般アメリカ人の一部のあいだで――レジェンドとなった。フォーグルは自らの犯した罪により、屈辱と注目を受けつづけることになった。

トビーがフォーグルのために涙を流すことはなかった。二〇一六年五月三日に釈放されたとき、守衛は彼がＴＭＺに売ろうとしていたフォーグルの写真を没収した。

自由の身となったトビーは、例の司会者が最終的に共和党予備選に勝利したときには、ブラゴたち受刑者のお祭り騒ぎを見ることができなかった。七月の党大会で大統領候補指名を受ける前、司会者はこの出来事の重要性についてコメントした。「素晴らしいステージやセットなど、大会史上最高の演出。素晴らしい団結力！　高いテレビ視聴率！」

指名を受けたあと、彼はさらなる見識を示した。「共和党全国大会の視聴率は非常に良かったが、最後の夜、私のスピーチのときは最高だった。ありがとう！」

そして司会者は予想に反して大統領選挙に勝った。就任舞踏会で、失脚した反ワクチン医師アンドリュー・ウェイクフィールドは新しい恋人、オーストラリア人スーパーモデルのエル・マクファーソンと腕を組んで現れ、既存の医学界に戦いを挑んだ。

「今我々に必要なのはＣＤＣの大改造だ——大がかりな改造だよ」ウェイクフィールドは報道陣に言った。「劇的に変えねばならない」

それは、医療の自由運動が規制官庁や医学界を改革するというよりむしろ解体するために、政府の最も高いレベルを通して今まさに注目され統率され組織されようとしていることを示していた。

二〇一七年三月初旬の三日間で、今や大統領となった元司会者は、マナテックの広告塔ベン・カーソンを住宅都市開発省長官に指名し、ガスパイプラインの大規模な漏出がアラスカの原野を危険に陥れているのを知り、アフガニスタンのファラー州とカブールで起こったタリバンによる爆撃について軍から説明を受けた。この爆撃では二四人が死亡し、六〇人以上が負傷した。

それは悲しい時期だった。だから大統領は悲しみを表すメッセージをアメリカ国民に向けてツイートした。「アーノルド・シュワルツェネッガーは自発的に『アプレンティス』を去るのではない」彼はホワイトハウスからそう書いた。「彼は私にでなく、自らの悪い（悲惨な）視聴率によって首にされたのだ。素晴らしい番組の悲しい終わり方である」

トビーの人生に真の意味を与えた唯一のものはサプリメント販売だった。彼は知識を駆使して、人の寿命を数十年延ばすことのできる〝真実唯一の治療法〟を作り上げた。それを売りつづけるのは母の最期の望みだった。イーロン・マスクの指令だった。彼にとって最も成功した仕事だった。なのに今は、それをしたら刑務所に逆戻りしてしまう。

彼はモンタナ州ビリングスに戻り、〈スパイシズ・オブ・ライフ・スープス・フォー・ユー〉、別名〈ライジング・サン・スープス・フォー・ユー〉という店を開いた。そのスープとオーガニックサラダの店は公営水道の水を使っておらず、ゆえに毒素や塩素は入っていない、と彼は述べる。そう言えるのは気分が良いけれど、最もヘルシーなスープでもガンを治せないことは、トビーも認めざるをえなかった。次々と料理を出しながらも、彼の心の一部はここになかった。自分は信念に基づいた行動による些細な違反で刑務所に入れられた。ＦＤＡはその戦闘には勝った。しかしそれは、やつらは戦争そのものに勝つということなのか？　トビーは今までと異なる長期的な作戦を検討した。オーガニックのスイカのガスパチョと同じく、彼の復讐は冷たく提供されるとき最もおいしくなる料理だった。

一方、おそらくは司会者が大統領選挙で不可能と思われた勝利を成し遂げたことに触発されて、トビーは再び政治の世界に飛び込むことにした。権力者にも臆せずものを言うシステムの破壊者としての評判を確立した人間として、モンタナ州の政治という比較的小さな世界に衝撃波を送るつもりだった。

二〇一七年七月、トビーはツイッターのアカウントを開設し、発表を行った。プロフィールにはこうある。「政治家が何も行わず嘘をつくとき、私は政治に参加する。私の職業は熟練薬草医。この仕事を始めたのは母が病に倒れたときだった」

彼の最初のツイートには悪い予感が漂っていた。「活動を始めたばかり。政治家は税制改革で何をする気配もない。引退を撤回すべき時が来たようだ」

やがて彼のツイッターには二人のフォロワーができた。一人は地元紙の編集者。もう一人はデジタルマーケティング企業。ツイッターやそのほかのソーシャルメディアで、官僚に対する彼の強硬で嘲笑的な投稿は返信されず、リツイートされず、報われず、いいねを押されなかった。

以前彼にオンライン視聴者がついていたのは、サプリメントのおかげでもあった。投獄前、ブラッドルートのカプセルに関する最後のYouTube動画の視聴回数は一万回だった。釈放後の最初の投稿、〝日食と紅茶〟動画の視聴回数は五回だった（五〇〇〇ではない。ただの……五である）。

およそ一年後、スープ店は閉店した。

スープ。政治。それらは天職ではなかった。彼はあてもなくさまよった。

トビーは自分を楽観主義者だと考えているが、それでも世界で起こっている邪悪なことに目をつぶるわけにはいかなかった。たとえば得体が知れず恐ろしいディープステートが政府に行使している支配力。あるいは生物兵器による戦争があのマイアミ州の男のような本物のゾンビを生み出す可能性。

ディープステートは民主党を、彼の亡き母が支持していたルーズベルトのルーツから遠ざけてしまった。トビーはディープステートが共和党にもかなり深く食い込んでいると考えているが、邪悪の程度がまだましなので共和党に投票している。

すべてのアメリカ人が武器を取って互いに戦うようになる日は、おそらく近いうちに訪れる、とトビーは予言した。モンタナ州では、あらゆるトラックにガンラックが備えつけられ、あらゆるガンラックには一挺かそれ以上の銃が架けられている。

「大混乱が生じるだろう」ある日トビーは私に言った。「僕の知っている男は、民主党員は愚かだと言っている。銃を持っているのは誰だ？」

彼は、電気自動車用に発電するタービンの製造に成功したと語った。それは小型の冷水器のような形をしていて、電池が入っていた。ところが暴漢が試作品を壊した。以前より時間ができたので、もう一度作ることを考えていた。クラウドファンディングのゴーファンドミーで資金を集めようとも思ったが、結局実現しなかったそうだ。

ある年の七月、彼は初の携帯用個人向け空気冷却器を発明したと発表した。見かけは氷を詰めたビール用冷蔵庫を思わせ、塩ビパイプから空気を噴出する。

一人の女性が六〇〇ドルでそれを購入したが、支払いをすませたあと、やはりいらないと思い直した。彼女は冷却器を受け取らなかったが、トビーは返金を拒んだ。訴えられると、トビーは自ら弁護を行った。市の役人を鑑定人として召喚することを試みたが、盗みの罪で有罪判決を受けた。彼は控訴した。弁済するよう命じられた金額は六〇〇ドルから五四〇ドルに減額された。つまり、九〇パーセントは取られるということだ。けれどもトビーは、グラスには水が一〇パーセントも入っていると考える人間だった。

トビーは医療の自由推進者や代替医療治療師たちから別のアイデアも取り入れていた。ラリー・ライトルは普遍的なヒーリングの光について説明し、ロバート・ヤングはそれを宇宙的エネルギーと呼んだが、トビーにとってそれは生命の力だった。物理的な肉体が滅びても生命の力は生きつづけると信じていた──ジム・ハンブルの姿をしたエイリアンと共通する意見である。トビーは感情に訴える別世界からの声が聞こえるようになっていった。見えない力が心配して自分を行動に駆り立てている、と彼は言った。

そうして、トビーは考えにふけりながらモンタナ州の自宅を歩き回った。あれこれといじくった。ぶらぶらとうろついた。電話が鳴れば応答した。ロッカーを整理し、中身の一部を売却した。飼い犬のコスモと遊んだ。やがてコスモは死んだ。

その後姉のジーニーが死んだ。彼女はかつて、ロバート・ヤングの元義兄（と言われている）ロバート・レッドフォードが『リバー・ランズ・スルー・イット』の撮影で近くに来ていたとき、彼にサングラスを売っていた。ジーニーは「ロバート・レッドフォードの耳にさわったのよ！」と好んで話していた。それは大事件だった。

何度かジーニーとの関係がこじれたこともあったが、トビーは姉の死を悼んだ。両親の死も。兄たちの死も。彼は一人生き残った。

時々母の墓を訪れて話しかけた。いつものとおり、フランシスはそこにいてくれた。「母の姿が見える。感じられるんだ」

ポーチで座り込んだり椅子に腰かけたりしているとき、愛犬コスモのつややかな毛が手のひらをこするのを感じることがあった。生きていたときと同じく注意を向けてほしがっているかのように。あるいは兄の幽霊がうなじの毛をつかむことがあった――乱暴に、けれど悪気はなく。トビーがこうした経験に刺激を受けて薬草の調合法を思いつくこともあった。ＦＤＡはこれ以上そういうものを売ってはいけないと言ったが、トビーはとりあえず書き留めておいた。

実のところ、スープや携帯用空気冷却器や政治的ツイートや幽霊や電気自動車といったものに気を取られているときも、サプリメントのことは決して忘れなかった。いずれこの世界に戻ってくる。ＦＤＡはきっと彼を止められないだろう。それが彼にとっての復讐となる。

「何かができないと言われたときは必ず」彼は私に言った。「僕はやるんだ」

第三章　ロバート・O・ヤングのpHミラクルはガンを助長する

「君は本当に良くなっているよ、自分ではわからないかもしれないけれどね。僕は医者だからわかるんだ。肉づきも顔色も良くなっているし、食欲も出てきている。だから僕も、君のことはすっかり安心できる」

「体重なんて少しも増えていないわ」私は言った。「全然以前ほどじゃない。それに、食欲は、あなたがいてくれる夜には少しあるかもしれないけれど、あなたがいない朝はひどいのよ」

「この子のかわいい心臓に祝福あれ！」彼は私を強く抱き締めた。「好きなだけ病気でいればいいいさ！」

――シャーロット・パーキンス・ギルマン、『淑やかな悪夢』（東京創元社、倉阪鬼一郎ほか訳、二〇〇〇年）より「黄色い壁紙」、一八九二年

ドーン・カーリの体はミラクル農園そのものにたとえられる。自信と希望で輝きながらも、内部はガンに侵されていた。

背中の痛みが消えることはなかった。二〇一三年には、リンパ節にいくつかしこりができた。カーリはpHミラクルの生活様式を続けると決めていたため、農園の外にいる人々、アルカリ食事療法が今まさに

医療に革命を起こそうとしていることを理解していない人々と対話を持つのは難しくなっていた。担当のセラピストはカーリが従来の治療を拒むのを非難しているようだった。主治医で外科医のドクター・グリッソムも。

カーリが血液検査を受けに行ったとき、医師は言った。「回復が遠のいているんじゃないかと心配だわ。手遅れになってほしくないの」

疑念がヤングとの取り組みの邪魔になることは、カーリにもわかっていた。だから疑いはシャットアウトし、そういう批判には極力耳を塞いだ。

疑ったら私は私じゃなくなる、と自らに言い聞かせた。

農園では、陽光が降り注ぎ、スムージーはふんだんにあった。ヤングがカーリの血液に重炭酸ナトリウム溶液をもっと簡単に注入できるようにするため、カーリは末梢挿入式中心静脈カテーテル（ＰＩＣＣ）を挿入されていた。あるエクササイズクラスで、昨夜の点滴のあとインフルエンザのときみたいに全身が痛んだと話すと、それは良い兆候だとヤングは答えた。体の毒が排出されているのだ。

「下痢をしても嘔吐しても、全部解毒だった。悪いことは何もかも、良いことだった」

ちなみに、ヤングは宣誓したうえで、カーリに触れたり、診断を行ったり、医療措置を施したりしたことを否定した。彼女は患者でなく、ライフスタイルの助言を行っていた友人だと述べた。

やがてカーリの心にわずかな不安が芽生えはじめ、それを追い払うことはできなかった。背中が痛む。固形物を食べたい。自分の〝スティンキング・シンキング〟はヤングのプログラムを妨害しているのではないか、と心配になった。

二〇一三年末、具合が悪くなったカーリは、代替医療と標準治療の両方を行う統合的腫瘍専門医ドクター・ギャレット・スミスの診察を受けることにした。カーリは、かつて腫瘍専門医は悪魔だと教えた、大好きなおばとともに診療所を訪れた。

「私はあたりを見回した。そこは地獄じゃなかった」カーリは言う。それどころか、まるでリゾートホテルだった。「美しくて、芸術的――パノラマのような眺め、革の椅子、至るところにアート」

カーリのおばはスミスの資格や従来治療について質問を浴びせた。スミスは冷静に受け答えした。カーリの症状を確認すると、標準治療ははしごを一段ずつ上るみたいなものだと話した。

「先生は、一番下の段からやってみようと提案した。私は、『今の私はそれより低い状態です』と言った。先生は赤ん坊の私を抱えて段に立たせてくれた」

カーリの検査結果を見たスミスはPETスキャンを提案した。ガンの様子がよく見えるようにするため、染料となる液を体内の各部位に投与して行う画像検査である。おばは反対したが、カーリは検査を受けることにした。

結果は悲惨だった。ガンは体のあちこちに広がっていた。胸、リンパ節、背骨の上から下まで。背中が痛んだり痙攣したりしたのも、それが原因だった。骨はすかすかで、大腿骨の骨量の五〇パーセントは失われており、腰骨は折れる寸前だった。スミスは、くしゃみをするだけでも背骨が折れる可能性があると言った。

カーリのほんの一部分はこの知らせを予期していたが、大部分はカーリの容態についてのヤングの意見が正しいという希望にすがりついていた。だから、スミスの診察室で電話を取り出した。

「最初にかけた相手はヤングだった」

彼が応答しなかったので、オフィスに電話をし、緊急事態だと言って彼を探してもらった。そしてヤングに、今言われたことを伝えた。ヤングはドクター・スミスの助言に従うようにと言った。そのときも、カーリはヤングの理論が間違っているとは思わなかった。ヤングの決めた手順に従わなかった自分を責めた。

本格的な化学療法を受けると、体内のガンはしぼんでいった。骨は自然に癒えた。彼女はヤングに最新のPETスキャン画像を送り、回復に対する意見を求めた。

数カ月後、カーリはヤングが〝ビフォア〟と〝アフター〟と名づけた画像とともに投稿したブログに目を留めた。カーリのPETスキャン画像のコピーだ。彼は、pHミラクル食事療法が彼女のガンを緩和したと自慢していた。それは小さなことだった。それでも無視することはできなかった。

投稿を見たことで、カーリのアルカラリアニズムへの見方にひびが入った。この回復をアルカリ食事療法の勝利と考えることは難しい。今、自分は悪魔ではなく腫瘍専門医の治療を受けている。彼の行う標準治療が回復の原因である可能性が高いことは否定できない。

カーリは考え込んだ。自分は鏡の国のどちら側にいるのか？

二〇一四年、無免許で医療を行ったことに対するヤングの刑事裁判が開かれ、カーリはモー・フェリックスの証言を見守った。フェリックスが妻ヴィッキーと出会ったのは二人が二〇代の頃、ヴィッキーがコロラド州でスキーのインストラクターとして働いていたときだった。その後二人は結婚し、二五年が経った。ヴィッキーは乳ガンで死ぬ前、農園で点滴治療を受けていた。

「私たちは、彼女の命を長らえさせる方法を必死で探していました」フェリックスは証言台からヤングに語りかけた。「あなたは、傲慢に、まばたき一つせず、自分ならヴィッキーを治せると言いました。あなたは闇の中の光に見えました。でも、あなたこそが闇だったんです」

当時アルコール依存症の治療中だったカーリは、他人に対しても自分自身に対しても正直であることの重要性を改めて実感した。新たな目で、ヤングがまとっていた権威という飾りを見てみた――最も濃い煙、最も歪んだ鏡で作られた飾りを。刑事裁判が進行すると、カーリは学位など存在しないことを知った。彼の理論を裏づける説得力ある研究も存在しなかった。なんの証拠も存在しなかった。治療後ガンは再発していないと主張した患者を、カーリは一人しか知らなかったし、その女性の訴えを証明する書類はなかった。

遅まきながら、カーリは真実を悟った。

「わかったのよ」彼女は言った。「あの男はもう少しで私を殺すところだったと」

ヤングにすれば、何カ月もの懲役刑はとんでもなく重い罰だった。しかしカーリからすると、まだまだ充分ではなかった。だから二〇一八年、彼女は自らヤングに対して訴訟を起こした。

求めたのは五二〇〇万ドルの賠償金。不法死亡という極端なケースでも判決の中央値が二二〇万ドルであることを考えると、これは途方もない要求だった。しかもカーリはまだ生きている。

民事裁判が始まると、ヤングは法廷の内外から支援を受けた。ヤングの患者の一人はゴーファンドミーのアカウントを立ち上げ、弁護費用として三万二〇〇〇ドルを集めた。ヤングの息子アダムと義理の娘サモーニは、毎日裁判を傍聴した。ヤングの亡き友人で患者だったジニアの夫、モーリス・ヴァンダーハーゲンは、農園が提供するのは医療というより〝ライフスタイルの治療〟であることをヴァンダーハーゲン家は理解している、と証言した。ヤングは常に「非常に親切で思いやりがあった」と述べた。

サンディエゴ大学法学部で裁判弁護術を教えるビビアン・〝ビビ〟・フェルが弁護士としてカーリについた。青いスーツを着、肩にかかる栗色の髪をしたフェルは、周到な準備と、予想外のことを自分の有利になるよう利用できる素早い判断力で定評がある。

ヤングを弁護したのはコンラッド・ジョイナー。丸い頭に白髪を生やし、その大きな耳は正直で真面目な農夫を思わせる。ジョイナー（父親は人気のある地元の政治家で熟練した法廷弁護士だった）は二六年間を法廷で過ごしており、心地良いテノールの声で素朴な誠実さを醸し出す技術を習得していた。

裁判では、ドクター・スミスがカーリの病状について証言した。ステージⅣのガンにより背骨の一部で骨量の五〇パーセントが失われていたという。ステージⅠの段階で標準治療を受けていたなら、九〇パーセントの確率でガンは治っていただろう。しかし今、彼女のガンは治らない。

カーリの健康は問題ではなかった。法的に本当に問題となるのは、ガンが広がったのは彼女自身の誤った決断のせいか、あるいはヤングが悪いのかということだ。

フェルの戦略はバランスを取るのが難しい芸当だった。ガンに対するヤングの考え方がバカげていることを示したいが、カーリが彼を信じたのも当然だと思えるくらいヤングの話がもっともらしいことを立証する必要もある。

「カーリは結局ヤングの宣伝をして被害者を増やしたから、陪審員は彼女に好感を持たない可能性もあった」のちにフェルは言った。「いろいろな点で綱渡りをしていた」

一方ジョイナーの戦略は単純で、ヤングが自分自身を信じていたことを示すだけだった。ヤングに善意があり、騙すつもりはなくアルカリ食事療法を真剣に推し進めていたのなら、法的責任は劇的に小さくなる。ヤングが自分自身を信じていたと証明する？　楽勝だ。

裁判には山場が何度も訪れたが、その中で周りからあまり注目されなかったのは、カーリの血液に関してなんと言ったか正確には思い出せないとヤングが述べたことだ。

「量的な話でなく、質的な話をしたかもしれない。健康的な赤血球がどんなものか――丸くて左右対称で、色も形も大きさも均一――を示す写真と、不健康な赤血球がどんなものか――形も色も姿も不均一――を示す写真を示しただろう。もう一度言うが、それは客観的科学ではない。主観的科学だ」

ほんの短いフレーズ、「それは客観的科学ではない。主観的科学だ」によって、ヤングは不注意にも、自分の理論がまったく科学的ではない理由を述べたのだ。ルイ・パスツールが世界のどこででも再現可能な細菌説の検証を考えつくずっと前から、ナンバー・ジャンキーたちが医療を支配する前から、科学革命と理性の時代が始まった瞬間から、科学の真髄は客観的に正しい知識を得ることだった。重力、距離、光の速度――こうした概念が世界じゅうで受け入れられているのは、それがいつでも誰にでも検証できるからである。

客観的科学には、主観的な科学的見解を表す用語がある。それは〝仮説〟であり、客観的実験によってしか証明できない。

しかし当時、ヤングの発言は問題にされなかった。フェルは陪審員の顔を見回して、彼らがヤングの用いる科学的専門用語や権威的な口調に納得しているかどうかを見きわめようとしたが、判断はできなかった。いやな予感に、フェルはぞっとした。

「証言台で、彼は堂々としていた。もっともらしく聞こえた。難解な用語を使った」フェルは言う。ヤングがどんな印象を与えようとしているのかをフェルは悟った。

「私たちが専門家向けに行うプロフェッショナルらしいこと、説得力たっぷりに話し、視覚に訴える、彼はそういうことをすべてやった。彼はまさに教科書に出てくるような専門家だった。恐ろしかったわ」

フェルはいっそうの努力をして、ヤングを好感が持てず思いやりがないと見せようとした。彼が死亡した患者の名前を思い出すのに苦労している様子を陪審員に見せた。最近の刑事裁判で夫がヤングを「闇」だと非難した、ヴィッキー・フェリックスのことを持ち出した。

「ヴィッキー・フェリックスはあなたの顧客で、亡くなったんですよね？」フェルは尋ねた。

「ヴィッキー・フェリックスという人は覚えていない」

「モー・フェリックスは夫でした。あなたの刑事裁判で証言しましたよ」

「ああ、そう、ヴィッキーね。わかった」

「彼女は顧客で、亡くなりましたね？」

「そうだ。農園を去ったあとでね」

ほかの顧客に対するヤングの真の感情的なつながりを強調してその印象を覆すのは、ジョイナーの役割だった。

「ヴァンダーハーゲンはどうですか？」少しあと、ジョイナーは尋ねた。農園で逝きたいという願いでヤングの心を動かし、夫がヤングを刑事裁判で支援していた、忘れがたい名前のジニア・ヴァンダーハーゲンなら、きっと陪審員が共感する感情をヤングから引き出せるだろう。「なんというお名前でした？」

一瞬、気まずく、いやな感じの静寂が広がった。

「なんという名前？」ヤングが訊き返す。彼は覚えていなかったのだ。

「そうです」

「記録に載っていると思う」ヤングは言った。「ええっと――確か彼女の名前は――ファビアンじゃないな。それは娘のほうだ」（ちなみに、ヤングが名前を覚えていたファビアンは、二〇代のファッションモデルだった）

「まあいいでしょう」ジョイナーはしかたなく話を進めた。「ヴァンダーハーゲンさんです」

二〇一三年三月にミラクル農園を辞めていたジューン・アシシはヤングの刑事裁判で、自分もヤングもほかの職員もヤングが無免許で点滴を行っている事実を常に隠蔽していた、と証言した。アシシは、農園で過酷な運動をしているところをカーリが見た、ラスベガスからの患者ダン・バーキンについての証言も行った。アシシによれば、バーキンは現金がなくなると、一枚二〇〇〇ドル近い値打ちの南アフリカのクルーガーランド金貨を提供すると申し出た。ヤングは代金としてそれを受け取ることに同意した。

バーキンが農園を去った一週間後、ヤングはアシシにラスベガスまで金貨を受け取りに行くよう命じた。彼女は五〇〇キロの道のりを運転したが、ラスベガスに着いたとき、バーキンがミラクル農園を去ったあと医師の診察を受けていたことを知った。彼のガンはひどく悪化しており、クルーガーランド金貨を渡そうとしなかった。ヤングは不払いについて文句を言った、とカーリは述べた。「私は与えるばかりだ」カーリはヤングがそう言ったのを覚えている。「私は人々を救わずにはいられない」

一カ月も経たないうちに、バーキンは死んだ。

刑事裁判では、ナイマ・ホウダー＝モハメッドについて詳細な事実が表面化した。彼女は意志の強い二七歳のイギリス海軍大佐で、乳ガンの診断を受けてすぐヤングに手紙を書いた。ヤングは、治療は一日当たり三〇〇〇ドルかかる場合もあり、彼女の「治療プログラム」には少なくとも八～一二週間の毎日の養生に加えて「血液へのアルカリ大量注入」が必要になると告げた。

ホウダー＝モハメッドは、生きつづけるにはこれが最良のチャンスだと信じ、必死で資金調達を行った。家族は預金を取り崩し、慈善団体と協力してコミュニティで資金集めのイベントを開いた。家業は破産した。「最後に一つ」ホウダー＝モハメッドが渡米する前、ヤングは彼女に手紙を書き送った。「あなたが到着するまでに代金を振り込んでもらう必要があります。もう手配していただけましたか？　近いうちにお会いするのを楽しみにしています。よろしくお願いします。ドクター・ヤング」

彼女は三カ月で総額七万七〇〇〇ドルを支払った。全財産だった。ガンが悪化したので農園を去って入院したが、すぐに退院してイギリスに戻り、家族に見守られて亡くなった。

民事裁判に話を戻すと、ヤングはなんとかしてpHミラクルに効果があることを陪審員に信じさせようとしているようだった。あまりに多くの医学的トピックについて長々と説明したため、判事は陪審員に、法廷はヤングを医学や科学など何かの専門家と認めていないと指摘した。

陪審員の無表情な顔の裏にある心を見抜くため、フェルはモニターグループに裁判の進行を見てもらい、裁判の最終局面にどう臨めばいいかを検討した。「わかったのは既に知っていたこと、つまりドーン・カーリの関与が本当の問題だということだった」

フェルは情け容赦なく、ヤングの不倫、離婚、二〇万ドルの養育費未払いのことを持ち出した。亡くなったガン患者のうち一五人についての書類を提示し、数人については死亡診断書も提出した。ヤングの本を取り出し、抜粋を陪審員に読んで聞かせた。開いたのは、表紙に「ガンを予防し無害化することが科学的に証明されている」と謳われている二〇一三年の『今すぐガンをやっつけろ（Reverse Cancer Now）』（未邦訳）だ。

「『実際、現在でもなお、ほとんどの医師と多くの患者はガンとは物理的なもの、つまり腫瘍だと信じています。けれども実は、腫瘍とはガンの結果であって原因ではありません。腫瘍は酸性の細胞が集まって固まったものにすぎず、ほかの健康な細胞を害することはないのです』」フェルはそう読み上げたあとヤングに向き直った。「同意しますか？」

「ああ」

裁判中のヤングの言葉は、農園での言葉と同じだった。だが今、どれだけ違って聞こえることか！

「『ほとんどの心臓発作やガンは思考によってもたらされます』」フェルが読む。

「同意する」

フェルはヤングが多くの好ましくない性質を有していると証明することに成功した――彼は人のことを心配せずカネのことばかり気にしており、既存の医学界とまったく相いれない突飛な理論に従って活動している。

とはいえ、ジョイナーは裁判の主な目的を達成しつつあった。ヤングの証言は、彼が自らの〝科学的〟信念に人生を捧げてきたことを示していたのだ。どんな性格上の欠点があるとしても、ヤング自身がpHミラクルのライフスタイルを信奉しており、ゆえに善意から自らの〝知識〟を顧客に授けていたにすぎない、ということは明白だと思われた。

フェルは積み上げたヤングの著書を一冊ずつ取り上げては突拍子もない主張を引用し、横のテーブルに置いていった。ふと下を向いたとき、裁判前の徹底的な調査で見落としていたものに気がついた。彼女は思わず法廷のプロジェクターで一冊の本の裏表紙を映し出した。そこには今よりずっと若く、そして――証言台に座る男性とは似ても似つかぬほど――髪の毛のないヤングの写真があった。

のちにフェルは、そのときのヤングの反応を、感電したみたいだったと表現した。「彼の怒りが感じられた。顔は真っ赤で、あの椅子から飛び出して私に襲いかかってくるんじゃないかと思った」

それでも、フェルは続けた。

「この裏表紙の写真はあなたですか？」

「そう、髪はないがね」。陪審員席のすべての目は、法廷にいるヤングの髪に向けられた。

「あなたは自分の食事療法や栄養的サプリメントやプログラムによって髪を再び生やすことができた、という主張を行ったことはありますか?」

「すべての条件が揃えば髪の再生は可能だという主張を行ったことはある。適切な環境、おそらく新しく髪を生やすなんらかの種、正しいシャンプーとコンディショナーだ」

実のところ、これは宣誓しているヤングと宣誓していないヤングが異なる点だった。ヤング・フォーエバー・ヘッド・ファースト・シャンプーを脱毛治療剤として宣伝しているとき、宣誓していないヤングは「おそらくなんらかの種」が必要であるとはまったく言わなかった。宣誓していないヤングのメッセージは、彼が「脱毛症を克服」する「たった一人の旅」のあいだ自らの科学だけに全面的に頼っていたというものに思えた。フェルは宣誓しているヤングに重要な質問を投げかけた。

「それでは、あなたはご自分のpHミラクル・システムによって髪を再生したのでしょうか?」

ヤングは、フェルが既に知っていることを言わざるをえなかった。野菜スムージーを飲んでも髪は再生しない。

「この件における私の髪の再生プログラムは、約一〇〇〇本の植毛から始まった」

言い換えれば、自分自身の男性型脱毛症の治療に当たって、ヤングはたいていの人と同じく、免許を持つ医師に費用を払ってエビデンスを基礎とする科学を利用し、植毛を行ってもらうのが良いと考えていたのだ。フェルはその供述を引き出したことによって、ヤングは自分自身も長年カーリに売り込んできたpHミラクル食事療法も信じていないという事実を陪審員に示した。

ヤングは見事にやり込められたのだ。

五二〇〇万ドルという膨大な賠償金額の正当性を弁じる前、フェルはヤングに、ドーン・カーリに関する行為について自責の念を感じているかと尋ねた。彼がカーリにしたことについて。

「私がドーン・カーリにしたこと」彼はオウム返しに言った。「私はドーンのために祈っている。彼女を愛している。彼女の身に起こったことについて考えると、思わず涙が流れる。私は人間だ。人を思いやっている。今でも彼女のことを気にかけている」

意図的にかどうかはわからないが、ヤングはカーリの苦しみに共感するかとフェルに訊かれたかのように返答した。

「あなたは自分がドーン・カーリにしたことについて自責の念を感じていますか?」フェルは再度質問した。

ヤングは質問の意図とずれた答えを続けた。

「ドーン・カーリ、彼女が苦しんでいるのは残念だ。ドーン・カーリは自ら決断を下した。彼女が今置かれている状況は彼女が自ら選んだ結果だ。彼女のおばや母親などの助言を受けて。私は可能な限りあらゆる方法で彼女を助けようとした。経済面でも、精神面でも」

「異議あり」フェルは言った。「質問に答えていません」

「質問に答えていませんね」判事も同意し、ヤングに話しかけた。「質問を理解していますか?」

「もう一度質問してもらえるかな?」

フェルは重要な部分を強調して繰り返した。

「ドーン・カーリにあなたがしたことについて、自責の念を感じていますか?」

ヤングはこの質問の前提に納得していないようだった。

「よくわからないな、なんらかの意味で彼女を傷つけるようなどんなことを、私がしたのか」

カーリの要求した五二〇〇万ドルには、数種類の賠償が含まれていた。彼女は既に医療費として五七万六〇〇〇ドルの借金があった。ドクター・スミスの診察一二四回分の費用だ。医師は、彼女がさらに二八万ドルの借金を負うことになると計算していた。負債はそれで全部だ。

また、カーリは苦痛に対する賠償金二五〇万ドルと、ヤングが治療を続けるのを妨げるための一〇〇〇万ドルの懲罰的損害賠償金も求めた。

だが最大なのは、今後起こる苦痛という〝将来の非経済的損失〟への賠償だった。カーリの年齢の女性では、平均余命は三八・八年。だがドクター・スミスは、カーリの余命がせいぜい五、六年だと言った。理想的には、カーリにその失われる年月を与えたい、とフェルは言った。しかしそれは不可能だ。

「私たちにできるのは、彼女に賠償金を与えることだけです。それがこの国における司法制度です。この途方もない損失を償うには、そうするしかありません」

フェルは、失われる人生の一年ごとに、カーリに一〇〇万ドルを払うべきだと述べた。

「彼女は家族とあと一年ともに過ごせるなら一〇〇万ドルを払うでしょうか？」フェルは修辞的な疑問を投げかけた。「もちろんそうするでしょう。彼女は八歳の子どもが結婚するのを見られるなら一〇〇万ドルを払うでしょうか？　もちろん。ですから、失われる三三年に対する賠償金が三三八〇万ドルとなります」

五日間にわたる裁判が終わりを迎え、フェルとジョイナーが最終弁論を行ったときには、カーリが大きな悲劇を味わったことは明白になっていた。しかし、それは本当にヤングのせいなのか？　ヤングにどれだけの責任があり、カーリのおばとカーリ自身にはどれだけの責任があるのか？

ジョイナーは最終弁論で、カーリは既に彼女と同じ診断を受けた人間の平均寿命を超えて生きていることを指摘し、pHミラクルが彼女の余命を延ばすのに貢献したと示唆した。

だがフェルから見ると、その考え方は間違っていた。「彼女が数年多く得たというのは正しくない」彼女はのちに言った。「そういう話ではない。手術を受けていたら、彼女はもっと生きていられたはずだから」

三時間後、陪審員は法廷に戻ってきた。陪審長の手の中にあるまだ読まれていない評決文は、カーリにとってもヤングにとっても耐えがたい緊張をもたらした。一般的に、四時間以下の討議は原告にとって悪い兆候であり、話し合いがつかないか、訴えに致命的欠陥があるという場合が多い。だがカーリが見ていると、一人の陪審員が目を合わせてウィンクしてきた。

その瞬間、カーリは勝利を悟った。

陪審員は、ヤングにはカーリの病状について責任があるとしたが、失われると予想される三三・八年に対する三三八〇万ドルの賠償には反対した。その代わり、損害の賠償として八四五〇万ドルの賠償を認めた。

全部で、ヤングには一億五三五万六〇〇〇ドルという驚愕の裁定が下った。驚愕した一人はヤングであり、彼は報道陣に、それは「まったく法外」であり「とんでもない」と語った。

「一〇億の一〇分の一だぞ」あたかもまだその金額が理解できないかのように言った。

フェルの同僚の一人は報道陣に、この評決が「奇跡のようにすべてを治すとするガン業界に影響を与える」ことを望む、と話した。

ところが、この裁定は〝唯一真実の治療法〟業界に明白な影響を与えられなかったのみならず、ヤングにも明白な影響を与えなかった。少なくとも、カーリの健康状態への道徳的責任について、彼はいっさい認めようとしなかった。

裁判のあと、彼はインターネット上に反論を投稿した。「ドーン・カーリについての真実」と題して、（1）あるイタリアの医師（医師免許を剝奪された）も重炭酸ナトリウムの点滴を行った、（2）化学療法を受けても死ぬ人はいるが、誰も化学療法に責任があると言っていない、（3）自分はカーリに非常に気前良く接しており、無料で治療しただけでなく報酬まで支払った（彼女の行った仕事に対して）、と指摘した。二〇一〇年から二〇一三年までのあいだ、ドーン・カーリに治療と報酬の形で四五万ドル以上を与えている。ただでガンを治療してやったようなものだ。

「正直者がバカを見るのだ！」

ジョイナーは、陪審員はヤングが悪意で行動したかのように不適切な賠償金を科したと述べた。「他人がpHミラクルを信じようが信じまいが、ロバートが信じているのは間違いない。彼は自分の行動が正しいと心から信じている」

ヤングが控訴すると、裁判所は、カーリが受けられるのは死んで失われる年月でなく生きると予想される年月の苦しみに対する賠償のみであると判断した。そのため賠償額を大幅に減額した。

それでも、二六〇〇万ドルという裁定が下された。

ヤングの多くの主張の一つは、人が不都合な決断を下した場合、その責任は決断した当人にある、というリバタリアン的見解だった。原理的には、それは体内環境説と逆の考え方である。事実を混乱させる環境という状況に存する根本原因でなく、誤った決断の原因はその決断に至った個人にある、とヤングは言う。

言い換えれば、水を責めるな、魚を責めろ、ということである。

カーリの勝利のあと、ミラクル農園の主な業務――〝顧客〟に点滴などとんでもなく高価な治療を施すこと――には、ついに終止符が打たれた。しかし、植毛の施術を受けたと認めたことを除けば、ヤングはまだ自らを信じていた。そして、同じく彼を信じる人々を見出そうとしていた。ほどなく彼は、ＦＤＡを裁判にかけることになる。それを裁くのは世界最高の権威である。

と、彼らは言う。


ドーン・カーリは、裁判のあとの年月にヤングの支持者から何通ものＥメールを受け取ったことを話してくれた。彼らから見ると、彼女は最悪の裏切りを犯していた。ヤングからすべてを与えられたのに、カーリは彼に歯向かったのだ。

しかし、彼が与えたすべては――カネ、仕事、希望すら――短命に終わった。残ったのはガンだけ。二〇一四年、ｐＨミラクルに背を向けて従来の科学に基づいた治療を受けると決めたとき、彼女は医学界を愛するのが難しいことを悟った。

確かに医学界は彼女を愛していなかった。病院の周りの道路は渋滞していた。駐車場はすべて他人に占拠されていた。その他人も自身の問題、自身の悲劇に見舞われていた――その問題が不治の病であろうと菌に侵された足の爪であろうと。一歩病院に足を踏み入れると、自分がちっぽけで道に迷い、無慈悲な獣につかまって背中に乗せられたかのように感じた。誰もタイ旅行に誘ってくれない。医療提供者と即席のカラオケを楽しむことはない。彼女は廊下の人混みの中を一人で歩いた。毎回違う看護師が注射器を持ち、ぞんざいに、あるいは勢いよく針を突き刺した。化学療法を施すスタッフは防護服のようなものを着ていた。

思わず泣くこともあった。

「治療がどんなふうに進むかはわかっていたけど、それでも当惑することばかりだった。いったい何度、自分の名前と生年月日を言わなきゃならないの？」

彼女はスタッフと親しくなろうとしたが、それは無理だった。怒りをぶつけても、彼らは気にしないようだった。カーリは患者の一人にすぎなかった。ほかの患者と見分けがつかない、単なる仕事の対象。精神的には、その経験には前向きなことも、心の支えも、温かみも、人間性も、まったくなかった。

それでも何かがあった。農園にいたとき、カーリのガンは手に負えなくなっていた。

「荒れ狂っていた」彼女は言う。でも病院の屈辱を耐えることで状況が変わった。「今、ガンはおとなしくなっている。制御できている」

時間とともに、彼女は病院のことをくまなく知るようになった。どの駐車場が使えるかわかってきた。構造が把握できると、廊下をそれほど恐ろしくて巨大だとは思わなくなった。病院で匿名性を強いられる利点も見えてきた。これは一種の独立、一種の自由になった。

「今は誰のことも知りたくない」彼女は言う。カーリは生存者だ。「農園で知り合った人は、みんな死んでしまった。非人間的なほうがいい」

二〇一九年末、インドネシアのバリで、五人の委員が演壇の長い会議用テーブルについていた。皆黒ずくめだ。テーブルには黒い布がかけられ、彼らの後ろの壁も黒い布で覆われていた。

これは国際自然正義裁判所（ＩＴＮＪ）――「世界の自由で独立した人々による司法機関」――による裁判だ。といっても、組織としては非常に小さい。秘密の世界のリーダーたちによる世界的な陰謀が人類に対して犯した罪の責任を問うために設立された組織である。彼らはいずれ自分のウェブサイトの誤字に対処するだろう。だが、まずは正義だ！

ＩＴＮＪは六年間活動を続けていた。その間に扱った事件はたったの一件、全国児童保護連合（ＮＣＰ

A）に関するものだけだった。NCPAは、オーストラリア連邦が国連・児童の権利に関する条約に違反しているとしてITNJの裁定を求めた。ところが、NCPAはこの事件を訴えて約一四〇〇ドルの申請手数料を払ったあと、NCPAに訴えを起こさせるためITNJの資格を誤認させたとして、ITNJ自身のメンバーを告訴した。実のところ、ITNJはオーストラリアにおいてなんの認証も資格も取っていない、とNCPAは主張した。というより、地球上のどの国においても。

ITNJ委員は、ITNJ委員へのNCPAの訴えを審理した。当然予想されたことだが、彼らはすべての訴えを否認し、自分たちにとって初めての事件をスピーディに処理した。正義だ！

黒い法服をまとってバリでテーブルについた委員の一人は、サシャ・ストーンだった。彼は一九九〇年代に短期間ロックミュージシャンとして活動した。それは長続きしなかったものの、今なおラッセル・ブランド的な魅力を有していた——長い黒髪、魅力的なイギリス英語、しばしばみぞおちあたりまで前を開けたシャツ、人間的な温かみと専門用語を駆使する知性との適切なバランスを保つ流暢な雄弁さ。

ストーンは5Gバイオシールドという製品の広告塔だった。5Gのモバイル・ネットワークから放出される電磁波を防護する〝装着用ホログラフィック・ナノレイヤー触媒〟である。小売価格は四六五ドル。しかしロンドンのある不正防止機関によると、それはガラスに発光体を埋め込んだUSBドライブにすぎず、中国の業者から五ドルで買えるものだという。

とはいえ、ストーンがバリに来たのは5Gバイオシールドを売るためではなかった。彼は仲間の委員に語りかけた。

「地球上で暮らす七五億余りの人々の中で」ストーンは言った。次の証人は「おそらく標的にされたトップの十数人の一人だろう。彼らを標的にしているのは、世界を支配する大企業、世界的製薬企業、人類に敵対して武装した（中略）ように思われる世界的製薬企業の一派である」

ストーンが紹介した人物は隣の黒布をかけたテーブルについていた。委員たちの色使いに倣って黒いジャケットを着、襟には金色の円形バッジをつけている。

それは、三つの博士号を持つ（不認定）、科学研究者（不認定）、イーグルスカウト（認定）、アボカド栽培者（認定）、そして髪を再生した（不認定）ロバート・ヤングだった。

法的なトラブルに巻き込まれたあと、ヤングは科学的知識の幅を広げていた。自らの〝唯一真実の治療法〟であるアルカリ食事療法の成功は、宇宙的エネルギー――ライトルの普遍的なヒーリングの光のヤング版――のおかげだとする論文を書いた。

「マイクロジーマ［アントワーヌ・ベシャンが提唱した微小有機体］は、宇宙的生命力の細かな振動がより高密度の生命形態または生命パターンに変容した、最初ではないとしても初期の形として見ることができるだろう。（中略）形成中、もしくは形成直後、それは宇宙的エネルギーによって刺激されるだろう。（中略）それはイオン化であり、ホログラフ的人間原型情報の一部を伝えていると解釈されてきた。マイクロジーマは〝コロイド状知性体〟なのか、それとも〝創造的知性体〟の一形態――意識内理念を細胞構造に変容させる生きた変換器――なのか？」

それは良い質問だ。マイクロジーマは確かに、〝コロイド状知性体〟かもしれないし、〝創造的知性体〟の一形態かもしれない。どちらなのかを知るのは難しいだろう、高性能の〝創造的知性体〟形態発見器を持っていない限り。ほとんどの人は持っていないのだが。

医学界で少しでも注目を得るために、ヤングは必死で戦わねばならなかった。だがＩＴＮＪは彼を歓迎した。医療の自由運動を率いるさまざまな人々を歓迎してきたように。委員会はジョセフ・マーコラ、アンドリュー・ウェイクフィールド、さらにはジム・ハンブルの姿をしたエイリアンからも証拠を集めていた。エイリアンは彼らに、MMSは「放射線中毒の症状も緩和できる。しかし役人はそれを国民に知られたくない」と語った。

アメリカの司法制度において証言台に立たされたときと違い、ここでのヤングの証言はどんな規則にも縛られていなかった。彼は遮られることなく一時間以上話しつづけた。

まずはドーン・カーリ訴訟事件について。証人たちは六桁の額の賄賂をもらって彼に不利な虚偽の証言をした、と主張した。彼の弁護士は敵の偽証を糾弾しなかったが、それは陰でシステムを操る者たちに歯向かうのを恐れたからだ、と言った。カーリのPETスキャンは彼の治療を受けた三カ月後にガンが治ったことを示していた、と語った。

「なんらかの理由で、彼女は自分が信じていたもの、文字どおり自分の命を救ったものから離れて、検察官側の証人になることにしたのです」

ITNJの委員たちは、賄賂の詳細な説明や、弁護士の腐敗の証拠や、いかなる事実や証拠書類も、公の場でヤングに求めることをしなかった。

ヤングの証言は、彼やそのほか大勢の医療の自由運動における代替医療治療師が非常に過激化していて、自分たちの命が文字どおり危険にさらされていると信じていることを示してもいた。代替医療治療師はどんどん暗殺されていて、その死は心臓発作や自殺として隠蔽されているという。二カ月のあいだに「私の仲間一一人が命を落としました」

ヤングは自分自身が主要なターゲットであると言ったが、暗殺者の正体についてはまったくわからなかった。

「どこにいるにせよ、私はこんな悪魔のような人間に会ったことがありません。やつらは私が照らす光を恐れて隠れているのです」。自分の命はまだ危険だと思っているが、黙り込むつもりはない、とヤングは言った。これは信念《フェイス》の問題である。信仰という意味ではなく、F・A・I・T・Hだ。

「これは私が考えたものです」彼は控えめに言った。自分で考えだした頭字語だという。

それは〝健全な思考の第一の特質（First Attribute In Thinking Healthy）〟の略である。

「皆さんが天使や守護天使や偉大なる神の力にフェイスを抱いているなら、私は使命を完遂するまで絶対に死にません」彼は言った。

「友人や同業者が一人また一人と暗殺者に殺されていくのを見て、自分の命も危険にさらされていることを知りました。そしてもう一つ悟りました――私は大変感受性が鋭いからです。私は家族を、子どもたちを、孫たちを愛しているため、やつらは標的を始末できなかったら愛する人々を標的にするのです」ヤングは涙ながらに語ったが、殺人被害者になると予想される人間の名前を挙げはしなかった。

刑事裁判中、ヤングの一部は罪を認めたくなかったという。どんな結果になろうと、最後までシステムと戦うつもりだった。しかし子どもたちがそうしないよう説得した。

「『父さん、もうあきらめよう。父さんは肩書だけの人間じゃない。研究だけの人間じゃない』」。ヤングは再び感傷的になりかけたが、ぐっとこらえた。「『愛してるよ、父さんという人を』」子どもたちは彼にそう言ったという。「『父さんの研究は卓越している。僕たちは父さんが何者かを知っている。世界も父さんが何者かを知ることになる』」

「そして今」ヤングの声はかすれて震えていた。哀願するように両手を上げる。「皆さんも、私が何者かを知っているのです」

ヤングの演説は終わった。委員たちとの短い質疑応答のあと、サシャ・ストーンは、代替医療治療師たちが生きるか死ぬかという状況に置かれていることに話題を戻した。

「この審問委員会の必要性を裏づけているのは、自然療法士や自然治癒の提唱者複数名が、最近殺人や暗殺の被害者になっているらしいことです。この委員会がそれに対処するため緊急に開かれていることには、ご満足でしょうか?」

「泣かせるね」ヤングは少し泣きながら言った。

ヤングの証言は大当たりし、ＹｏｕＴｕｂｅでおよそ二九万回視聴された。数日後、ヤングは宣誓のうえＩＴＮＪ委員になった。

ヤングははしごを下っていた。有望な若き伝道師から、トーク番組でスムージーを宣伝する健康教祖へ、一般には受け入れられない科学の推進者へ、自分の信じる治療法で儲ける犯罪者へ。そして今は、彼と家族を殺すと脅す邪悪な力に迫害されていると主張している。

はしごには、最後の一段しか残っていない。それは〝Ｚ〟段だ。ゾンビ段。ヤングはまだそこに足を触れていない。けれども彼は恐ろしく――本当に恐ろしく――それに近づいている。

第四章　アリツィア・コリスコのヒルは成功する

「ご気分はいかが、ミス・ベデガー？」

話しかけられた若い女性は私の肩によりかかろうとしていたものの、うまくできていなかった。彼女は尋ねられて背筋を伸ばし、目を開けた。

「え？」


（中略）


「あなたが叫んでいるのが聞こえたから、このシヴェット先生に言ったのよ。『先生の助けを求めている人がいますよ』って」

「きっと本人もすごく感謝しているわね」別の友人が、ありがたくもなさそうに言った。「だけど、あなたがあの子の頭をプールに突っ込んだから、ドレスがびしょ濡れになっちゃったわ」

「頭をプールに突っ込まれるほどいやなことはないわね」ミス・ベデガーはもごもご言った。「前に一度、ニュージャージーで溺れさせられそうになったの」

「だったら、やめたほうがいいな」シヴェット医師は言い返した。

「よく言うわね！」ミス・ベデガーは激しい剣幕で叫んだ。「あなた、手が震えているじゃない。あなたに手術なんてしてもらいませんからね」

と、こんな調子だった。

――F・スコット・フィッツジェラルド、『華麗なるギャツビー』
（角川書店、大貫三郎訳、一九五七年、ほか）、一九二五年

数時間が経過した。アリツィア・コリスコはどんどん早口になっていく。私たちが会えるのはこの一度だけで、ヒルについて彼女が私に教えるべきことは非常にたくさんあった。

教えるのはアリツィアにとって自然なことだった。ポーランドの高校でロシア語を教えていたとき、彼女のアプローチの方法は決まっていた。古くからの話し方と、目の前にいる元気な若者の両方に最大限の敬意を払うことだ。

同様に尊厳を重んじる思いから、自分の幼い子どもの手に大人用のフォークやスプーンを握らせ、人をバカにするような赤ちゃん語ではなくきちんとした言葉で話しかけていた。父ヴァシリも、彼女が赤ん坊のときそうしていた。そうあるべきなのだ。

アリツィアはあらゆる人に高い期待を抱いていた。懸命に働けば、人は神の恩寵を得ることができる。物事には正しい方法と間違った方法がある。

ヒルに関しても同じだ。

そういう考えに基づき、彼女は野心的なプロジェクトに乗り出した。二〇一一年、ラスベガスでヒル療法アカデミーを開いたのだ。

アカデミーで、学生は血を吸う〝唯一真実の治療法〟について学ぶ。血を吸い終えたヒルは病気を媒介する可能性があるので処分せねばならない――正しい方法で。

「生きていようが死んでいようが、絶対にトイレに捨ててはいけないの」彼女は強い口調で私に言った。

「下水に流しちゃだめ。それは禁止されているから」

彼らの運命を思うと、ヒルの女王は少し悲しくなる。「それは、私の仕事で最悪の部分ね」彼女はヒルがペットであるかのように話した。「あの子たちを眠りにつかせないといけないんだもの」

彼女は学生に、アンジェラと同じ間違いを犯さないよう力説する。アンジェラの不器用な殺し方によってヒルの体は破裂して血が噴出し、アリツィアは自らの血にまみれることになった。それは尊厳あることではない。患者に対してもヒルに対しても、尊敬の念を欠いている。

「ヒルはイソプロピルアルコールに沈めなくちゃならないの。普通は七〇パーセント以下［の濃度］で。そうするとヒルは苦しまない。もっと濃度が低いと、五〇パーセントくらいだったら、ヒルは苦しんで暴れて動き回る。なかなか死なないのよ」

沈められたヒルが動きを止めたら、一種の葬儀を行う。黒い塊になったヒルを、優しく恭しく綿と包帯で包み、三重に封をするのだ。

死んだヒルは医療廃棄物となるので、適切に扱う必要がある。彼女は学生に、糖尿病患者が注射器に使うような先の尖った容器を使用して、自分の住む州の法規定に従って処理するよう指導する。こうした処置によって、治療師と患者とズルズル這う小さな生き物が協力して血なまぐさい活動に従事するとき精神的なメリットが得られる、と彼女は言う。

「円の中に火とエネルギーが生まれるの。ヒルと宿主とヒル療法士が作る緊密な円」

私が話をしたほかの〝唯一真実の治療法〟治療師たちと違い、アリツィアは法の枠内で治療を行う責任を自覚している。アカデミーは、患者の安全を守り、治療師を規制にまつわるトラブルから保護することを目的として、カリキュラムを設計している。それを実現するため、アメリカの医療制度下で透析技師として働いた経験を活用している。どうすれば無菌の職場環境を作って維持できるかはよく知っているし、州ごとに適用される規制を研究して法を犯さないようにしている。

既に免許を得た医師である学生にとって、これには少々注意を要する。なぜなら、法的には「ヒル療法は医療とはなんの関係もない」からだ、とアリツィアは言う。「どんな形でも医療的なことを行ってしまったら、免許を剝奪される可能性があるわ」

婦人科医でもある一人の学生は、診療所とは別の場所でヒル療法を行った。一人の看護師と、動物の患者にヒルを使おうと考えた獣医にも、アリツィアは同様の指導をした。

アリツィアの慎重なアプローチのおかげで、アカデミーの認定方式は全英ヒル療法協会をはじめとするさまざまな国際団体に受け入れられた。彼女は数十人の認定ヒル療法士を送り出し、彼らは全米一五の州で開業して彼女のヒル療法を施した。

私たちが話し合っているあいだじゅう、彼女の電話は点灯していた。話をしているとき、彼女はちらりとも電話に注意を向けなかった――よそ見をするのはインタビューの作法に反する――が、話が中断するやいなや電話を取り、私にアメリカの主導的ヒル療法士の世界を垣間見せてくれた。画面をスクロールすると、黒、紫、あるいは赤に変色した手足の写真が次々と現れた。瘦せ細ったもの、真空パックした骨のようにしわだらけのもの、フグのようにパンパンに腫れ上がったもの。予約を取ったり助言を求めたりする患者からのメッセージもあった。彼女はほとんどの患者の名前を知っていた。彼らの家を訪ね、紅茶を飲み、手を取り、彼らの昇進や業績に感心して喝采した。これが尊厳ある治療だ、と彼女は言った。相手が患者であれヒルであれ、ＦＤＡや医学界にこの真似はできないだろう。

「私がしていることとは全然違う」彼女は私に言った。「だから、私たちは医療システムに参加していないのよ」

だが、FDAと同じくらいたちが悪いのは、その対極にある人々、法規に従わず責任感もなくヒル療法で儲け、そのためヒル療法に汚名を着せる可能性がある者だ。

「たくさんいるのよ」彼女はそっと打ち明けた。「もぐりの連中が」

二〇一八年一〇月一七日水曜日、トロント・ピアソン国際空港の到着ゲートや手荷物受取所を、ケルシーというビーグル犬が歩き回り、豚肉密輸業者などの犯罪者を怯えさせていた。国内への密輸入を封じるため、カナダ国境警備隊はケルシーの鼻の内部の機構に頼っていた。それは文字どおり人間の理解を超えるものだ――吸い込んだにおいを閉じ込めて逃がさない微小な横穴、ごくわずかな化学信号を分析する豆粒サイズの器官、嗅覚を司る巨大な脳葉、そして二億二五〇〇万個の嗅覚受容体。すべてが結びついて、人間の数十万倍も優れた嗅覚をビーグルに与えている。

ビーグルは、自分の前に立つ人間が肺ガンを患っているかどうかを判別できる。四〇〇〇平方メートルの土地で一分以内にネズミを見つけられる――目隠しされた状態で。地球上のほかのどんな生き物とも違って、人の後ろを歩いているとき、一歩目と五歩目のにおいの違いを嗅ぎ分けられる。

ケルシーは優秀な国境警備隊員だ。そして優秀な犬である。

探知犬の中には、怪しい荷物に吠えかかり、飛びかかり、引っかく犬もいる。しかしケルシーは〝静かな検知〟をするよう訓練されている。普通よりもおとなしく、はるかに利口なやり方である。手荷物受取所で、ケルシーはなんの変哲もない布の買い物袋を持つ男性に近づいた。油断している容疑者の横に座り、にやりと笑うように口を開け、潤んだ茶色の目をパートナーに向ける。

買い物袋の持ち主はイポリット・ボズノフ、紙チケットによればモスクワから八時間乗ってきた飛行機を降りたばかりだった。目的地はおそらくナイアガラフォールズにある自宅。税関申告書には「申告すべきものはない」となっていた。

ボズノフは第二検査所へ連れていかれ、そこで職員のヤング（pHミラクルのヤングとは別人）に買い物袋を渡した。中には一〇個の包みが入っていた。どれもLサイズのブリトーのような大きさと形で、布でくるんで輪ゴムで留めてある。一個目の包みはベトベトに濡れており、さわるとぐにゃりとしていた。

ヒルの集団だ。

二個目の包みは？　これもヒル。

三個目から一〇個目までは？　やはりヒル。

イポリット・ボズノフの再利用可能な買い物袋には、全部で四七八八匹のヒルが入っていた。一回で、BTSとワン・ダイレクションのメンバー全員（それに加えてバックストリート・ボーイズの二人）から一人当たり三〇グラムの血を吸えるだけの数である。

密輸入に対するボズノフの弁明はそっけなく、かつ信じがたいものだった。「自家用だ」（彼がそれを冷たいロシア訛りで言ったのか、あるいは親しげなカナダ訛りで言ったのかは記録にない）。さらに追及されると、妻が廃水をランの肥料にできるようヒルを水槽で飼うつもりだ、と言い張った。

ほどなく、世界じゅうのメディアが史上最大のヒル密輸事件について報じはじめた。カナダ当局は栄光に浴した。

「我々の犬たちは愛らしく、かつ有能です」カナダ国境サービス庁の広報官、ジュディス・ガボワ＝サン＝シールは私にそう言った。この事件はヒルの密輸としては記録的だが、密輸全体の中では特に目を見張るほどでもないという。

「体の周りに何匹ものカメを巻きつけた人もいました。動物は」——彼女は声を落とした——「ありとあらゆるところに隠されます。いろいろなものを見てきました」

ロシアの都市ウデルナヤで最大の会社、国際医療ヒル・センターは、代替医療業界向けに何百万匹ものヒルを生産している（センターの経営者ドクター・ニコノフが売る化粧品の原料にもなっている）。供給元が近くにあるため、ここではヒルが安く買える。ヒルの入った瓶を抱えて建物のロビーを出る人々は、一匹につきたった六〇セントで手に入れているのだ。

ボズノフがヒルをそこで買ったとすると、代金はおよそ三〇〇〇アメリカドル。ところが自由市場では、その末端価格は六万七〇三二ドルにもなる。マリファナ六キロ、あるいはコカイン二キロに相当する金額だ。実際、ＦＤＡの認可によって人気が沸騰して以来、ヒルの価格は上昇しつづけている。巨大ヒル、バッファローリーチの平均価格（七〇〇ドル）はボーダーコリーの子犬の平均価格（五五〇ドル）よりも高い。しかも、ヒルにはボールを投げて遊んでやる必要がない。女優のミランダ・カーやデミ・ムーアは、肌を若々しく保つため〝ヒル美顔術〟を利用したことを認めている。

ボズノフはこうした人気に乗じる悪徳ヒル売人の一人だった。彼は二〇一二年から合法的なヒル業者を装ってカナダで養殖業者として登録し、何万匹ものヒルを国内で育てていることになっていた。カナダ政府は五三回にわたって、ボズノフのヒル輸出を承認していた。

捜査の結果、ボズノフはウデルナヤで買うよりさらに安くヒルを入手していたことが判明した。ヒルの胃の血液をＤＮＡ検査したところ、ボズノフのヒルは野生で、カエル、鳥、種々の淡水魚の血を吸っていた。最終的に、ボズノフは妻ディアノワ・スヴェトラーナ・エフゲニエフナの運び屋だったことが明らかになった。彼女は三・六キログラムのヒルを二万一五八二ルーブル、約四二五カナダドルで購入していた。

過去においては野生のヒルの違法な捕獲が悩ましい問題だったとしたら、未来においてヒルはとんでもない事態を引き起こすだろう。ボズノフの妻は www.leeches.biz を開設しており、ウェブサイトは一匹八ドルでヒルを売っていた（仕入れ価格の約一〇〇倍）。

全米各地で、人々は医療の自由の新たな風潮に乗じてヒルによる自己治療を行っていた。ヒルの闇市場の人気は、アメリカ国内に拠点を置く小売りサイト leech.com（エフゲニエフナのサイトよりかなり大規模だと思われる）のQ&Aを見ても明らかだった。

「ヒルを大量に注文することはできますか？　一トンほど入手したいのです」

「こちらのヒルを体内に入れるのは安全でしょうか？　私と夫はおまじないでの使用を試しています（後略）」

「ヒルって食べられる？」

「乾癬に効くヒルの種類は？」

「ジャヤプラに小売店を開いてペニス増強用インドネシア産ヒル油を売ってもらえませんか？」

「ヒルを別の人に再利用した場合、HIV陽性の血液を吸っていたら伝染しますか？」

答えにくい質問も多いが、業者による返答はほとんど安心感を与えてくれない。

「効果はベッドでの行為に必要なだけの時間持続します」

「我が社のヒルから血液感染性の病気が移る危険はありません」

「ヒルが病原体を運ぶかどうかはわかりません」

「魚の目を見えなくしたいなら、魚とヒルを一緒に水中に入れましょう。ヒルは鱗に吸いつけないので、噛みつける箇所は一つしかありません。目です。つまり、魚は一瞬で目が失われるのです」

また、ある質問者に対しては、ヒルをまとめて購入し、湖か池に放って育てるよう助言している。だがそれは違法行為であり、地域の生態系に大きな害をもたらす可能性がある。

結局ボズノフは南部産医療用ヒル（*Hirudo verbana*）違法輸入の罪を認めた。二〇一九年五月、オンタリオ最高裁判所はわずか一万一〇〇〇ドルの罰金を科した。その有罪の容疑となった手荷物で国内に持ち込もうとしたヒルの末端価格の約六分の一である。

直後にウェブサイト leech.biz はヒルを一匹一〇ドルに値上げした。時々裁判費用や罰金を払うことになっても、おそらくそれで充分以上にカバーできるのだろう。

第五章　ニューマン夫妻の祈りは修羅場をもたらす

「私はただ、座ってそっと抱いていたわ。そうしたらミセス・フンメルがお医者さまを連れて帰ってきたの。お医者さまは、この子は死んでいると言って、ハインリッヒとミンナを見たわ。二人とも喉が痛かったの。『猩紅熱ですね。もっと早く呼んでくれればよかったのに』お医者さまは不機嫌におっしゃったわ。ミセス・フンメルは、うちは貧乏だから自分で治そうとした、と言ったの。だけどもう手遅れだったのよ」

――ルイーザ・メイ・オルコット、『若草物語』（角川書店、吉田勝江訳、一九五〇年、ほか）、一八六八年

レイラニ。

デール。

彼女は号泣した。彼は嘆いた。

レイラニの頭の中は真っ白だった。デールの悲しみは募った。彼女の娘は死んだ。彼は末っ子を失った。

彼女の眠りは暗く、不穏になった。彼は妻の夢の話に耳を傾けた。

彼女は進行中の捜査に不信感を抱いていた。彼は刑事告発に身構えた。レイラニは批判的な世界に誤解されていると感じた。デールは共同で声明を出すことに同意した。「私たちはごく普通の家族にすぎません」

彼女は言った。デールは神への信仰を捨てるつもりはなかった。レイラニが繰り返し見た夢では、州警察が彼女の家族を標的にしていた。デールと残りの子どもたちも夢に出てきて、逃げ回っていた。

目覚めたレイラニは、弟とアリエル・ネフが別れようとしていることを知った。デールの姉スーザンは、ルーク、ハミルトン、アリエルを保護するよう警察に依頼した。

レイラニとデールの周りにいるのは、イールズなど支援してくれる宗教的指導者たちだけだった。彼らは弁護費用として現金を送ってきてくれた。

カーラの死の四日後、イールズはなおも、彼女が蘇るかもしれないと示唆した。「カーラが［天国から］戻ってきたくないのは間違いない」彼は書いた。「それでも我々は、両親のため、そして我々に対する神の愛の証として、彼女を送り返してくださるよう神に頼んだ」

当然ながら、イールズは〝唯一真実の治療法〟としての祈りの効能にはほとんど言及せず、信仰の自由についておおいに語った。ニューマン夫妻を守れなかったことは、政府がすべてのキリスト教徒の手と額にマイクロチップを埋め込む措置に道を開いた、と彼は記した。

イールズの見解では、医術は同じくらい邪悪な二つの術の一つだった。「魔術も人を癒すことができる」彼は言う（本当なら大したものだ！）。「キリスト教徒も魔法使いを探すべきだろうか？」

この宗教的コミュニティという非常に狭い世界の外でも、カーラの死は予想されたとおりの影響をもたらした。無神論者と主流のキリスト教徒は互いへの敵意を棚上げし、ニューマン夫妻が朽ち果てるべき場所は地上かそれとも地獄かについてのみ言い争った。

メディアはカーラの写真を掲載した。陽光を浴び、頭を傾け、明るく微笑み、三つ編みにした長い茶色の髪が金のイヤリングの後ろから緑のTシャツまで垂れている。

「カーラはいちばん素敵な友達でした。カーラが微笑むと心が和みました。あの子が間違ったことをしたことは、ただの一つも思い出せません」幼なじみでカリフォルニア州に住むアンナ・ローズはそう書いた。「カーラが死んだと知ったとき……心が張り裂けて、わっと泣きだしました」

神を信じたいという心からの望みが、どうしてこんな結果になったのか？

ニューマン夫妻は娘を助けるために何もしなかったと論じる人もいたが、それは違う。死ぬまでの数日間に休むことなくカーラの周りで行われた必死の活動は、彼らが実際には相当な努力をしたことを示している。全力を尽くして人を呼び集めて集団祈禱を行い、プライドを捨てて仲たがいしていた相手と和解した。それでも、彼らがしていたことはまったく、救いがたいほど効果がなかった。

何がカーラ・ニューマンを殺したのか？

一つの原因は、彼女の血液に充満したケトン体だ。デールとレイラニは、ケトン体が有害な働きをすることを許した。しかしデールとレイラニは別のもの、もっと大きな意味を持つものによって、ケトン体の働きを許すことになってしまったのだ。

非常に現実的な意味で、信仰の自由がカーラ・ニューマンを殺したのである。少なくとも、信仰の自由は児童虐待の結果を両親が受け入れてしまうほど絶対的なものであるべきだという過激な考え方が。

そういう考え方が生まれたのは一九七四年だった。キリスト教科学教会のロビイストたちが現在の保健福祉省の前身である保健教育福祉省に対して、子どもを治療する手段として祈りに頼る権利を否定する社会福祉機関には連邦から資金を援助しないよう訴えた。児童虐待条項で宗教的事由による虐待を免責する州の数は、一一から一気に三四に増えた。一九八八年には、子どもに医学的治療を受けさせないことを合法とする州は四四になっていた。

ウィスコンシン州では、州議会は児童虐待の法律を次のように改正した。「児童に、内科的もしくは外科的治療の代わりに(中略)宗教的治療手法に従う癒しのため祈りだけを通じた霊的手段による治療を行ったことのみを理由に(中略)人を罪に問うことはできない」

こうした法的保護を手に入れたおかげで宗教的リーダーたちが大胆になり、ニューマン夫妻の行為を公然と正当化しようとしたのも、なんら驚くことではないだろう。

結局のところ、カーラの具合が悪くなったとき、デールとレイラニは児童虐待犯と違って自分たちの行動を秘密にはしなかった。同志に自分たちの意図を広く知らしめた。彼らの行動はイールズとアンレブンド・ブレッド教会から強く支持された。ニューマン家の聖書勉強会グループや親戚の皆から暗黙の了解を得た。カーラが危機に陥っていることは皆が知っており、全員が(アリエル・ネフを除いて)デールとレイラニの宗教的解決策を信頼していた。少なくとも介入して彼らを止めようとはしなかった。

ひとたびこのような文化が確立してしまったら、社会はどう対応すればいいのだろう?


二〇〇九年、ニューマン夫妻が(彼は分厚い革ジャケット、彼女は膝丈の白い前開きのセーターを着、手をつないで)法廷に入ってきた瞬間、彼らに許しを請うつもりはないことが明らかになった。

デールは聖書を持って証言台に立った。細い口髭と顎鬚は非常に薄く、肌の色とほぼ変わらない。彼の証言はしばしば、牧師の激しい説教の口調を帯びた。聖書を引用し、陪審員と頻繁に目を合わせ、自らの身の上話を語った——不幸せな青年が生まれ変わった話を。

「その日、デール・R・ニューマンは死に、埋葬され、洗礼を受けたのです」

自ら体験した証拠、自身が目撃した奇跡的な癒しのことを話した。カーラの死を、神癒コミュニティとの関連で語った。

「別のものに頼ったら、それは邪道です。神の代わりに別のものを優先することになります。それは邪道なのです。罪なのです」

レイラニは、裁判が始まったとたん、弁護士が「完全な精神的・感情的崩壊」と呼んだものに襲われた。腕や脚の感覚がまったくなくなって被告席にぐったりと倒れ込み、医療措置と車椅子の一時的使用を求めた。その後、聖書を読み、祈りを唱えながら被告席と検察官席の周りを何度か回った。

カーラを医師に見せたら「自分が信じるものに真っ向から反抗すること」になっただろう、と陪審員に言った。

この悲しい事件で、ただ一人非難を免れたのはアリエル・ネフだった。彼女は悲嘆に暮れていた。「何もしなかったら、あの少女は死ぬとわかっていました」彼女は法廷で涙ながらに証言した。「あの子が二日ほど何も食べていないのは知っていました。幼い女の子がただじっとして死んでいくのは許せませんでした」

児童虐待への宗教的免責という規定があるにもかかわらず、陪審員はニューマン夫妻を過失致死で有罪と判断した。判決を言い渡すとき、判事は事実上ニューマン夫妻に道徳的な罪はないとした。証拠はニューマン夫妻が誠実であったことを示している。彼らは錯誤したにすぎない。

「これは、二人の善良な人間が間違った決断、思慮の浅い決断を下した事件でした」

デールとレイラニはそれぞれ拘禁一八〇日と保護観察一〇年という判決を受けた。彼らは六年間にわたって、一人は毎年三月、もう一人は毎年九月に三〇日間服役した。

カーラの兄と姉は面談と身体検査を受けたあと、親戚の家に預けられた。児童保護局は三人が虐待やネグレクトを受けていないと判断し、健康診断を含む強制的〝安全プラン〟のもとで自宅に返した。神癒という〝唯一真実の治療法〟で死ななかったニューマン家の五人にとって、人生はこれからも続いていく。

罪のない犠牲者を害することなく神癒を行うことは可能なのか？

道徳的責任感のある宗教的リーダーなら、信者が健康を祈る恩恵を享受できるようにすると同時に、原因不明の昏睡状態に陥った子どもに医療を受けさせる必要性に関する指針を伝えることはできるだろう、と私には思えた。

ニューマン夫妻は自分だけの考えによって、道を誤り極端な形の神癒を信じるようになったのか、それとも彼らは——洗脳されたのではないとしても——強く促されてあのような行動に出たのか。言い換えると、神癒コミュニティのリーダーや有力者が過失によってカーラを殺してしまったのか？ それとも、それは故意だったのか？

マイアミ近郊で開かれたトーベン・ソンダガードの神癒研修会に参加したとき、私の頭にあったのはそういう疑問だった。けれど、ソンダガードが会衆に、全員が——おそらくは匿名の傍観者であることを望むジャーナリストも含めて——これから治療の方法を学ぶことになると発表したとき、そんな疑問は頭から消え失せた。

ソンダガードと並んで演壇に上がったのは、五年間腰痛に悩んでいる女性だった。彼は女性を相手に実演した。

「やあ、こんにちは」彼は魅力たっぷりに大仰な仕草で手を上げて挨拶した。「あなたはキリスト教徒？」

女性はそうだと答えた。

「それは」ソンダガードは聴衆に言い、大爆笑を誘った。「アメリカではなんの意味も持たない！」

彼は苦しんでいる人に手を当てる方法を説明した。「簡単です。手を当て、祈り、試してもらうんです」

女性は目を閉じ、彼はその腰に軽く手を当てた。

「さて、今私はイエスの名のもとに、すべての痛みに去るよう命じる」彼は早口で抑揚なく言った。そしてただちに、腰の様子を調べるよう言った。

「試してみてください。どうですか？　今はどんな感じです？」

癒しは電光石火の早業だったので、女性は一瞬どう言っていいかわからないようだった。そしておずおずと、良くなった気がすると答えた。彼が試すよう促すと、女性は仰々しくわざとらしい動きで舞台上を三メートルほど歩き、大げさな表情を観客に向けて、もう痛みがないことを示唆した。

全員が喝采し、笑った。

ソンダガードは、同じく腰痛のある別の女性を助けようと言った。女性のすぐそばに立ち、腰に手を当て、彼女の中にいる悪魔に直接語りかけた。彼の言葉はマイクを通して聴衆に伝えられた。

「自由だ」ソンダガードは悪魔に言った。「自由。聖霊よ、彼女を満たしたまえ。もっと」

言葉はさらに速く、さらに強くなっていく。「もっと。もっと。もっと」

次に彼が悪魔に言ったことに、私は唖然とした。意味不明な言葉の羅列だったのだ。私には理解できなかったので、聞こえたまま書き記そう。

「バカラ・ジーイェス、ジーイェス・サーラーダーダーダー。ジーイェス・ジーイェス・サーラーダーダーダー」

彼が一瞬口を閉ざすと、女性の声が聞こえてきた。「ダーダーダーダーダー」

「ジーイエス・ジーイエス・サーラーダーダーダー・ジーイェス・ジーイェス・サーラーダーダーダーダ・ダーダーダーダーダーダーダダダ・ジーイエス・ジーイエス・サーラーダーダーダーダーダーダーダーダ
ダ」ソンダガードが女性の中の悪魔に言う。

「ダーダーダーダーダダダ」女性が答える。

「シェイラー・バーダーダーダーダーダーダーダ・ジーイェス・ゲス・サーラーダーダーダダ」ソンダガードはそう言ったあと、さらにエネルギーのレベルを上げて勝ち誇った口調で宣言した。「シェイラーバーダダ・**ダーアアーーー・アーーーー！**」

そしてあたかも試合を決めるシュートを放ったかのように叫んだ。「さあ、**行けーーーーー！**」

女性は目を開け、二人は顔を見合わせた。

「どうでした？」ソンダガードが期待を込めて尋ねる。

彼女は力強くうなずいた。「すごいわ」

「すごい！」彼は観衆に向かって声を張り上げた。

ソンダガードは、部屋にいる悪魔どもの狩猟解禁を宣言した。癒されたい人は教会の半分に集まり、癒しを行ってみたい人はもう半分に集まる。癒してほしい人は手を上げて癒し手の注意を引く。

私はこの状況にどう対処しようかと戸惑っていたが、ソンダガードの言葉におおいに安心させられた。

「希望しない人は、構いませんよ。そのまま座っていてください」

ところが人が右へ左へと移動していくうち、私は少数派であることがわかってきた。一五〇人ほどの中で、座ったままの人間は私を含めてたったの四人。しかも一人は車椅子で、手を上げていた。

周りで癒しが始まると、数人の若者が指示に従って演壇に上がり、イエスについての歌を延々と繰り返して歌いはじめた。部屋じゅうがざわめく中、ボタンダウンのシャツを着た男性が、コカ・コーラの缶を差し出すような気軽さで、どこか癒してほしいところはないかと訊いてきた。

「いや、けっこうです」私が言うと、彼は立ち去った。

えらくあっさりしたものだな、と私は思った。部屋の音はどんどん大きく、どんどん力強くなっていく。今や人々は積極的に祈る段階に進んでおり、祈る人と祈られる人が癒しの手と幻想とによってつながっているのがわかった。

まるでジャズ・オーケストラによる癒しだった。ソンダガードによる言葉の詰まったメロディの一〇〇種類の変奏が同時に演奏されているようなもの。ソンダガードの実演はリラックスした軽いものだったが、今癒し手のほとんどは一心不乱で真剣だった。悪魔との戦いにふさわしい姿勢である。

そのとき叫び声が聞こえた。それは体の奥底からの苦悩の悲鳴で、動揺した私の中にアドレナリンがあふれた。悲鳴は長く続く。悲鳴の主、薄黄色のスカートをはいた女性は、床に膝をついていた。脚を切り落とそうとしている一八〇〇年代の医者なら、彼女は何か強烈なことを体験していると言うだろう。その強烈なこととは、悪魔の大ボスに違いない。彼女におおいかぶさる癒し手に別の癒し手が加わり、それ以外の癒し手たちも駆けつけて手を置き、邪悪な霊に去るよう厳しく命じた。

彼女の叫びはさらに大きくなり、声がしわがれていく。すると私の左側から別の叫び声が聞こえた。きっと、最初の悪魔に注目が集まったことに不満を抱いた別のボス悪魔が現れたのだ。数分もすると、ほかの悪魔たちも注目を求めて、宿主の人間に悲鳴をあげさせながら床に倒していった。ソンダガードの弟子たちは必死で駆け回り、ひざまずいたり倒れ込んだりして叫んでいる人々の周りに集まった。私が見た中で最も派手で真剣なライブRPGイベントであることに疑いの余地はない。

バカげてはいたものの、その場の全員が生き生きとして高揚していることもわかった。彼ら一人一人が胸躍るドラマの真っただ中にいて、イエスの名のもとに英雄として悪魔を退治しているのだ。苦痛が緩和され富裕層も貧困層も等しく治療が受けられる社会を生み出すという、時間と手間のかかる作業に比べれば、一気に悪魔を追い払うほうが魅力的なのは明らかだ。

医学界は、科学的根拠を持つ証拠が勝利をおさめると考えている。しかしそこには、癒し癒される恍惚感に匹敵するほどのものは存在しない（トーベン・ソンダガードの影響力は、二〇二二年七月、彼がアメリカ移民局に勾留されたと信者に知らせたとき如実に示されることになる。〝弁護資金〟を募るクラウドファンディングで、目標額二五万ドルに対して一九万四〇〇〇ドルが即座に集まったのだ）。

部屋の中の音は今や耳をつんざくほどになっていた。そのせいで、私に向けられた言葉を危うく聞き逃すところだった。

「調子はどうだい、兄弟？」

若者が目を合わせてきた。しかも、にこにこ笑っている。厄介なことになったな、と私は思った。そして微笑み返した。

若者の名前はレジー。彼は私と神との関係について尋ねた。

私は言葉を濁し、真の目的を口にすることなく一応本当のことだけを言った。

ここに来たのは初めてであること、ソンダガードの信者からこの集まりの話を聞いたこと、部屋には前向きなエネルギーがあふれているのがわかったこと。さらなる質問をかわすため、私から彼に質問を浴びせた。

「こういうふうに人が癒された場合、その癒しは信仰がある限り持続すると思う？　それとも、もっと短い時間しか持たないのかな？　どのくらい経ったらあの女性の腰痛はまたぶり返すと思う？　あるいは、二度と痛くならないと思う？」

「神が僕たちを癒してくださる。兄弟が言ってたみたいに」レジーは、薬をゴミ箱に投げ捨てろと観衆に語った講演者、ジェレミーのことを言った。「彼は処方薬を全部捨てたんだよ」

「つまり、信仰を強く持っている限り、彼は苦しみから解放されている？」

「そうだよ」レジーは言った。「そのとおり」

私はレジーに彼の人生について尋ねたが、あまりに多くの悪魔が叫んでいたため、断片的にしか聞こえなかった。「生まれたのは貧民街……ヤバいヤクを……。それで苦労を……家族を助けるのに頑張らなくちゃならなくて……。救い、そんなものは得られなかった……刑務所を出たり入ったり……二度……裁判制度はよく知ってる……。それが僕の人生だ、三回……。僕が持ってたのは銃だけ……。僕自身の……僕をハメようとした。それから、彼は僕を呼んだ、兄弟って！　僕は招きを受けた」

彼を呼んだのが神なのか、それとも何かの犯罪の一環として彼をハメた人物なのかはわからなかった。やがてレジーはこう言って締めくくった。「聖霊が降臨して、僕は泣きだした。すべてが終わったんだ」

「君にとっては、それで良かった？」

「うん」。そしてレジーは、会話を居心地の悪い話題に戻した。「あんたも同じだよ。神はあんたを必要としてる。あんたが戻ってくるのを願ってる」

彼は私自身の宗教体験や現況について細かい質問をしてきた。私は、本当のことだけを言いながら誤った印象を与えるという無益で面白くもない努力を続けた。嘘はつきたくなかった。

「あの、ほら、僕はちょっと関心を持ちはじめたばかりなんだ」私はたどたどしく言った。「で、もうちょっと関心を持ってきてる、というわけ」

自分がバカみたいに聞こえるのはわかっていた。だから彼にもっと質問をした。レイラニ・ニューマンについて訊いてみた。

「僕が疑念を持ったことの一つは、実は、ある女性を知っていたんだけど、その子どもが重病だったんだ。彼女は祈りで子どもを治そうとして、子どもは亡くなった。彼女はとても困った立場に置かれた。大きなニュースになった。彼女が医学的な治療を求めなかったからだ。わかるだろう？　で、僕は、それは間違っていると思った。本当にそれで良かったんだろうか、と疑問を持つようになった」

子どもに医療を受けさせず、そのため子どもが死んでしまった。レジーはその愚かさに気づくだろうか？

「どうしてそんなことになったんだと思う？」私は尋ねた。「子どもが死んだんだよ」

レジーは、説明として考えられるのは一つだけだと言った。「信仰が足りなかったんだね」。カーラの死は彼らの信仰が充分には強くなかったことを証明した、と彼は言った。なにしろ、「イエスはラザロを蘇らせた。ラザロは四日間死んでいたんだ」

これはカーラの死に対するとんでもなく残酷な見方だ。信仰が足りなかった。スティンキング・シンキング。負のエネルギー。この考え方は、ソンダガードのような指導者には罪がないとし、自らを守れなかった一一歳の少女に責任を押しつけている。彼女は死んだからだ。意識を失う直前まで回復を祈っていたにもかかわらず。

そのとき私は悟った。この特定の社会において、医療を受けられずに子どもが死んでも、しかたないとしてすまされる程度ではない。死んで当然と考えられるのだ。

一メートルほど離れたところで、さっきソンダガードが演壇上で癒した女性が崩れ落ちた。もっと注目を求める別の悪霊に取り憑かれたらしい。憑依された者たちは金切り声をあげ、そのせいでアンプから鳴り響くイエスを称える単調な歌声は途切れ途切れにしか聞こえなかった。

レジーは本題に入った。

「マット。祈ってあげようか?」

私は以前にも祈ってもらったことがある。中西部のトウモロコシ畑のある、田舎の信心深い土地をヒッチハイクしていたときだ。ピックアップトラックを運転する男性が、乗せてくれた三〇分のあいだ説教をし、神の名ヤハウェを唱えるだけで軍隊を敗北させられる驚異について話した。トラックを降りようとしたとき、彼は私の手を握り、故郷から遠く離れた旅人である私を守ってくださるよう神に頼んだ。私に信仰心はなかったけれど、いやではなかった。それが善意の表れなのはわかっていた。レジーの祈りもそういうものだろうと思い、渋々承知した。

レジーの目的は、私に宗教的情熱を吹き込むことだった。私の目的は、この祈りができるだけ早く静かに終わってレジーが群衆の中に戻ってくれることだった。

私たちは二人とも落胆することになった。

彼はまず、何か手放したいものはないかと質問した。ない、と私は言った。

どこか痛いところはあるか?

いや、ないと私は答えた。余計なことを言わずさっさと祈りを終えてほしかった。

彼は、立ち上がって頭を垂れるよう言ったので、私はそうした。彼の言葉を繰り返すよう言われたので、私は聞こえたとおりに繰り返した。二人で一緒に、私を自由にするようイエスに頼み、聖霊を歓迎した。

私は微笑み、これで終わりだと思って背を向けかけた。

ところがレジーは許してくれなかった。さっき私はどこにも痛みはないと言ったのに、彼は悪魔祓いを始めた。

「今すぐ出ていけ。今すぐ出ていけ。イエス・キリストの名のもとに、ここから出ていけ」レジーは私の中にいると感じた悪魔に語りかけた。

私は黙ってたたずみ、気まずい思いで彼が力尽きるのを待った。私の悪魔は踏ん張っていた。あるいは去っていった。あるいはもしかすると——これが最も可能性が高いと私には思われたが——人間の意思に反した邪悪で刹那的な存在である悪魔など、最初からいなかったのかもしれない。

「今すぐ立ち去れ。イエスの名のもとに。おまえにはなんの力もない。なんの権限もない。私はイエスの名代としておまえのところに来た。この男から手を離せ」

周囲では騒乱が続いている。私の後ろで床に倒れた女性のもとには癒し手の集団が集まり、救急救命士のごとく膝立ちになって彼女を取り囲み、祈り、時々うっかり私にぶつかった。

レジーはようやく私から手を離し、目を覗き込んできた。

「どんな気分?」非常に楽観的に、期待を込めて尋ねる。

私は終わってほっとしていた。

「良い気分だよ」私は正直に答えた。再び背を向けかけたが、レジーは私に近づいて肩越しに顔を寄せ、騒音に負けないよう声をあげた。

「神があんたに望んでる」耳元で怒鳴る。「神はあらゆる人が悔い改めて洗礼を受けることを望んでおられる。あんたには、今夜それを実現する機会があるんだ」

そのあと彼が言ったことの一部は聞き取れなかったが、「次の段階として、僕はここにいる兄弟の一人に話をして、あんたに心の準備ができたことを知らせるよ」というのは理解できた。

私はワニと喝采するペンテコステ派信者が登場する恐ろしい場面を想像した。私と内なる悪魔は、そんなものを許すことはできないと意見の一致を見た。

「明日にしておこうかな」

「今夜洗礼を受けたいなら受けられるんだよ」レジーが言う。彼は必要なら一晩じゅうでも議論を続けるつもりらしかった。

「明日にするよ」私は固く約束した。

今日目撃した狂乱について考えながら、チェシャ猫のような笑いを浮かべて教会を出る。私は思った――事あるごとに神癒の癒し手と対決していたら、一般市民が罪のない犠牲者の死を防げる可能性は高くなるだろうか？　あるいは、理解と共感を示すほうが効果があるか？

笑みは消えた。

私はどちらもしていなかった。もしかすると、〝唯一真実の治療法〟が手に負えなくなったそもそもの原因は、そういう我々の怠慢にあるのかもしれない。

第六章　エイリアンのドリンク剤は大統領を漂白する

個々の人間には超自然的な能力と知識が備わっていて、教育を受けず勉強せずとも腕の立つ医師になれる、という滑稽な考えを主張する者は、哀れなほどの妄信をさらけ出している。その妄信に匹敵するのは、死者の住処に出没する幽霊や亡霊の存在を信じる者の突拍子もない考えだけである。

――ジェームズ・サッチャー、『悪魔学、幽霊や亡霊、通俗的迷信について』、一八三一年

二〇二〇年一月二二日、元司会者転じてアメリカ大統領は、スイスで開かれた経済サミットで休憩を取り、CNBCの記者ジョー・カーネンと会った。その数時間前には、最近の試合で高い視聴率を取った総合格闘技選手を祝福するメッセージをツイートしていた。

インタビューは主に経済について話を聞く予定だったが、カーネンは別の話題、もっと差し迫ったと思える話題でインタビューを始めた。

「CDCはワシントン州で新型コロナウィルスの症例一件を確認しました」。症例はタイ、台湾、日本でも確認されていた。アメリカのメディアは約二週間前からこれについて報道を続けている。カーネンは、大統領がCDCから新型コロナウィルスについて説明を受けたかどうか知らないのだが、と言った。大統領は受けたと答えた。そこでカーネンは質問した。

「現時点でパンデミックの懸念はありますか?」

「いいや。まったくない」大統領は言った。「そして我々は――我々は事態を完璧に掌握している。中国から来た人間が一人発症しただけで、政府が管理下に置いている。大丈夫だよ」

そのとき人々は確信した――これは大変な災害になる。

それに続く数週間で、二つのウィルス、すなわち新型コロナウィルスとパニックが、アメリカ国民のあいだで猛威を振るいはじめた。

翌月、元司会者は大統領の絶大な権力を利用して、『アプレンティス』の元出演者仲間を減刑した。ブラゴは釈放された。


モンタナ州ビリングスで、トビー・マッカダムは思った。自分の出番だ。

三月、彼はソーシャルメディアの少数のフォロワーに、例のウィルスの流行は一カ月以内に沈静化するだろうと述べた。

「政治家は引っ込んで、我々大物に任せろ」。ここで彼が言ったことは、元司会者や医療の自由の新たな擁護者イーロン・マスクの自信ある言葉と同じだった。マスクは三月に、「最近の傾向から考えると、おそらくアメリカでは(中略)四月末には新たな発症者はほぼゼロになるだろう」とツイートしていた。

パンデミックは沈静化しなかった。広がった。どんどん広がりつづけた。

新型コロナウィルスでアメリカ人の頭がいっぱいになったことで、代替医療業界、反ワクチン活動家、医療の自由運動は足並みを揃えるようになった。偽コロナ治療薬を扱う何千人もがデジタル通信網にあふれて取締官を閉口させた。FDAは効き目のないコロナ治療薬を宣伝する七〇〇の組織を突き止めた。

三月、議会は巨額の支援を行うコロナウィルス救済法案を通した。署名して法を成立させたあと、元司会者の政権は五つの反ワクチン団体に計八五万ドルの融資を認めた。のちに新型コロナウィルスに関する偽情報をネット上で広めた首謀者と言われることになるジョセフ・マーコラは、三三万五〇〇〇ドルの融資を受けた。

その年の後半、発症者が増えると、トビーは新たな見解を表明した。

「寒い地域では、冷気がウィルスを一掃することになると思う」彼がそう言った直後、長く暗い冬が始まった。その冬、感染率はそれまでの最高を記録し、二五万近くのアメリカ人の命を奪った。

カリフォルニア州バレーセンターで、暗殺の標的、宇宙的生命力熱愛者、ＩＴＮＪ委員のロバート・ヤングは思った。自分の出番だ。

彼はゲストとして歓迎してくれるメディアに一通り出演した。陰謀論や疑似科学の主張を取り上げる、極端に保守的なメディアの一群である。

二〇二〇年四月、彼は元大統領候補でサプリメントのプリベニアの広告塔アラン・キーズが司会を務めるテレビ番組『レッツ・トーク・アメリカ』に出演した。キーズは、ハーバードの博士号からレーガン政権時代の国務省職員に至るまで種々の合法的な資格を有している。『レッツ・トーク・アメリカ』のような番組で、全国の視聴者に自分のウェブベースのデジタルプラットフォーム、ＩＡＭｔｖについて語った。

ヤングはキーズに新型コロナウィルスの真の原因を説明した。それはガンの原因と同じである。エイズの原因と同じである。アントワーヌ・ベシャンのプレモルフィズムで説明されたのと同じく、細胞が自分の体を攻撃している。体内の酸が多過ぎると、環境的要因が引き金となって病気を発症するのだ。

「その引き金を引くのは、携帯電話の基地局から発せられる電磁波かもしれない」ヤングは言った。「ワクチンかもしれない。不適切な薬の服用かもしれない」

パンデミックを切り抜ける鍵として、ヤングはアルカリ食事療法を推奨した。そして新型コロナウィルスの治療や予防に有効であるとして自らのサプリメントを積極的に宣伝した。キーズは、ヤングの対策は長い目で見て有望に思えると述べた。

ヤングはジョセフ・マーコラ（彼自身も新型コロナウィルスに対抗する種々のサプリメントを売っている）との二時間に及ぶインタビューでも、反ワクチン活動家ジュディ・ミコヴィッツも参加した二時間の討論会でも、同様の主張を行った。ミコヴィッツが中心となって制作したドキュメンタリー映像『プランデミック』は、このパンデミックは大手製薬業界とＣＤＣとグーグルによる秘密の陰謀により生み出されたものだとしている。

ウィスコンシン州で、デール・ニューマンとレイラニ・ニューマンは思った。自分たちの出番だ。カリフォルニア州ターロックで以前彼らが通っていた教会、ニューライフ・クリスチャンセンターは、公衆衛生当局の推奨に従って礼拝をオンラインに切り替え、ワクチン接種会を主催し、必要な人のためにマスクを作るよう信者に促した。

しかしニューマン一家は、既にそういう教会と縁を切っている。

二〇二〇年の夏、デールとレイラニは神に導きを求めた。

神は、彼らは「積極的に活動」する必要があると告げ、彼らをある宗教的指導者のもとに導いた。かつてその信者が、カーラ・ニューマンが死んだのはレイラニの信仰が足りなかったからだと言った、あのトーベン・ソンダガードである。
ラスト・レフォメーションはマスクやソーシャルディスタンスに対して明確な立場を取っていなかった。彼らのイベントは大規模で、熱狂的な信者の集まりは市場《いちば》と同じく菌やウィルスを移し合う場になっている。

フロリダで、デールとレイラニは進んでラスト・レフォメーションの集会に参加した。ソンダガードの教えに従い、路上で説教をし、新型コロナウィルスに感染した人を癒す方法を学んだ。ただしそういう人々が感染した原因は、癒しと称して体に手を置く行為だった可能性がある（二〇一四年のシエラレオネでのエボラウィルス流行に際しても、同じパターンが広く知られるようになった。伝統的な宗教的治療師が三〇〇人に感染させたと考えられ、その科学的無知が世界じゅうで嘲笑されたのである）。

デールとレイラニはスターとスコットというペンテコステ派の魅力的な夫婦と親しくなり、彼らと一緒に貝殻を探しながら海岸を散歩した。スターは石で小さな搭を作る方法を教えた。

実は、私もフロリダ州マーゲイトにいるときスターとスコットにちょっと会ったことがある。そのときスターは素敵なロングドレスを着、スコットはTシャツ姿で二頭筋を見せびらかし、「アメリカを生まれ変わらせろ」と書かれた赤い野球帽をかぶっていた。彼らは壇上に立ち、三〇分の証言で、ノースカロライナ州の古いホテルでのラスト・レフォメーション研修会で行われた週末の演習について語った。それは長く、奇妙な話だった。手短にまとめると、彼らはブレーンストーミングで神が思いつかせてくださったもの（「フルーツ！」「ヘラジカ！」「丘の上の白い鎧戸のある青い家！」）をホワイトボードに書き出し、その後ノースカロライナ州の田舎を何時間も車で走り回ってスクービー・ドゥー［アニメの主人公で事件を解決する犬の名前］ばりに手がかりを追っていき、最後にある女性に会い、女性は彼らを歓迎して洗礼を施された。すべては神のなんらかのものの動かぬ証拠を示しているという。

パンデミックが襲った頃には、レイラニも医療の自由運動の言い回しを用いるようになっていた。ソーシャルメディア上で、このパンデミックは人々を感染させてワクチンを売って儲けようという陰謀だと述べた。元司会者の再選に向けての運動を支援するため、中絶の権利に関する敵のスタンスを罵倒するコメントを書いた。

「この世界は宗教に対してあまりに無知である。アメリカは悔い改めねばならない。人々の手は血にまみれている」と、自らの子どもを死なせて有罪になった女性は言った。「私たちは殺された胎児の代弁者とならねばならない。悪が白日のもとにさらされるよう祈りつづけよう」


フロリダ州ネイプルズで、アリツィア・コリスコは思った。自分の出番だ。

彼女はソーシャルメディアによる発信を行い、新型コロナウィルスに不安を覚える人の役に立つと思われる情報を流布するようになった。

「民間療法や証明ずみの証拠に基づく治療は、従来のどんな薬物療法や治療よりも有効です」ある投稿で彼女はそう書いた。さまざまな記事や論文を紹介したが、それはパンデミックに対する代替医療の見解の寄せ集めだった。ある論文の見出しは「アルカリ性環境ではいかなる病気も存在しえない」だった。

新型コロナウィルスに対する彼女自身の治療法は、リステリンとオレガノオイルでうがいをすること、そしてもちろんヒル療法だった。

アリツィアにとっては、それはもはや、ヒルは健康に良い効果をもたらすか否かという単なる学問的議論ではなかった。もっと大きな意味を持っていた。米国経済研究所の医療の自由政策に関する情報を伝えた。フロリダ州マイアミ・デイド郡の海岸を再開放する嘆願を広めた（世論の圧力をかける作戦は成功し、公衆衛生当局の反対を押し切って海岸は開放された）。

ポーランド生まれのアリツィアは違法移民の攻撃すら行い、「愛していないなら去れ！　アメリカはアメリカ人のもの！　アメリカ人はアメリカのもの！」と書いた。

こうしたことで、私は心から悲しくなった。彼女が好きだからだ。彼女の政治的見解が私と違っているから悲しかったのではない。ほんの数年前までフェイスブックで主にクリスマスやイースターへの心温まる思いを投稿していた愛すべき女性が、移民や社会正義活動家や郵便投票や公衆衛生上推奨されるマスク着用に反対する過激な政治的見解を受け売りするようになったから、悲しかったのだ。彼女は完全に過激化してしまった。

アメリカも過激化してしまった。外国の勢力や、悪魔や、温暖化気候による脅威に対してではない。アメリカは自分自身に対して過激化したのである。

あらゆる人を傷つけるほどに。

ある夜、アリツィアはいつもより長く深い眠りに落ちた。そして悪夢を見た。ジョー・バイデンがベッドの横に立ち、冷酷な笑みを浮かべて彼女を見つめている。彼の横には、ホワイトハウスのパンデミック担当顧問ドクター・アンソニー・ファウチ、民主党指導部のナンシー・ペロシとチャック・シューマーなど、彼女が〝泥沼の輩〟と考えるようになっていた人々がいた。全員がジョーカーのようなぞっとする笑みを見せてアリツィアを見つめている。

彼らの誰一人として新型コロナウィルスに感染していないのはどうしてだろう、と彼女は不思議に思った。

「彼らは悪魔に選ばれたの、それとも神に?」アリツィアは考え込んだ。なぜかハリウッドも無事らしい。彼らはマスクに守られているのか? それともなんらかの秘密の免疫を政府から与えられたのか?「彼らの秘密には加担したくない」彼女はフェイスブックに書き込んだ。自らの免疫系の強化に励むよう人々に勧めた。そうすれば、「やつらの毒を受けずに」生き延びられるだろう。

コロンビアのサンタマルタで、マーク・グレノンは思った。自分の出番だ。

彼は既に新型コロナウィルスの感染者数人をMMSによって治療しており、「患者は迅速に回復した」と報告した(当然ながら、ウィルスによって死ぬのは感染者のほんの一パーセント程度なのだから、この報告は満月の光を浴びて死んだ猫を振り回すのは九九パーセントに効果があるという主張となんら変わらない)。

彼は、MMSを利用して共和党体制にさらに深く食い込もうともしていた。彼と息子ジョナサンはアラン・キーズと食事をした。その後IAMtvのデジタルチャンネルはMMSの最大の支持者となり、この〝唯一真実の治療法〟を種々の番組で取り上げた。キーズは子どもの自閉症がMMSで治ったと訴える女性と話をしたり、MMSを二瓶机に置いて番組を放送したりした。

こうした応援はMMSの人気をどんどん高く押し上げていった。この頃、ヘルス・アンド・ヒーリング・ジェネシスⅡ教会は、活動的なメンバーが三〇〇〇人以上いて、五〇〇万人以上にMMSを分け与えたと主張している。

そして今やパンデミックのおかげでMMSは爆発的に売れ、毎月の売上は三万ドルから二〇二〇年三月には一二万ドルへと上昇した。ところが四月初旬、グレノンはFDAから書簡を受け取った。教会は新型コロナウィルス偽治療薬を販売していることが確認された七〇〇の組織に含まれているという。一週間後、教会はアメリカ合衆国地方裁判所判事キャスリーン・ウィリアムズから、MMS販売の即刻中止を命じる差し止め命令を受けた。

グレノン親子は、自分たちには霊薬を配布する権利があると主張する三五ページの好戦的な回答状をしたためた。マーク・グレノンは一万人が聴取した一連のポッドキャストで、暴力に訴えると示唆するようになった――〝示唆する〟とはすなわち〝脅す〟ということである。

「議会が不道徳的なことを行うとき、不道徳的な法律を通すとき、それは君たちが銃を手に取るときだ、そうだろう?」彼は問いかけ、その後「あなたは始末されるかもしれませんよ、ミス・ウィリアムズ」と付け加えた。

彼が素晴らしいアイデアを思いついたのはそのときだった。MMSを元司会者に届けるのだ。

「親愛なる大統領閣下」手紙はそういう書き出しで始まっていた。

閣下が反ワクチン活動家の声を聞いていることは知っている、とグレノンは書いた。アラン・キーズの名前を出し、自分が今日キーズの番組に登場することを知らせた。MMSについての科学的論証を書き並べた。「MMSが酸化により体内の病原体の九九パーセントを殺すことができる素晴らしい解毒剤であると示す証拠は多く存在します」

自分はFDA、CDC、FTCの生息する沼を干上がらせるよう努めている、と大統領に知らせた。そして、MMSを配布する権利を医療の自由問題と絡めて論じた。

「大統領閣下、我々が求めているのは選択の自由です。我々の霊薬によって我々の寺院を清潔に保つ権利が奪われることは容認できません。これは我々にとって、好みの問題ではなく、信念の問題です。信念とは、そのためなら死んでもいいというものです」

その後、ふと思い出したかのように付け加えた。「どうかドクター・ファウチとゲイツを排除してください」（ゲイツとは億万長者ビル・ゲイツのこと。彼は政府に雇われておらず、ゆえに不穏当な手段以外で〝排除〟することは不可能である）

その頃ホワイトハウスは新型コロナウィルスのパンデミックに関して頻繁に記者会見を開いていた。会見は、元司会者によれば、大成功だった。

二〇一五年、『アプレンティス』を生放送および当日放送で見た平均視聴者数は（『ザ・リアル・ハイスワイブズ・オブ・ビバリーヒルズ』出演のブランディ・グランヴィルのおかげもあって）七六〇万人、一方ライバル番組『ザ・バチェラー』の平均視聴者数は八〇二万人だった。だが今や、八五〇万人のケーブルテレビ視聴者が毎日、大統領がパンデミックについて話すのを聞くためチャンネルを合わせていた。

そう考えると、確かに新型コロナウィルス関連記者会見は大成功だった。

「私の記者会見などの〝視聴率〟は非常に高いから、『ザ・バチェラー』最終回や月曜夜のフットボールといったものの数字が（中略）さえないメディアはカンカンになっている」と大統領がツイートしたのは、新型コロナウィルスによるアメリカでの死者数が二五〇〇〇人に近づいていたときだった。

そして四月二四日の記者会見は、それまでで最高の出来になろうとしていた。

元司会者が敬意を示して立ち上がると、国土安全保障省科学・技術局次官ビル・ブライアンは報道陣に、科学的検査により謎のウィルスとの戦いにおける新たな情報が判明したと語った。太陽光は空中と「通気性のない表面」上のウィルスを殺し、半減期を六時間から二分に減らすという。

「また、すぐに利用可能な殺菌薬の試験も進めています」ブライアンは言った。「漂白剤は五分で、イソプロピルアルコールは三〇秒でウィルスを殺します。こすりつけたりせずに、です」

これは良いニュースだった。人が身を守るために取れる手段を示していたし、謎の新型コロナウィルスに弱点があることを立証してもいたからだ。元司会者は、ここから何かを思いついたようだった。

「私はビルにある質問をした。真剣に考えていたなら、君たちの何人かも考えるだろう質問だ。非常に興味深い質問だと思う。人体に大量の――紫外線であろうと、単なる強力なものであろうと――光を浴びせたらどうか、とね。で、君はこう言っただろう」――彼はブライアンのほうを向いた。ブライアンは、自分と相手のどちらかがここにいなければいいのにと思っているように見えた。「それは確認していないが、試してみるつもりだと」

元司会者は、自分の一言一句に聞き入る報道陣に向き直った。

「で私は言った、皮膚を通してか別の方法かで体の内部を光で照らしたらどうだと。君は、それも試してみると言ったと思う。興味深い」

大統領の言葉はまだ終わっていなかった。

「それと、殺菌薬は一瞬でそいつをやっつけるんだろう。一瞬で。だったら、注射か何かできないのかな。浄化するんだ。だってほら、ウィルスは肺に入って大量に増えるんだろう。だから、それを確かめるのも興味深い。医者を利用するべきだ。非常に興味深いと思う」

元司会者はデボラ・バークス――医師、陸軍大佐、ホワイトハウス新型コロナウィルス対策コーディネーター――を会話に引っ張り込んだ。

「治療のために光と熱を用いる方法がないか医者と相談してくれ」司会者は医師に言った。「できるかもしれないし、できないかもしれない。……デボラ、君は聞いたことがあるか？　熱と光のことを」

　間違いなく熱のことも光のことも聞いたことがあるバークスは、曖昧な仕草で応えた。

　この記者会見でメディアは大騒ぎになった。ブライアンがどんなメッセージを伝えようとしていたにせよ、それは一顧だにされなかった。注目は大統領が示唆した内容に集まっていた。注射と殺菌剤による〝浄化〟の組み合わせで肺などの内臓をどうにかして殺菌し、体に光を大量に浴びせたなら、この危険なウィルスを人体から取り除けるかもしれない、ということである。

　大統領のパフォーマンスは少なくとも一つのグループから大絶賛を浴びた。ＭＭＳ販売業者だ。

　記者会見の数時間後、グレノンはフェイスブックに、大統領は「ＭＭＳとあらゆる情報を理解している‼　事態は動いているぞ、みんな！　主が人々に真実を見せてくださるのだ！」と投稿した。

　あるインタビューで、グレノンはザカリヤ・アディール（『統合占星術の秘密（Secrets of the Combined Astrology）』（未邦訳）の著者）に、自分は個人的な人脈を通じてホワイトハウスにＭＭＳを送り、大統領は実際にそれを使った、と話した。

「ある人の……教会信者の仲介を通じて、著書に載せている薬を渡すことができた」グレノンはアディールに語った。「そして彼はテレビでそのことに触れてくれた。『私はこの殺菌薬を見つけた』と。そして飲んでくれた。記者会見でそう言った。そうしたら、やつらは、大統領は漂白剤を飲んでいるとからかいはじめた」

　彼はフェイスブックに、ＭＭＳの配布をＦＤＡが止めようとするのはジェネシスⅡ教会の信仰の自由を踏みにじることだと投稿した。「ＦＤＡが解体されることを祈る。そうなれば私たちは主に感謝する、Ｆ

DAを解体して〝医療の自由〟を世界にもたらすため主が私たちを利用してくださったことに！」

病原体を殺すMMSを世界じゅうにもたらすというエイリアンの計画は、今や最高の盛り上がりを見せていた。

MMS販売業者は元司会者の発言を宣伝に利用し、売上は中南米で急上昇した。何百人ものバイヤーが、急ごしらえのMMS販売センターの前で行列に並んだ。ボリビアでは、一〇件の中毒事故が報告された。アルゼンチンでは、ジェネシスⅡ教会のメンバーが中毒死亡事故二件にかかわったとして犯罪捜査が行われた。

イリノイ州では、元司会者の発言直後、州の中毒事故管理センターが、マウスウォッシュと漂白剤を混ぜたものでうがいをしてコロナウィルスを殺そうとした人から通報を受けた。洗剤をベースにした溶液で鼻腔を洗おうとした事故の通報もあった。中毒事故の通報数が四〇パーセント上昇したカンザス州では、詳細不明の洗浄用化学物質を飲んだ男性から中毒事故管理センターに問い合わせがあった。職員によれば、その製品を使った理由は「自分が受けた助言」だったという。

ニューヨーク・シティでは、中毒事故管理センターは元司会者の発言から一八時間以内に約三〇件の中毒事故の通報を受けた。メリーランド州緊急事態管理局は、消毒薬を摂取して新型コロナウィルスを治療しようとした事故の通報を一〇〇件以上受けた。ミシガン州でも通報は急増した。二〇二〇年四月、アメリカ全土の中毒事故管理センターには漂白剤や消毒薬による中毒事故の通報が全部で九三四八件あった（二〇一九年四月は四八七〇件）。

それはとてつもなく恐ろしいことだった。

数日後、大統領はホワイトハウス執務室のレゾリュート・デスクについているとき、殺菌薬に関するコメントに関して質問を受けた。大統領はその愚かさに怒りを隠そうともしなかった。自らの言葉の愚かさではなく、彼が記者会見で披露した巧みな冗談を誤解した人々の愚かさについてだ。完全に記者の落ち度だ、と彼は言った。

「私は君たちみたいな記者に皮肉を込めた質問をしていたんだ、どうなるか見てやろうと思って」。そう言った直後に、皮肉であるはずのコメントに含まれた基本的な考えはおそらく健全なものだったと示唆した。

「さて、殺菌剤だが、こんなふうに手に使ったら効果はあるかもしれんよ。私はあの男性、ビルにそういう質問をしていたんだ」

それからまた皮肉という話に戻った。

「私は皮肉な質問をしていたんだ、記者たちに向かって非常に皮肉な質問をね。記者たちへの皮肉な質問という形で」彼はそう言って話を打ち切りかけたが、その後さらに付け加えて言った。「手に殺菌剤を使うのは高い効果があると思う。ビルはそれを確認するため研究室に戻った。ちなみに、とても素晴らしい研究室だ。（中略）私は言ったんだ、『で、体の中、もしくは表面に、殺菌剤をどんなふうに使えばいいんだ？』とね。殺菌剤は効果があると私は思うし、彼も効果があると考えている。しかし手に使うだけだ」

一人の記者が、漂白剤の注射やそのほかの洗剤で肺を殺菌するという考えが嘘であることをアメリカ大統領に明確に認めさせるため、そういう意味のことを言うよう懇願せんばかりに頼んだ。

「はっきり言ってください」記者は言った。「あなたはアメリカ人に勧めたわけでは――」

「当たり前だ。勧めるわけがないだろう」大統領は言った。「私の発言は、ひどく敵意ある集団への質問という形を取っていた。つまりフェイクメディアだ」

記者は恐縮し、もちろん自分自身は元司会者の意図を理解しているという印象を与えつつ、一部の医師は――記者自身でなく医師は――大統領が自らの発言を明確に説明すべきだと考えている、とおずおずと言った。

「ああ、当然だろうな」大統領は迷惑そうに言った。記者をまっすぐに見る。「どういう質問だったか、君ならわかっているだろう」彼は苛立ちもあらわに言った。「私は君を見ていたんだ」

「大統領閣下」記者は泣きそうになって言った。「私は昨日、会見場にいませんでした」

「わかっている」大統領は言った。「わかっているとも」

話題は変えられた。

ホワイトハウスでの議論は、グレノンや、影の健康帝国一般にとって大成功だった。彼らがそこに至るために、あまりに多くの誤ったことが行われた。いや、彼らの見方によれば正しいことが。

彼らに必要なのは、極力介入されることなくＭＭＳを何年にもわたって販売することを可能にしてくれる、弱い取締機関だった。著名な国レベルの政治家や芸能人が多数の視聴者に喜んで彼らの製品を売り込むことを可能にしてくれる、いいかげんなメディアだった。そして、瓶――その瓶の中身はＭＭＳということになっているが、実際には何が入っていてもいい――を自由世界で最大の権力者に届けられるようにしてくれる、社会的・政治的人脈のネットワークだった。その人物は、愚かな支持者のピラミッドに乗せられて試飲してくれるだろう。そして大統領には全国放送のテレビでそれについて話してほしい。できれば『ザ・バチェラー』最終回を見たくらいの大勢の視聴者に向けて。

これは、ますます洗練されてきたトンデモ医療のネットワークだけの勝利ではなかった。二〇二〇年が容赦なく進むにつれて、元司会者のパンデミックへの反応は、〝唯一真実の治療法〟を発見した者たちによるメッセージであふれるようになっていった。

七月、効果が証明されていないとして医薬品ヒドロキシクロロキンの新型コロナウィルス治療薬としての認可をFDAが取り消したあと、元司会者はステラ・イマニュエルの動画をツイートした。イマニュエルはヒューストンの医師兼教会指導者で、ヒドロキシクロロキンを新型コロナウィルス対策として大々的に宣伝していた人物だ。元司会者を支持する政治集会で講演者を務めており、宇宙から送られてきた女悪魔やエイリアンのDNAなどを病気の真の原因と認定するアメリカの医療の将来像を思い描いている（彼女もジム・ハンブルの姿をしたエイリアンと同じく、地球外生物がアメリカ政府を支配していると信じている）。

数週間後、元司会者はオクラホマ州で、マスク着用やソーシャルディスタンスといった条件のない大規模集会を開いた。共和党大統領候補者のとき支持者に代替医療を売り込んでいたハーマン・ケインも出席したが、ケインは直後に新型コロナウィルスにより死亡した。

マイク・リンデルという裕福な寝具販売業者は、ハーブのキョウチクトウエキスを新型コロナウィルス治療薬として推奨するよう元司会者に頼み込んだ。リンデルはテキサス州に本社を置く企業フェニックス・バイオテクノロジーの役員で、この会社はキョウチクトウの成分オレアンドリンがコロナウィルスだけでなく勃起不全を引き起こす感染も治療すると主張している。FDAもアメリカ陸軍も巨費を投じてこの有毒植物を治療薬として使えるかどうか研究したが、どちらも見込みはないとの結論を出した。その年の一一月、ベン・カーソンは公共の場でのマスク着用を拒否し、新型コロナウィルスに感染し、キョウチクトウエキスを服用した。

大統領の政敵は、彼のパンデミックへの対応を批判した。「本当に悲しい」元司会者はツイートで答えた。「しかし『もっと悲しい』のは、私がおべっか使いの @Lawrence の心を打ち砕き、やつが『アプレンティス』の報酬の件で私への謝罪を余儀なくされたとき、やつが泣き叫ぶのを見たことだった。いかれた愚か者ジョー・スカボロー（低い視聴率）すら、放送でやつを容赦なく叩きのめした」

元司会者は視聴率について全部で三八四回、『アプレンティス』について四六五回ツイートした。〝健康〟という語を使ったのは一〇〇回ほどだった。

ワクチン研究者ピーター・ホーテズは、大統領の政権は医療の自由を謳う反ワクチン運動と積極的に共謀して、マスクやソーシャルディスタンスに関する公衆衛生当局からのメッセージを弱めている、と訴えた。「これはホワイトハウスにより故意に行われている」ホーテズは『ザ・ニューヨーカー』誌に語った。「それを解決する唯一の方法は、私が告発して『ほら、これはホワイトハウス発の偽情報キャンペーンだぞ』と言うことだった。これを議論の俎上に載せるのに、ほかに方法はなかった」

いや、ほかにも方法はある。たとえば、元司会者のある支持者はインタビューで、公衆衛生当局が国民にマスクを着用して互いに二メートル離れろと言い、悪魔崇拝儀式の出席者もマスクを着用して互いに二メートル離れているが、これは本当に偶然なのか、と疑問を呈した。

ダメだこりゃ。

マーク・グレノン、今や主教マーク・グレノンにとって、癒しは目的のための手段、人々の魂を救済する使命の副産物だった。

「ガンを治してやれば、話に耳を傾けてもらえる」

MMSを世界に広めようとしているあいだも、グレノンは聖書の神話と実際の歴史とを結びつける本を書いていた。調査のためイスラエルのゴモラとされる場所に赴き、硫黄を含む土のサンプルを取った。この土は、昔そこが聖書に登場して焼け落ちた都市だったことを証明している、と彼は言う。サウジアラビアに行き、預言者アブラハムがその下に座ったと言われる樹齢五〇〇〇年の木から木片を取った。モーゼが十戒を受け取ったとされる山の祭壇を訪れた。

「彼らが話題にしたもの、井戸、すべてまだ存在している」グレノンは言った。

紅海が割れた跡を見るためエジプトを訪問する計画を立てた。聖書の時代から残る戦車の轍が見つかるかもしれない。彼は駐エジプト大使訪問のための調整を始めた。

連邦捜査官が現れたのは、そんなときだった。

二〇二〇年八月一〇日、誕生日の翌日、グレノンは朝六時頃コロンビアの屋敷で聖書を読み、妻とともにコーヒーを飲んでいた。

「バン！　何かが壊れる音がした」。彼は外で事故が起こったのだと思った。

もう一度粉砕音がして、自分の屋敷が襲われていることがわかった。彼らは裏口から押し入ってきた。SWAT部隊だ。十数人の武装した捜査官が「目の前で機関銃を構えた」

捜査官はFDAの指示によりコロンビアで息子のジョーを、フロリダ州ブラデントンでジョナサンとジョーダンも逮捕した。当局はブラデントンの鋼鉄製倉庫からMMSの原料である塩酸二〇〇リットルと亜塩素酸ナトリウム三八〇〇キログラムを押収した。コンピューターと携帯電話も押収した。ウェルズ・ファーゴ、チェース、クリックバンク各銀行のグレノン名義の口座を閉鎖させ、金庫の現金八万ドルを没収した。家族はYouTubeアカウント、ゴーダディのドメインアドレス、フェイスブックのページを失った。グレノンは警察専用機でボゴタに移送された。

グレノンをMMSに導いた不死の生物の行方はわからなかった。

第七章　アメリカのヘルスケアはゾンビの避難所となる

医者は食べ、しばらく話した
胃液と流れる胆汁のこと
腎臓と肥大した肝臓のこと
完治した目の痛みのこと、
かの有名な彼の薬がなしたこと、
そのおかげで大食漢のはらわたが
大暴れしたこと。
薬で下った腹は
お偉い医者三人でも治せやしない、
自慢の腕を振るっても。
しかも主人公は知りもしない
料理が体をどう通るのか。
彼は思うだろう、哀れな可愛い罪人よ、
ディナーを準備したその手に
世話が任されたのだと。
毎日薬を用意して

膏薬を溶かして広げるのだ
蝋の膏薬を。
つぶして粉にして膏薬にして
痛む脚の傷に塗る。
ところがそのとき吐き気がして
咀嚼の力が抑えられ
胃袋が大暴れした
あまりのまずさに。
哀れにも彼の食欲は戻らず
すべての皿は下げられた。
――ウィリアム・クーム、『故ドクター・シンタックスの拾った小さな捨て子、ジョニー・キュー・ジェナスの伝記(The History of Johnny Quae Genus, the Little Foundling of the Late Doctor Syntax)』(未邦訳)、一八二二年

医療の自由運動は、過激化したアメリカ人を一つの政治集団にまとめ、代替医療を推進する人々を儲けさせたのみならず、アメリカの健康そのものにも大きな影響をもたらした。

反ワクチンの気運は自らを深く傷つけるものだった。大統領選挙で元司会者に投票した、主に南部と西部の、主に農村地帯の何百万ものアメリカ人が、新型コロナウィルス流行期にソーシャルディスタンスやマスクやワクチン接種を公然と拒み、そのためこうした地域で感染者と死者は増加の一途をたどった。

二〇二〇年が終わる頃には、アメリカ合衆国はほかのどの国よりも多くの単位人口当たりの死者数を記録していた。高い死亡率は、アメリカのヘルスケアのあり方が変容し、医学界が患者と信頼の両方を失った結果だった。こうした変化は大規模だが、ほとんど目立たないものだった。医師の欠点に気づいた数百万の人々が、医師を見捨てるという反応を見せたのだ。全国で、医学者は大衆のためになるように行動すると信じていると答えた共和党支持者は三人に一人もいなかった。健康保険に加入していない人の率は共和党支持者の多い〝レッド・ステート〟のほうが高く、二〇一八年には特に共和党色の強い南部で二〇パーセントを上回った。二〇二〇年のある調査では、人口のおよそ三分の一に当たる一億五〇〇万のアメリカ人が、過去一二カ月のあいだに専門的な医学的治療を受けないと決めていた。

ただし、彼らが受けないことにしたのはヘルスケアそのものではない。専門家によるヘルスケアだけだ。彼らが向かったのは、規制が緩く、あまり科学に頼らず、透明性の少ないヘルスケアである。二〇一七年のピュー研究所による世論調査では、アメリカ人の二〇パーセントが標準医療を拒絶して代替医療のみを利用していた。連邦薬事委員会連合によると、ネット上の薬局は一九九九年には四〇〇店、二〇〇五年には一万一〇〇〇店だったのが、現在は三万五〇〇〇店が稼働しており、うちおよそ三万三二五〇店は法を順守していない。アナリストの予測では、二〇二七年には世界の代替医療市場規模は二九六三億ドル、一九九八年の一〇倍に達するという（一方、世界全体での医療費支出は一九九八年から二〇二〇年までのあいだに二倍の八兆五〇〇〇億ドルとなったが、今後は新型コロナウィルス関連の支出が減るため減少すると予想されている）。

医療の自由運動と手を組むことで、代替医療治療師たちは既存の医学界と単に競っていただけではない。破壊しようとしていたのである。

元司会者は議会の〝栄養サプリメント推進派〟ミック・マルバニーを大統領首席補佐官に、マイク・ポンペオを国務長官に昇進させた。

ＦＤＡでは、かつて詐欺的業者を摘発していた捜査官たちが、今やそんな詐欺的業者のセールスマンとなって本社のオフィスで働いている。高級官僚たちは有害な酸性雨のごとくＦＤＡに降り注いだ。ＦＤＡ長官スティーヴン・ハーン、医療の自由提唱者でＦＤＡ上級顧問となったデイヴィッド・ゴートラー、エミリー・ミラー主席報道官など、元司会者配下の新たな幹部の顔ぶれにサプリメント業界は大喜びした。ミラーは最近までワン・アメリカ・ニュース・ネットワークというサプリメントを推奨する極右メディアネットワークのキャスターだった人物で、『エミリーには銃がある　でもオバマはあなたの銃を取り上げる（Emily Gets Her Gun: But Obama Wants to Take Yours）』（未邦訳）の著者である。

反ワクチン活動家アンドリュー・ウェイクフィールドは、医学界は大激震に直面するだろうと言ったことがある。新たな政権下において、それは縦に揺れ横に揺れ、激しく震動し、なぎ倒され、データを愛する官僚たちは目に見えて震え上がった。

たとえば、元司会者がＣＤＣに圧力をかけて新型コロナウィルス検査についての勧告を改訂させた結果、濃厚接触者は検査を受けなくてもよくなった。また、ＦＤＡの権威を裏づける科学は軽視された。二〇二〇年八月にＦＤＡが受け取った研究結果では、新型コロナウィルスの入院患者で三日以内に血漿を投与された患者のうち死亡したのが八パーセントだったのに対して、四日目以降に投与された患者で死亡したのは一一パーセントであり、それほど目立った差はなかった。しかしホワイトハウスは良いニュースならどんな断片でも大きくふくらませたがった。だからＦＤＡ報道官のミラーと長官ハーンはこの研究を画期的だと完全に偽って伝え、血漿投与は新型コロナウィルス入院患者一〇〇人のうち三五人の命を救うと不正確な内容を述べた。

一方、FDAの五六七ページにわたる『運用マニュアル』の指示が参照されることは少なくなった。〝唯一真実の治療法〟の取り締まりがぐんと減ったからだ。オバマ時代に最高を記録したときと比べて、差し止め命令――FDAにとって最強の取締ツール――を出された違法行為者の数は半分になった。大文字だらけの警告書（Warning Letter）も半減し（おかげで大文字のWとLにかかる費用も大幅に削減され）、不正に販売されたレーザーなどの医療機器を標的とした警告書は三分の二も減少した。

FDA職員にとって、あくまで科学にこだわる姿勢は危機にさらされた。FDAがオレアンドリン（寝具販売業者が新型コロナウィルス治療薬として推奨した有毒植物のエキスで、業者はオレアンドリン販売会社の役員を務めている）のサプリメントとしての使用を却下したあと、元司会者はFDAも国立衛生研究所も〝ディープステート〟だと攻撃した。

全体像は明らかだった。FDAはずたずたにされた。〝唯一真実の治療法〟は勝利した。

二〇二一年が明けると、国民の多く――特に医学界の人々――は安堵のため息をついた。この国は元司会者の再選を明確に拒否し、人々は再出発を熱望している。

ところが一月六日、選挙結果を確認するために議会が開かれたとき、元司会者は国会議事堂のすぐ外で集会を開いた。何千もの支持者が集まった。デニス・アギュラーなどのスピーチを聞くため〝医療の自由〟ステージを取り囲んだ人々もいた。アギュラーは女性だけから成る民兵組織のリーダーで、組織は会員に自然療法と、それとはかけ離れたように思える武器の使用法を教えている。メインステージでの元司会者のスピーチが終わるや否や、群衆は議事堂に向かって進み、バリケードを越え、立ちはだかった少数の議会警察官を押しのけた。

その後数時間にわたって、群衆は大統領への絶大なる支持を表明し（大統領は群衆を抑えようとも、州兵を動員して彼らを征圧させようともしなかった）、ますます――あとになって彼らは暴力的と表現されることに強く抗議したので、ますます勢いを強めたと言っておこう。また、彼らは主流メディアがこの出来事を暴動と描写することも嫌ったが、さすがに最大級の騒動だったことは否定できないだろう。

群衆が議会のメンバーをつかまえようとドアや窓を壊しはじめたとき、そこに医療の自由運動がかかわっていることを示すサインはあちこちに見られた。ステファニー・ヘイゼルトンというニュージャージー州の反ワクチン・医療の自由運動幹部は、自分が人々を建物の中に入るよう急き立てている様子をピンク色の電話で録画した。群衆の中には、アギュラーも、テネシー州の活動家でユナイテッド・メディカル・フリーダムという政治活動委員会の創設者、タイとシャーリーンのボリンジャー夫妻もいた。ボリンジャー夫妻はこの騒動に先立って何度も集会を企画し、『ガンの真実』と『ワクチンの真実』というビデオシリーズを一本五〇〇ドルで売って数千万ドルを儲けていた。

群衆は連邦庁舎になだれ込んだ。動物の毛皮を着ている者、防弾チョッキを身につけている者、両方をまとっている者。フェイスペイントもあれば選挙グッズもある。ある人は槍を持っていた。

中では、反ワクチン団体アメリカズ・フロントライン・ドクターズのリーダー、シモン・ゴールドが、暴徒の一部に向けて大声で即席のスピーチを行ったり、群衆に加わって議会警察官を乱暴に押しのけたりした。ゴールドは新型コロナウィルス救済金として連邦から一五万ドルほどを受け取っていたが、その日、医療の自由のための集会を企画していた。

議事堂を守る警察官たちは繰り返し罵倒され、殴られた。斧のトマホークで彼らを攻撃した者もいた。

旗竿、消火器、厚板を使った者もいた。ほとんどの人間は、これほど激しい騒ぎを見たことがなかった。暴徒は施錠された玄関のガラスを打ち破って議事堂の建物になだれ込み、警察はリバタリアンの活動家アシュリー・バビットを射殺した。あと三人の暴徒が騒動で命を落とした。議会警察官は約一五〇人が負傷し、一人は外傷性脳梗塞で死亡した。事件のあと数週間以内に数人が自殺した。

多くの人が、アメリカは地に落ちたと感じた。

多くの人に反対することが常である医療の自由運動は、この意見にも反対した。

主流のアメリカには盲点があった。ある意見に対して、その意見の現実性に比例して関心を向ける傾向があることだ。つまり、何かバカげたことを耳にしたら——テキサス州に分離独立の動きがある、テレビの司会者が大統領を目指している、国会議事堂を襲撃して正当な選挙結果を覆そうとする計画がある——真に受けないか、面白い些末事として話題にするだけなのだ。

非民主的、非常識、あるいは危険な考え方によって役人が堕落するたびに、主流のアメリカは、今度こそ国はドン底に落ちたと考える。さらに新たなバカげた考え方、新たなドン底が現れる真剣な可能性があるとは考えられない。鏡の向こうを見抜くことはできない。できるのは、向こうに落ちることだけだ。

本書のためのリサーチを進めていく中で、私は本当のドン底を発見した。それは現実になりつつある。それはあまりに突飛なので、これまで完全に見過ごされてきた。

この盲点を示す最たる例は、パンデミックの夢への影響を記録している学術研究者チームが、ゾンビが現れる頻度が高くなったのを突き止めたことである。彼らは、ゾンビはパンデミックの脅威を象徴していると考えた。

私は別の説を提唱する。ゾンビが象徴するものはゾンビである。

デールとレイラニの末息子ハミルトン・ニューマンは、大人になるまで映画制作とカメラへの情熱を持ちつづけた。二〇一五年八月、二〇歳のとき、一九八〇年代で最も有名だったテレビ伝道師、ジム・ベイカーの専属カメラマンという仕事についた。彼の出演する『ＰＴＬクラブ』はかつてアメリカ最大の宗教関連番組だった。長身ですらりとしたハミルトンは、やがてベイカーのビデオ制作監督となり、時にはベイカーの家族とともに旅をして番組中のさまざまなコーナーの撮影を行った。

ベイカーの視聴率は最盛期ほど高くはなかったものの、充分人気を博していた。番組は種々のブランド製品や提携製品——それにはベイカーの新型コロナウィルス向け〝唯一真実の治療法〟である〝銀溶液〟も含まれている——を信者に売って儲けていた。彼の信者の多くは、世界の終末への備えをせっせと進めていた。ベイカーは多くのサバイバル製品の宣伝もしていた。大型容器入りの〝チージー・ブロッコリー・ライス〟や〝クリーミー・ポテトスープ〟など、最高で四五〇〇ドルするものもあった。

二〇二一年四月、新たなエピソードの撮影のため着席したベイカーは、ゲストでラジオ司会者のスティーヴ・クエイルを紹介した。クエイルは携帯用電磁場（ＥＭＦ）周波数検知装置をたったの二七九ドルで販売していた。

クエイルには黒人の友人がいる。メキシコ人の友人もいる。私がそれを知っているのは、彼がヒラリー・クリントンについて言及したあと言葉を切り、「私には黒人の友人がいる。メキシコ人の友人もいる」と言ったからだ。

とはいえ、クエイルが出演したのは、黒人やメキシコ人の友人がいることを詳しく話すためではなかった。彼には、黙示録を信じるベイカーの視聴者に伝えるべき重要なメッセージがあった。

　クエイルはベイカーに、新型コロナウィルスの種々の変異株は実は地球の人口を減らすための生物兵器であり、鼻腔を綿棒でこする新型コロナウィルス検査は遺伝物質を大量に収集する目的で行われている、と話した。そして「今度は、やつらは我々の下のほうを綿棒で取りたがっている」と付け加え、民族大虐殺《ジェノサイド》に言及するとき用いたよりも上品な言葉で尻に言及した。

　クエイルはさらに話を続け、核心に近づいていった。新たな新型コロナウィルス変異株がブラジルで出現していることに触れ、これは予言的シグナルだと述べた。なぜか？　ブラジルはゾンビ生息地域としても知られているからだ。

「ゾンビとはある種の生命体で――どう言えばいいのかな――動きがあります。しかし、ごらんになったことがあるならわかるでしょうが、すべてが揃っているわけではありません。欠けている部分があります。それでも、やつらは人肉を好んで食べます」

　ゾンビは「地球の地底から現れて」この世界の「次元的現実」を侵略し、「我々の存在そのものに対して超自然的な戦い」を起こそうとしている、とクエイルは語った。

　長年ゾンビの存在を信じてきたクエイルは、いわばゾンビ関連ニュース発信源になっていた。そして最近、彼のメールの受信トレイはゾンビ目撃情報であふれているという。差出人の中には軍隊や警察の人間もいる。

「イラクから目撃情報を送ってきてくれた友人がいます。ゾンビだらけの居留地に出くわしたそうです。彼は言いました。『スティーヴ、やつらは映画と同じように片方の脚を引きずっていたよ。一人は体が半分しかなかった』」

自分はパニックを起こそうとしているのではない、とクエイルは言う。そして、パニックを起こさないと言いつつ、病気の中には人を共食いに走らせるものもあると付け加えた。

ジム・ベイカーが口を挟んだ。「私の視聴者は〝ゾンビ〟をそう簡単には受け入れないでしょうね」。彼は議論を――〝分別がある〟という表現は適切ではないだろうが、人が大型容器のスープに四五〇〇ドルを払うような狭い意味での〝無分別な〟――世界におさめようとした。

彼はクエイルにほんの少しでも譲歩する機会を与えた。「ゾンビは実在すると思いますか?」

「もちろん!」

ベイカーは少しびっくりしたようだった。もしかすると、これは言葉のあやかもしれない。クエイルは現実の伝染病をゾンビという煽情的な名で呼んでいるのだろう。

「こういうことですか、スティーヴ? 地球上のゾンビというのは、人に影響を与えるどんな病気とも同じような病気のことで、伝染した人はゾンビみたいになる。そうですよね?」

「悪いけれど」クエイルは言った。「それは私の話の一部でしかありません」

確かにワクチンは病気のようにゾンビ化を引き起こす可能性がある、と彼は説明した。しかしゾンビは悪魔のような存在に取り憑かれたものでもあり、人類を絶滅させるというたった一つの目的を植えつけられている。ワクチンの引き起こす病気は被害者のDNAを書き換えるので、そうして生まれるゾンビは文字どおり人間ではない獣である。

「ゾンビとは遺伝子を改変された人間であり、それはもはや、私やあなたが生きた存在であるという意味での人間ではないのです」

クエイルは自らの主張を裏づける強固な証拠を提示した。「もしこれがすべて与太話だとしたら」彼は反語的に尋ねた。「なぜ軍隊にはそれが起こったときに備えたマニュアルがあるのですか？　なぜCDCにも？」

歩く死体の存在は復活の証拠であり、それは聖書で言われる〝終末〟の象徴である、とクエイルは信じている。世界史のクエイル流の解釈によると、ゾンビはイースター島の先住民を侵略した。アメリカ先住民を殲滅し、失われたロアノーク植民地を壊滅させた。南北戦争時、ゾンビ化した数千人の南軍支持者は北軍兵士により始末された。一九三五年、感染したネズミがフロリダキーズ諸島のある島でハリケーン生存者をゾンビ化した。

ゾンビの存在を信じるのはクエイルだけではない。なぜか、アメリカは突如としてそんな人だらけになった。ゾンビ信奉者の考え方はさまざまだが、彼らの根っ子には同じ文化的背景がある。マイアミ事件。CDCウェブサイトのアリ・カーンによるゾンビ黙示録《アポカリプス》対策。すべての背後にある影の陰謀。

不治の病に侵されて死にかけている一一歳の娘をニューマン夫妻とともに祈りで治療しようとしたアンレブンド・ブレッド教会のデイヴィッド・イールズは、「人が悪魔に取り憑かれて他人を貪り食うことが現実になった」と信者に向けて話した。CDCのゾンビ防災計画によれば、それはディープステートの政府による行為である。

「政府は」イールズはオンラインの文書で信者に伝えた。「行おうとしていることを事前に伝える習慣のある権力者に従って、しばらく前からゾンビ黙示録について冗談で伝えていたのだ」

「忘れるな」別の文書で彼は述べた。「バスソルトを摂取した者どもは物理的に互いを貪りはじめた」

ウィリアム・ウォルノーという牧師は、メディアはマインドコントロールと魔術を使って左翼を煽り、元司会者を攻撃させていると警告した。「彼らの多くはすっかりゾンビ化されていて、悪霊に魅せられている」

ジリアン・エッパリーという女性（その〝唯一真実の治療法〟である発酵キャベツと塩のドリンク剤ジリー・ジュースは、失われた四肢を再生し、ガンを除去し、同性愛を「治す」ことができるという）は視聴者に、ゾンビは栄養不足のため体が損なわれた極端な例で、高周波数電磁波といった誘因により暴力的に急変しやすい、と述べた。

二〇一九年の世論調査では、一四パーセントのアメリカ人が、ゾンビ黙示録が起こった万一の場合に備えた行動計画を考えていると答えた。計画のある人のうち二六パーセントは銃を入手するつもりがあり、六パーセントはゾンビや生存者を積極的に殺すことを計画しており、さらに不穏なことに、一二パーセントが計画の内容を明らかにすることを拒んだ。

クエイルやベイカーの信者も、悪魔崇拝の小児性愛者の世界的組織についての陰謀論を信じるよう仕向けられていなかったとしたら、ゾンビが存在するなどという考えを拒絶したかもしれない。この陰謀論を打ち立てたのはQアノン、〝Q〟を名乗る官僚が発した陰謀論を信じる草の根コミュニティである。この思想が全国的に知られるようになったのは二〇一六年末、ノースカロライナ州在住のエドガー・マディソン・ウェルチが、民主党が操る性目的児童売買組織の活動拠点だと信じたワシントンDCのピザ店でライフル銃を発砲したことがきっかけだった。刑事裁判で、地方裁判所判事ケタンジ・ブラウン・ジャクソンはウェルチに懲役四年の判決を下した。しかし、ウェルチの行動を煽った根拠のない考え方は広がりつづけた。二〇一九年、民主党員は子どもを食べるという内容の匿名著者によるQアノンの本は、アマゾンでベストセラーになり、国内で人気のトップ七五冊の仲間入りをした。ある世論調査によると、共和党支持者の過半数はディープステートによる小児性愛者の組織という話を「ほぼ真実」（三三パーセント）もしくは「一部分真実」(二三パーセント)だと考えており、別の調査では、元司会者の大統領再選を支持する人の半分は彼が民主党の性目的児童売買組織と戦っていると信じていた。

二〇二二年、ピザ店襲撃でウェルチに有罪判決を下した五年後、ジャクソンは最高裁判所判事に指名された。指名承認公聴会で、Qアノン信奉者に懲役刑を科したことが、そういう考え方を持つ――またはそういう考え方に迎合する――トップレベルの共和党政治家からのQアノン的批判の形で報復を受けた。上院議員ジョシュ・ホーリーとリンゼー・グラムが、ジャクソンは児童ポルノに関する犯罪に不合理なほど寛大だと非難したのだ。根拠のない非難だったにもかかわらず、Qアノンに友好的な極右メディアはすぐさまそれを報じた。

だから、ベイカーとクエイルが話の中で、ゾンビが地上をうろついているという突拍子もない考えは視聴者が既に信じているほかの突拍子もない考えの延長線上にあることを指摘したのは、ごく当然のことだった。

「左翼どものディナーパーティはどうなんでしょう?」ベイカーは、クリントン夫妻は赤ん坊を食べるという陰謀論に言及した。「彼らはとんでもないものを食べますよね。そのことについて話すのもいやなんですが。だって、あまりに気味が悪いでしょう」

「完全なオカルトの儀式ですよ」クエイルも同意した。「〝スピリット・クッキング〟というのは、悪霊に栄養を与えているという意味ですからね」

「あの女性、あの有名な人、名前を言うつもりはありませんけど、血みどろの幽霊の頭が見えるでしょう。(中略)ある有名な政治屋も、二人の男が死体を食べている絵を家に飾っているんです」

「率直に言いますが」クエイルは言った。これまでは率直でなかったらしい。ハリウッドもぐるだ、と彼は言った。

「超有名で裕福なポップ歌手二人が、自分は悪魔に仕えていると言って、人肉の味について話しました」

医療の自由運動は、国家権力に管理されたくないという完全にまともな願望から生まれたものだが、規制の甘いインターネット市場で儲けるようになると急に右旋回し、ついにはゾンビにシェルターを荒らされるのではないかという不安を抱くようになる。

異様だ。奇妙だ。思わず笑ってしまうくらいだ。

しかし、これは笑いごとではない。なぜか。ゾンビの存在を信じるアメリカ人は、ゾンビが一般人の中で均等に分布しているとは思っていない。彼らは、ゾンビは民主党員だと思っている。あるいはリベラルだと。あるいはリベラルな民主党員だと。あるいは民主党の背後にいるエリート人形遣いの闇集団だと。政治的見解が異なる人間を文字どおり死なない怪物だとひとたび信じてしまったら、そういう相手と感謝祭のディナーを一緒にとるのは難しいだろう。

ゾンビ信仰は、Qアノンによる悪魔崇拝のようなバカげた話すらドン底でないことを示していた。それは単に滑りやすい下り坂への入り口にすぎない。坂をおりた先は糞尿まみれの深いウサギの穴だ。その穴には、ナチスドイツがいわゆる〝劣った民族〟に対して用いたのと同じくらい強力な、冷酷な物語が存在する。

民主党員はゾンビである。

番組は終わった。このエピソードも大きな話題となった。彼らの商売がますます繁盛するのは間違いない。

ベイカーの番組にクエイルが出演したのは、民主党員は文字どおり人肉を食べるゾンビだという考え方がアメリカ国民の一部に広まっていることを示す一例にすぎなかった。

インフォウォーズというウェブサイト（五六二ドル三〇セントで〝DNAフォース・プラス〟六〇〇錠を販売中）で、アレックス・ジョーンズは多くの視聴者に向けて、リベラルは「君たちを地下牢に閉じ込めたがっている。君たちを縛り上げ、丸鋸を持ち出し、カボチャみたいに頭の先端を切り落とし、小さなスプーンを取り出して……『これからおまえの脳みそを食べるぞ』と言いたがっている」と告げた。

陰謀論者シェリー・シュリナーの主な収入源は、高価な〝オルゴン・ブラスター〟（成分は架空の物質オルゴン）の販売である。これは変身して人間に成りすましている爬虫類のエイリアンから身を守る製品だ。シュリナーは元司会者を支持し、元司会者はケイティ・ペリーの大ファンだが、シュリナーの信奉者はペリーがジャスティン・ビーバーやテイラー・スウィフトとともに正体を隠した爬虫類であることを突き止めていた。シュリナーは、オルゴン製品は政府が生み出した実在するゾンビからも信奉者を守ると発表した。

ビデオゲーム『コロナ　世界的大流行から生き延びろ』は、ワクチンによって人肉を食うゾンビに変身させられた人を撃つゲームだ。〝民主党員のゾンビ〟を撃つ別のビデオゲームも開発されていたが、制作者のジャック・ジェシー・グリフィスが議事堂襲撃に参加したとして逮捕されたため中止になった。グリフィスはフェイスブックに、このゲームの目的は「意識を高める」ことだと投稿した。

死んだ目をして人間らしくない歩き方をする群れから私が最も印象的に連想するのは、クリスマスを描いたやけに甘ったるい映画『ポーラー・エクスプレス』のモーションキャプチャーによる特殊効果だった。しかしゾンビ・プロパガンダの悪意ある論調を耳にしたとき、私は自分がひどく時代遅れであることを思い知った。

保守的なラジオ司会者トム・ホーン（その陰謀論の著書は一五ドル七七セントでウォルマートにて販売された）は、来るべき黙示録《アポカリプス》に積極的に備えるよう聴取者に告げた。ただし、成人した子どもなど家庭内でゾンビを信じていない人には、自分の考えや準備を隠しておかねばならない。

「密告されるかもしれませんからね。（中略）サバイバル計画や襲撃準備計画は秘密にしておきましょう。それは冷たく聞こえるかもしれませんが、あなたをイカれていると考える人は信用できません。ちゃんと聞いてくださいよ。『おい、ママはちょっとおかしいぞ。パパは気が変になった』と思うような人を信用してはいけません。これについては信頼しちゃだめなんです。（中略）配偶者もですよ」

反LGBTQ団体のアバイディング・トゥルース・ミニストリーズ代表でマサチューセッツ州知事選に二度落選したスコット・ライヴリーは、オンラインの聖書勉強会を開き、「獣の政府の誕生」を止めるには暴力が必要になるだろうと述べた。

「もしも可能ならば、あなたを殺そうとするゾンビを、傷つけることなく無力化しましょう。でもそれが無理なら、やつらを止めるために、できることはなんでもしましょう。（中略）それがアメリカ人の責務だと私は思うのです」

至るところでこうしたゾンビ騒ぎが起きている中、抜け目のない政界関係者たちは自分の弁論にゾンビへの言及を取り入れるようになった。ゾンビを信じない人には、これは単に比喩的な侮辱に聞こえるだろう。信じる人には、これは本物のゾンビに対抗する鬨の声だった。

二〇二〇年、オレゴン州の共和党上院議員候補ジョー・レイ・パーキンスは、マスク着用義務とソーシャルディスタンスの指針は国民をゾンビにする陰謀の一環だと述べた。これは「マルクス主義の理論に関する本を読んで」わかったという。選挙に負けた五日後、彼女はまた立候補すると宣言し、二〇二二年に再び候補者指名を勝ち取った。
元司会者の再選キャンペーンは、二〇二〇年、「ゾンビ」がホワイトハウスに入るのを阻止しようと呼びかける宣伝を放送した。

「死体のような顔をし、攻撃的な態度を取り、人肉を渇望し、意味不明のことをうなったりうめいたりする者を探しましょう」というナレーションとともに、民主党大統領候補ジョー・バイデンが上記のことをすべてしているフェイク映像が流れた。「あなたの協力があれば、ゾンビの蜂起を防げるのです」短い宣伝はそう締めくくった。

ロメロ監督の代表的なゾンビシリーズの映画で最も不安を煽るのは、『ナイト・オブ・ザ・リビングデッド』の一九九〇年のリメイクで、人類がゾンビの脅威をほぼ取り除いたあとの場面だった。残った数少ないゾンビを退治しているとき､自警団員は興奮の叫び声をあげながら無力なゾンビを打ち倒して苦しめた。これが人の心をざわつかせたのは、ゾンビが人の脳を食べることではなく、アメリカ人が正気を失うことに焦点を当てていたからだ。

主流メディアや民主党政治家は、ゾンビの話に自分たちなりの反応を示した。

『USAトゥデイ』紙のファクトチェックは、ウィルスのように広まってフェイスブックで一万もの反響を集めたビデオに、うんざりして反応した。「ワクチンは接種を受けた人をゾンビにしない。CDCウェブサイトの『ゾンビ防災計画』は、緊急事態への備えについての情報を広めるための手段として二〇一一年に作られたものである」

挑発的映画作家サシャ・バロン・コーエンの映像で、二人の男性が彼の演じるキャラクターのボラットに、クリントン夫妻は子どもを拷問し、副腎を取り、血を飲んでいると話したとき、ヒラリー・クリントンはそんな考えを「人を傷つける」と言った。

二〇二一年七月、CNNのタウンホール討論会で、バイデン大統領は冷静さを求めた。「民主党員やバイデンが人をさらい、子どもの血を飲んでいるなどという考え。真面目に言っているんです。あなた方は私を嫌いかもしれないし、それはあなた方の権利です。（中略）でも、最近言われているこういうことはね（中略）。アメリカの歴史上、こんな時代を覚えている人がいますか？　民主党員でも、共和党員でも」

ファクトチェック、傷ついたことの表明、否定、冷静さの要求。

既成政治家たちは、銃での戦いに、細かく注釈をつけて丹念にマーカーで線を引いた『ロバート議事規則』で挑もうとしていたようなものだ。

クエイルはジム・ベイカーに人肉を食べる悪魔のようなゾンビの話をしたとき、もっぱら精神的な説明に頼っていた。しかし彼には科学的説明もあった。ワクチンに関するものだ。

「国民は理解しなければならない、（中略）超小型ロボット《ナノボット》を注入するデジタル技術を」

ナノボットを注入するデジタル技術。主流の科学界にはかなり眉唾な話に聞こえるが、実はこの概念を支える科学的な証拠は権威筋からもたらされていた。多くの人が世界有数の科学研究者だと思っている人物。ITNJ委員。イーグルスカウト。認定アボカド栽培者。

二〇一五年、ロバート・ヤングは比喩的な意味でゾンビに言及して、こう書いていた。「有害な宗教、政府、政治、ビジネス、ライフスタイル、食事法が、地球人の大多数をゾンビに変えてしまった！」

だが二〇二〇年には、彼は新型コロナウィルスとの関連でゾンビを持ち出した。ワクチンに対するヤングの説は単純だった。注射には「堕胎された妊娠一四週の男性胎児から採取された遺伝物質の断片」、種々の酸性物質、「発酵酵素色素」、「酸化アルミニウム」といった成分の有害な混合液が含まれているというものだ。

ワクチンの金属ナノ粒子は電磁波のネットワーク（携帯電話中継搭で利用されるようなもの）により活性化されて人の体を完全に支配し、彼らをマインドコントロールされた奴隷に変える。

これはクエイルが述べたゾンビの概念と一〇〇パーセント一致するものではないが、それこそが〝唯一真実の治療法〟世界観の真髄である。一〇〇パーセントは数学的概念であり、医療の自由を求める人々はとっくの昔にナンバー・ジャンキーどもとおさらばしているのだから。

この話題をブログで持ち出したあと、ヤングは〝ドクター〟・チャーリー・ウォード（医師ではなく、5Gの電磁波から身を守ると謳う三〇ドルの〝ホログラフィック・ディスク〟を売っている）が司会を務める番組でワクチンとゾンビの関係について科学的な解説を行った。するとウォードはヤングに、新型コロナウィルスによる危機は、世界の経済構造を、人類を支配する邪悪な陰謀組織を撃退するため好意的な地球外生物が打ち立てつつある〝画期的経済システム〟に作り直すことに道を開くための煙幕かもしれない、と解説した。

ヤングのメッセージは大きな反響を呼んだ。彼は、自由をテーマにしたラジオ放送を行う賞金稼ぎ《バウンティハンター》、ステュー・ピーターズの番組など、うさんくさいメディアやトーク番組に頻繁に出演した。反ワクチン活動家デル・ビッグツリー（一月六日の暴動で群衆の前でスピーチした人物）に、コロナワクチンに含まれるグラフェン酸化物によりスーパーコンピューターが人をマインドコントロールできるようになると語った。「だから追加接種が必要となるのです。人を改造人間にするために」

ビフォア・イッツ・ニュース――元司会者が時々集会で言及した粗悪なニュースウェブサイト――はた

だちにヤングの言説を取り上げ、「人口減を狙ったコロナ注射は（中略）人を精神も魂もないゾンビに変える！　インタビュー必見！」といった記事を満載した。そして、そういったゾンビは今後のジェノサイドに利用されるとした。

このウェブサイトは、ワクチンにナノボット技術が使われていることを証明した専門家としてヤングを褒めそやしている。「ワクチンの成分に関して、ドクター・ロバート・ヤング率いるチームの電子顕微鏡などの検鏡を用いた独創的研究による、あっと驚く大発見、とてつもない暴露」というわけだ。

ドクター・ヤング。あっと驚く大発見。とてつもない暴露。検鏡。独創的研究。

ヤングはその〝科学的〟キャリアを通じて、このように持ち上げられ、認められることを求めてきた。それがプレモルフィズムに関してではなくゾンビに関してだったという事実に、彼はなんら戸惑いを覚えていないようだった。

二〇二一年、アメリカ人の不安に関する全国的な調査により、成人の九・三パーセント――約三一〇〇万人――がゾンビを恐れていることが判明した。予想どおり、こうした不安を受けて一部の過激派リーダーたちはゾンビに対する行動を呼びかけた。そして予想どおり、こうした呼びかけの結果、ある種の（たいていは精神を病んだ）人々がゾンビに対する行動を起こした。

オハイオ州イーストリバプールでは、ＺＯＲＴ（メンバーが車にゾンビよけの飾りをつけた冗談半分のゾンビ発生対策チーム）の一会員が、「非常に大きなナイフ」を手に持ち廃業した花屋の建物を調べていると通報されて警察に逮捕され、〝黙示録的《アポカリプス》ハンター〟と呼ばれることになった。彼の乗用車のボンネットには人工の頭蓋骨が飾られており、車内の捜索で「装塡された拳銃と複数の弾倉、多数のナイフ、複数の石弓と矢」が発見された。

二〇二一年の八月だけでも、ゾンビ信仰がいかに深刻に現実を歪めているかを示す見出しがいろいろと見られた。『ニューヨーク・タイムズ』紙には、映画『アイ・アム・レジェンド』はワクチンによりゾンビに変身させられた人間が登場するから自分はワクチンを受けるつもりがない、と話す眼鏡店の女性店員の記事が掲載された（ちなみに、フィクション映画『アイ・アム・レジェンド』には確かにゾンビが登場するが、原因は研究所で作り出されたウィルスであり、ワクチンはまったく関係ない）。

ロリ・ヴァロフという女性は、自分の子ども、タイリー・ライアン（一七歳）とジョシュア・〝ＪＪ〟・ヴァロフ（七歳）を殺した刑事裁判で証言能力がないと判断された。彼女と、夫でペンテコステ派の過激派リーダーであるチャド・デイベルは、デイベル率いる終末論を説く小さなカルト集団に属していた。デイベルは最終戦争《ハルマゲドン》を信じるいくつかの宗教グループにもかかわっていた。ヴァロフとデイベルは、ヴァロフの子どもたちは悪霊に取り憑かれたゾンビで、悪霊から解放されるには死ぬしかないと思い込んだ。家族にはほかにも不審な死を遂げた者が何人かいて、警察は捜査を進めている。

サンタバーバラの高校教師マシュー・コールマンは二歳の息子と生後一〇カ月の娘を自家用車に乗せてメキシコのロサリトまで行き、水中銃でそれぞれの子どもの胸を撃って殺した。彼はＦＢＩに、妻が人間ではないＤＮＡを子どもに遺伝させており、彼らを殺せば世界をモンスターから救えることを、Ｑアノンを通じて知ったと供述した。

民主党でゾンビで子どもを食べる小児性愛の悪魔という空想上のカルトを撃退するため、水中銃で現実の子どもの胸を撃つこと。

よく考えてほしい。それこそがドン底である。

エピローグ

医師が無能であるときは、
せめて害をなさせないようにしなければならない。
——ヒポクラテス、紀元前四〇〇年頃

私は取り急ぎ、貴方が自分で作った毒を誤って服用し、すみやかに地獄に落ちることを願う。貴方たち医学界の新奇な殺し屋どもが容赦なく落ちるべき、自ら招いた地獄に。
——マーク・トウェイン、トウェインの幼い子ども二人を死なせた病気である髄膜炎とジフテリアを治せると謳う〝唯一真実の治療法〝の〟命の霊薬〟を売る男性に宛てた手紙、一九〇五年

長い服役期間中、ラリー・ライトルの視力は衰えていった。右目の視力は〇・四、左目は〇・〇五まで落ちた。メールを読むことも、電話を使うことも、コンピューター画面の文字を読むことも、近くに立つ人の顔を見分けることもできなくなった。

温情釈放の申請に対する決定を待つあいだ、トイレへ行くのに同房者の手を借りないといけないこともあった。正式に妻となったフレデレッタは、もう面会に来られなくなった。認知症を発症し、息子たちに

世話してもらうため別の場所に引っ越したのだ。ライトルは孤独になり、落ち込んだ。動きが衰えたため、そして老齢のせいで失禁するようになり、刑務所仕様の大人用おむつを使った。

それでも検察官は、彼の釈放に反対した。衰弱した八一歳のときでも平気で法を破っていたライトルが、もっと衰弱した八五歳になったからといって自制するとは考えられない。彼は反省の色など一度も見せたことがなかったのだ。

刑務所の外、ラリー・ライトルが戻りたがった世界では、彼が必死で展開してきたレーザー業界はまだ好調を保っていた。いくつものウェブサイトが、Qレーザー販売ビジネスのフランチャイズに投資する人を募っていた。ライトルの特許はほかの怪しげなレーザー治療にも利用された。何百、何千という人々が――その一部はライトルをこの分野における専門家と呼んだ――ライム病、脱毛症、ガン、新型コロナウィルス、ニコチン依存症の患者にレーザーによるインチキ治療を行い、消費者保護当局や公衆衛生保護当局の取締能力はまったく追いつかなかった。

もっと視野を広げると、刑務所の外のアメリカ全体が、加齢に伴う機能不全に陥っているようだった。ただし、根本原因について評論家の意見はさまざまである。政党支持の二極化、デジタルによる非人間化、ソーシャルメディアのサイロ化、利己主義と無力感の文化、企業による搾取。あるいは、世界で最も裕福な国が、企業の絶対的な力と短期的利益のみを見る狭い視野とが組み合わさった資本主義システムの重みできしんでいるという事実。

社会の沈滞は、国全体に広がる陰鬱な雰囲気や、個人や企業の異様で気のめいる行動に表れている。ある一〇代の少年は、何年ものあいだポテトチップスのプリングルス、白パン、加工ハム、フライドポテトだけの食生活を送ったあげく失明した。あるオハイオ州の理髪師が集めた毛で作った高さ一・二メートルの毛玉が全国ツアーに出た。エリア51に集まってエイリアンを探すフェイスブックのイベントに二〇〇万人が参加を申し込んだが、主催者は反政府暴動を煽動したと非難されるのを恐れてイベントを中止した。クロックスを作ったメーカーはアンクルストラップにつけるポーチの販売を始めた。ワシントンDCのウィーワークのオフィスで、倒れかかった傘がつっかえ棒となってドアが開かなくなり、従業員は三日間閉じ込められた。ハインツはケチャップとランチドレッシングを混ぜたクランチという商品を発売した。ラスベガスでは寝室五つとバスルーム六つがついてプールまで備えた地下シェルターが一八〇〇万ドルで売り出された。〝言論の自由〟を標榜するウェブサイト8chanの設立者は、サイトがQアノンの陰謀論者に乗っ取られ、数カ月のあいだに三件の銃乱射事件と関連づけられて、サイトの閉鎖を求めた。数十万のアメリカ人の個人情報が一連の大規模な企業データ流出によって危険にさらされた。低所得地域の個人商店に打撃を与えていることで悪名高い大手一ドルショップ二社の店舗数は三万を超え、さらに二万四〇〇〇の出店が予定されていた。

アメリカは苦悩している。

こうした状況はすべて、民主的に選ばれた政府による社会政策の形での改善を求める声につながった。当時FDAは新たな方策を試していた。アマゾンやeBAYのコーディネーターと契約して、オークションに出された家庭用胃バイパスキットや人間の臓器を見つけてもらい、業者に接触して出品を取り下げるよう要請するのだ。しかし全体として見ると、アメリカの政治機関は、国そのものと同じく緊張と機能不全の兆候であふれていた。メキシコ国境に壁を作るため公的資金を使うという元司会者の要求が原因で、連邦政府は一カ月間閉鎖された。CIAはインスタグラムを始めた。連邦予算の赤字は三兆ドルに近づいていた。最高裁判所はヘラジカ狩りのため国立自然保護地域の川にホバークラフトで乗り込むことを認めた。元司会者は弾劾訴追されたが、大統領の座を追われはしなかった。

そして取締当局は、高齢のレーザー販売者を解き放つことは社会にとってまったく役に立たないと結論づけた。ライトルの温情釈放申請は却下された。

彼は車椅子に座って、この先訪れる運命を待っている。


本国送還を待つ囚人との面会をコロンビア刑務所当局が許可する可能性が低いことはわかっていた。だが幸運なことに、グレノンは携帯電話を持っており、非公式ルートにより話をすることができた。

「やつらは悪魔だよ、兄弟」彼はボゴタのラピコタ刑務所の監房から言った。「悪魔だ。世界の人口を減らしたがっている」

後ろから誰かがスペイン語で彼に話しかけた。

「うん?」彼は答えた。「良くなった。まあまあだ《ブランド》。すぐだ《アオリータ》、すぐ《アオリータ!》」

そして電話に戻り、送還を待ってはいるが弁護士は雇っていないと説明した。

「人を刑務所に放り込むような弁護士に金を払う気はない。やつらは本当に、取引して依頼者を刑務所に入れるんだ。銀行みたいに人の金を預かって。俺たちは、そんなのに引っかかるほどバカじゃない。俺たちは何も署名してない。やつらは黙らせるために人を閉じ込める」。グレノンはいずれ嫌疑が晴れて釈放されると予想していた。

「勝つことに不安はない。ただ、やつらがなんの証拠もなしに人を閉じ込められるってことには腹が立つ。やつらは鍵を持ってる。裁判所の判事を味方につけてる。銃を持ってる。やつらが来たとき俺が銃を持っていて軍隊がついてたら、逮捕なんてされなかっただろう」

刑務所暮らしが過酷なのは事実だ。

「二段ベッドのある狭い監房にいる。各房に二段ベッド三台。六人部屋だ。すごく狭い。入った最初の頃、食事はひどいものだった」

だがそんな困難はあっても、マーク・グレノンはけっこう元気に過ごしているようだった。MMSについてのシリーズ四冊目を書くための材料を集めていた。同房者たちともうまくやっていた。その中には南米の麻薬密売人もいる。

「やつらはカネを儲けようとしてるだけだ。儲ける手段を見つけただけの人間だ。誰かがやつらに『コカイン』と言った。それと製薬会社の何が違うんだ？ 考えてみてくれ」

売人たちのおかげで、刑務所の生活は耐えられるものになっているという。

「やつらは荒くれだけど、皆友達だよ。皆同じ運命をたどってる。俺の言ってること、わかる？」

売人たちには豊富な資金源があり、麻薬や売春婦をこっそり刑務所に持ち込むこともできる。彼らはグレノンと親しいので、守衛にグレノンの携帯電話を見逃してもらうのは簡単だ。携帯電話など些細なものだから。

とはいえ、完全に簡単というわけでもない。

「ちょっと待って――まずい」突然、彼の声が少し張り詰めた。「守衛だ。待っててくれ」

彼は電話を切った。

けれど、その後も何度か話をすることができた。最後に話したときには、一般人を危険にさらす〝唯一真実の治療法〟を広める人間を社会が止めるのがいかに困難かが、私にもわかってきた。短期間の服役や、ロバート・ヤングが受けたような民事判決による多額の賠償金は、彼らを阻止するのにほとんど効果がない。ライトルが感じたように、刑務所生活は哀れに思える。行政機関による警告書に始まるさまざまな手段の中で、外国での投獄はグレノンのような者に対して政府が取れる究極の抑止手段だった。だとしたら、監禁は、彼が釈放後MMSを販売するのを防げるのか？

実のところ、刑務所の中でMMSを売ることすら防げなかった。彼は、麻薬密売人、ほかの囚人、一部の守衛すら治療していると話した。これまでに全部で六五人を治療し、その後も毎日新たな患者がやってくるという。

「ここには友達がいる。仕事は続く」

では、〝唯一真実の治療法〟一味の監禁でも効果がないなら、いったいどうすればいいのか？

二〇〇一年、保健福祉省監察局は、国レベルでの栄養サプリメント登録制度の創設を提案した。それによって「FDAは有害事象の報告を受けたらただちにその製品の成分一覧表を手に入れ、メーカー名を知ることができる」。世に出回る八万種の製品のデジタルデータを持つことは常識的な対策であり、役に立つことは間違いないが、この動きは二〇年以上にわたってサプリメントメーカーや彼らと組む政治家によって阻止されてきた。また、たとえこれが実施されたとしても、根本的な問題はもっと大きなものである。

多くの専門家が、この混乱をおさめて解決しようと努力している――悪質な代替医療治療師、誤った医学的情報、そうしたものから利益を得ようとする黒幕の政治家によって一般の人々が害をこうむる社会を生み出した混乱を。

彼らはさまざまな意見を出した。

ワクチン研究者ピーター・ホーテズが提案したように、組織的集団をターゲットにしてインターネットから危険な嘘を取り除かせる特別部隊を編成し、偽情報と戦うべきかもしれない。

あるいは、皆が知っていることを公衆衛生当局が認めるところから始めるべきかもしれない――多数の人の健康を守る取り組みは少数の人の自由を侵害する可能性があるということを。これはコロンビア大学で公衆衛生の歴史と倫理を教えるロナルド・ベイヤー教授の見解である。

「人々を守るために彼ら自身の愚かなあるいは危険な行為に介入することが必要な場合もあると認めるほうが正直であり、長期的に見れば大衆の健康を守ることにもなるだろう。そうした取り組みはすべての人々に広範囲で大きな影響を与える可能性があるからだ」とベイヤーはこの件に関する論文に書いた。「明確に認めることは、それにかかわるトレードオフを理解する助けにもなるだろう。皮肉なことだが、社会的影響の議論は、結局のところ、父権主義の明確な容認以上の人権侵害につながりかねない。なにしろ、どんなものにも社会的影響はあるのだから」

あるいは、ジョンズ・ホプキンス大学の医師ベンジャミン・メイザーが言うように、〝オルタナ医療〟（〝オルタナ右翼〟的表現の医療分野バージョン）が繁盛したのは、医学界が、患者との関係を築くことより企業の利益に奉仕することを優先するよう医師に強いたからかもしれない。

「オルタナ医療のコミュニティがこうした問題を論じること自体は悪くないが、多くの場合、事実は原形をとどめないほど誇張されている」と彼は書いた。もっと多くの医師が真実の核心を認識し、声をあげて戦うべきだ、と彼は言う。医師へのキックバック、薬を売るために作られた病気、公共の利益のためでなく儲けを最大限にするために値づけられた医薬品、といった真実である。

ＦＤＡ、ホーテズ、ベイヤー、メイザーによる解決策は、どれもある意味、社会的病理の〝唯一真実の治療法〟と言える。しかし、本書のためのリサーチで私が学んだことが一つあるとしたら、それは、〝唯一真実の治療法〟に対する〝唯一真実の治療法〟はやはり存在しないということだ。一般市民への重大で差し迫った脅威に対処するには、荒療治も必要だろう。けれども、本当の問題はじっくり時間をかけて解決するしかないのである。

一八一一年にフランスの哲学者ジョゼフ・ド・メーストルが「あらゆる国は自身に値する政府を持つ《トゥト・ナシオン・ア・ル・グヴェルヌモン・ケル・メリト》」と言ったことはよく知られている。一七八九年のフランス革命を生き抜いたド・メーストルはその生涯の大半を、秩序を維持できる政府の必要性という問題への取り組みに費やした。彼は、人は神の支配を体現したものとして政府を信じなければならない、と結論づけた。理性を用いて政府の賢明さを評価するのは信頼の欠如につながり、それは必ずや混乱や革命を生むことになる。

そしてアメリカでは明らかに、政府への信頼の欠如が社会構造を弱体化し、その存続をも脅かしている。しかし今の場合、ド・メーストルの警句の一般的な解釈は誤解を招きかねないと思う。むしろ逆のほうがふさわしいのではないだろうか。あらゆる政府は自身に値する国を持つのである。〝唯一真実の治療法〟商人――一匹狼の無法者から、常習的法律違反者や組織化された自由の戦士の群れ、革命のような国会議事堂襲撃を引き起こしたほぼ支配的なパラダイムに至るまで――の繁栄は医学界と政府機関の欠陥の体現だ、と私は考える。

できることなら、時間を巻き戻し、自称治療師が他者に――そして彼ら自身やその家族に――多大な苦痛をもたらす道にどっぷりはまってしまう前に、彼らに会ってみたかった。

トビー・マッカダムが母の末期疾患を治すため必死で努力する哀れで不器用な青年だった時代があった。ロバート・ヤングが家族の大切さを歌うモルモン教の伝道師だった時代。ラリー・ライトルが歯科医で市民リーダーだった時代。アリツィア・コリスコがアメリカンドリームを夢見る移民だった時代。デールとレイラニのニューマン夫妻が恋に落ちた普通の教会信者だった時代。ジム・ハンブルが――いや、あの男はいずれにせよ普通ではない。そして、マーク・グレノンの自然な生き方や平和や連帯についてのメッセージがこれほど完全に陰謀論にまみれていなかった時代。

そんな時代は遠い昔のこと。どうやっても元には戻せない。今となっては。

しかしどこかに、あらゆるところに、夢を実現させたい――人類の多くの病気と戦って思いを達成させたい――新世代の人々が存在する。そういう人々がこれほど機能不全でこれほど有毒なアメリカで成人したなら、彼らの成功への道は同じように歪められてしまうだろう。

言い換えれば――ある人の言葉を借りると――人を治したいなら水を換えなければいけないのである。

ジム・ハンブルの姿をしたエイリアンはメキシコに居を移した。基本的には静かな生活だった。

時々空を見上げた。衰えた人間の目では宇宙ステーションが見えなかったが、それが存在し、さまざまな地球外文明に代わって地球を見下ろしているのは知っている。

「この牢獄のような惑星から自由にならないといけない」彼は言った。

エイリアンは多くの経験を切り抜けてきた。ある日、はしごに上っていたら、「突然風景が変わった、とにかく変わってしまった」

気がつけば、ハンブルの姿をしたエイリアンは別の地球外生物に向き合っていた。相手は彼と同じ友好的な種類ではなかった。「あのエイリアンだよ、ほら、大きな頭をしていると言われるやつ」

大頭のエイリアンは彼を椅子に縛りつけ、胸に導線のようなものを差し込んだ。鎮痛剤は使われなかったので、死ぬほど痛かった。だが、そのあとの電気ショックに比べたら、痛みなど大したものではなかった。彼らはそれを「何度もやった……それはかなり長時間続き、とんでもなく苦しかった」ハンブルの姿をしたエイリアンは思い起こした。

最終的に、大頭のエイリアンは彼を地球に送り返した。彼はすっかり怖気づいて車に飛び乗り、その場から去ろうとした。ところが、大頭のエイリアンは彼に心臓発作を起こさせる処置を施していたことがわかった。銀河を越えた暗殺の企みだったのだ。

「だけど僕は発作が起こらないよう体の力を抜いた。だから生き延びることができたんだ、と思う」ハンブルの姿をしたエイリアンは言った。

もろもろのことから考えると、彼が住みついている人間の体は驚くほどの強靱性を示していた。眼窩から眼球が飛び出しそうになり、背骨を折り、首の骨を折った。MMSを注射した。それでも体は反抗しなかった。すべてに耐えた。ご主人さまの命令に従う何匹ものヒルに耐えた患者の尻のように。

そうは言っても、彼の人間の体は地球年齢で九〇歳となり、すっかり使い古された。エイリアンがヘビの脱皮のごとくこの体を捨てる時は近いだろう。

だがエイリアンはいずれ、新たな体で、新たな世代として戻ってくる――MMSの宣伝はしないとしても、人類のためになる別の〝唯一真実の治療法〟を考えつくだろう。FDAが今のままなら、そしてアメリカ社会の構造が今のままなら、そうなることはほぼ確実である。

釈放後の年月、スープを作ったり彼の発明の購入者から訴えられたりしていないとき、トビー・マッカダムはサプリメント販売の努力を継続した。ただし今回は法に従い、民主社会の市民としての権利を行使して。絶えず議員に電話をかけた。週に二、三度はFDA監査委員にも電話をかけた。

「僕はしつこい吹き出物以上にしつこかった」

電話の目的はすべて同じだった。ハーブのサプリメント製造者として業界に戻してもらうこと。彼らは申請を却下した。彼のラベルは間違いだらけだ、と言った。

それで彼は認定を受けたラベル専門家を雇い、彼の製品の一つ、ルゴールヨード液用に合法的なラベルを作ってもらった。トビーの絶頂期、ルゴールヨード液は爆発的に売れていた。日本からモンタナ州まで放射能が漂ってくるという根拠のないパニックが襲っていないときですら。これを再び販売できるようになったら、ほかの製品もすぐに売れると考えていた。

トビーはラベルをＦＤＡに送り、ルゴールヨード液製造再開を認めてくれるよう頼んだ。ＦＤＡは、問題はラベルだけではないと言った。現行適性製造規範に準じていると認定される必要がある。

具体的にはどういう意味か、とトビーは尋ねた。

作業場を改造してすべての金属を除去しなければならない、と彼らは告げた。ルゴールヨード液は金属を腐食させるからだ。だからトビーは使い捨てのガラスやプラスチックの容器と道具を揃えた。不注意でこぼしたヨードを安全に中和して処理できるようにすべきだと言われたので、重曹を入手してＦＤＡが認めた容器に入れた。

それでも申請は却下された。この件について検討を進める前に、認定された第三者に自費で監査してもらわねばならないという。二〇一八年、彼はモンタナ州立大学に所属する認定専門家に監査を頼んだ。トビーが専門家のフィードバックに従うと、専門家は彼がＦＤＡにさらなる評価を申請する資格があると言った。

それでも申請は却下された。認められた標準作業手順マニュアルがないからだという。トビーは数カ月かけて言われたとおり三〇ページのマニュアルを書き、審査を求めた。

マニュアルは却下された。

トビーは書き直した。また却下されたので、また書き直した。

やつらはもっともらしい理由をつけ、重箱の隅をつつくようにアラ探しをしてくる。背後には大手製薬業界がいるのではないか、とトビーは疑ったが、実のところはFDAの官僚制度に染み込んだナンバー・ジャンキーの精神が原因だった。トビーは作業場の電球一個一個の交換を記録できるよう日誌をつけた。ラベルを印刷するのに使ったプリンター用インクカートリッジの製造ロットを確認することに同意した。彼らのフィードバックに従おうとするたびごとに、マニュアルは分厚くなった。すぐにマニュアルは五〇ページになった。やがて九〇ページになった。

二〇一九年一〇月、FDAはトビーのマニュアルは基準に適合していると言った。もう口実は尽きていた。一一月、FDAはトビーの施設に査察官を送り込んだ。彼らは三日間かけてすべてを綿密に調べた。ヨード結晶の原料はどこから来たのかと尋ねた。トビーは書類を見せた。ヨウ化カリウムは南アフリカのFDA認定業者から輸入されていた。

FDA査察官は帰った。そして沈黙した。

トビーは電話をかけつづけた。検査結果はどうだったのかと訊いた。

検査結果がどうだったのか、実はトビーにはわかっていた。ただ、それをFDAの口から聞きたかったのだ。

そしてついに二〇二〇年春、濃度五パーセントと二・二パーセントのルゴールヨード液を販売したいというトビーの望みを、FDAは不本意ながら認めたのである。そこには、彼が強く求めた魔法のような短い言葉があった。

「貴殿は充分法を順守していると考えられる」

そうしてライジング・サンは、法廷の同意判決により閉鎖させられたのちに再開を認められた国内唯一の企業となった。

トビーは、これを可能にしてくれた人物宛に何度もツイートした。

「僕は、あらゆることを試して、あの会議にいたボーカス上院議員にも接触したことを説明しました」彼はイーロン・マスクに向けてつぶやいた。「あなたは、その問題の追求を続けろと助言してくれました。僕は助言に従いました。八万ドルの罰金を科され、法廷侮辱罪で一二〇日間服役しました。二〇二〇年三月二七日、FDAは事業の再開を認めました。一〇年近くかかりました。あなたの助言は役立ちました。僕は犠牲を払いましたが、その価値はありました。時には犠牲が重要なのです。ありがとう」

マスクは返信しなかったが、トビーは気にしなかった。目的は果たせた。

彼はルゴールヨード液をできるだけ多く、できるだけ急いで作った。パンデミックによる全国的なマスク不足の中、ルゴールヨード液でマスクを消毒すると手持ちのマスクを長持ちさせられる、と論じた。

これは事実である。

ほどなく、一カ月に一〇〇〇本が売れるようになった。

トビー・マッカダムは自らの業界において政府が果たすべき役割について、これまでとは異なる意見を持つようになった。自分は今規則に従っているのだから、FDAにはアマゾンで偽ルゴールヨード液を売っている悪いやつらを止めてほしい。ルゴールヨード液とされているものの一部は実際にはポピドンヨード液で、飲んではいけないのだ、とトビーは訴えた。

「業界がこんなに悪質だなんて知らなかった」彼は私に話してくれた。「みんな、僕みたいに規則に従っているんだと思っていた。でもそうじゃなかった。抜け穴だらけだった」

ハーブのサプリメントは「もっと高度な基準で規制すべきだ。ハーブのサプリメントは医薬品と同じように製造する必要がある」

そのため、彼のウェブサイトは根拠のない健康効果を喧伝するのをやめ、「ライジング・サンのヨード液がライバル商品とどう違うのか」を示すようになった。「FDA審査済ラベル。GMP承認施設。FDA検査済施設」

こうした記述は、たとえ販売者に前科があっても瓶の中身は真正であることを意味している。そしてアメリカ人消費者にとって、大切なのは瓶の中身だけなのだ。

この主張は信じてもいいだろう。

二〇二一年の蒸し暑い夏のフロリダで、アリツィア・コリスコは〈バリーン・レストラン〉を出ようとしていた。厳し過ぎるFDAと素人による甘過ぎるヒル業界との境界線をまたぎながら、自分一人でヒルの仕事を続けるために。

彼女はヒル療法アカデミーの教育範囲を広げ、鍼療法などほかの確立された代替医療も教えることを検討していた。そういった知識は、彼女の〝唯一真実の治療法〟を支えるものとして役に立つだろう。

アリツィアは自宅で常に数百匹のヒルを飼っている。二週間に一度、その中から数匹を選んで自分自身に用いる。ヒルはエネルギーをくれるのだ、とアリツィアは言う。そして彼女はエネルギーを必要としている。

「すごく需要があるの」。ヨーロッパでは、養殖家が追いつかないほど多くの人がヒルを使っているのだという。「一九世紀みたいに、ものすごい需要」

彼女は現在七〇代だが、いつも多忙で、マイアミからベンチュラへ、ネイプルズへ、その中間地点へと飛び回り、次々と患者のもとを訪れている。陽気なスラブ人の女サンタクロースよろしく、大きな袋を持って家々を訪問する。袋の中身は、包帯、ガーゼ、脱脂綿、生理用ナプキン、アルコールパッド、手袋、種々の大きさの注射器、時々は特有のかゆみを抑えるアフターケアクリームなど。そしてもちろん、ヒル。

一日に一二回も治療を行い、翌日の過密スケジュールに備えて車中で仮眠を取ることもある。スケジュールはきついが、不満は一言も口にしない。かつて貧困にあえぐ移民だった彼女は、数十万匹のヒルで数千人の患者を治療してきた。これが、ふくれ上がった肉という形で体現されたアリツィアのアメリカンドリームであり、彼女はいつも誇りで輝いている。

「私は絶対にあきらめない。当たり前でしょう。これが私の使命。私がこの世に存在しているのは、そのためなんだから」

我々の盲点、実際に鏡の向こうに足を踏み入れない限り次の落下を想像できないという無能力は、油断を引き起こす。この国には公衆の健康を守るため何十億ドルの予算をかけて数万人の職員が働く組織がいくつも存在する。そのため、私たちは誤った安心感を抱いてしまう。どんなに多くのひびが入っても基礎は絶対に崩れない、という錯覚に安住している。

そう信じている人々は、アメリカの歴史における忘れられがちな時期のことを知って興味を持つかもしれない。一八〇〇年代初頭、サミュエル・トムソンという、読み書きのできない旅回りの無免許薬草医が医学界に戦いを挑み、医師の求めにより不潔で寒い地下牢に放り込まれた。トムソンはすべての病気の原因が体内の過度の冷えだと考えていた。彼の〝唯一真実の治療法〟はトウガラシによる浣腸やロベリアという毒草で嘔吐を促すなど、種々の方法で体を温めることだった。最も有名な治療法は蒸気が立ち込める狭い空間に患者を閉じ込めるもので、そのためこのトムソン法に従う者たちは、からかいの意味を込めて蒸気医者と呼ばれた。

トムソンは医学界を打倒することに生涯を捧げた。投獄から数カ月後、地下牢から出た彼はドラゴンのごとく復讐に飢えており、プロパガンダで中心的役割を演じた。田舎暮らしの知恵や荒々しいカリスマ性で、医師の本から得た知性や皮膚をチョキチョキ切る器用さに対抗した。ついには、アメリカ合衆国憲法をも味方につけることになる。

医療の自由という錦の御旗を掲げたトムソンは、農家の台所や幌で覆った荷馬車や森の中の掘っ立て小屋で営業し、社会の片隅でなんとか生きている、教育を受けていない薬草医を結集させた。個別に営業する者たちを数年かけて一つにまとめ、トムソン式薬草医として共同戦線を張った。彼らはほかの非科学的なもぐりの医師たちとも手を組んだ。ジャクソン的精神［一八〇〇年代のアメリカ大統領ジャクソンが打ち立てた民主主義的精神］に則り、正当な医師に対して反乱を起こし、殺気立つ暴徒を煽った。トムソン一派は一八三〇年代に国内すべての州でロビー活動を成功させ、医師免許に関する法律を廃止させた。

州による免許という基準がないため、無教育のトンデモ医者は医学校に通った医師と純粋な自由市場で競うことになった。結果は恐ろしいものだった。全国各地で、人が文字どおり死ぬまで蒸された事故が報告されはじめたのだ。ようやく医学界が態勢を立て直したのは、南北戦争でまともな医学が緊急に必要とされてからだった。

トムソンの物語は、科学に基づく医学の権威は治療される患者の考えと信頼に依存していることを思い出させる、背筋の凍る逸話である。

科学が支配する病院全盛の時代に育った人々——要するに今生きているあらゆる人間——にとって、ナンバー・ジャンキーが活躍しない世界を想像するのは難しい。彼らの対人能力の低さ、非人情さ、人をモノ扱いする態度を理由に、私たちは彼らを軽蔑する。しかし心の奥底では、現代の偽情報の洪水の中で有意義かつ貴重な客観的科学的真実の発見に身を捧げている彼らを、ひそかに愛し、尊敬してもいる。ところが今、彼らの支配は終焉に近づきつつある。

二〇〇〇年から二〇二〇年までのあいだに、医学界は信頼に値しないという主張は、一種の自己実現的予言となった。信頼回復の取り組みは、最初は国民からの信頼に値していた科学的見識の放棄につながった。その一つの表れは、医学を基礎として作られた病院が、真正でない治療を組み込んで、スパのようなサービスを提供する新しい健康センターを作りはじめたことだ。二〇一七年に医療ニュースサイト、スタットのジャーナリストチームが行った調査は、デューク大学、フロリダ大学、ジョンズ・ホプキンス大学、イェール大学などトップクラスの一五の医療研究センターと提携した病院が代替医療による治療を利用していることを突き止めた。デュークは自閉症や喘息やＡＤＨＤの子ども向けに植物療法やデトックス療法を含む小児プログラムを推奨していた。調査チームは、霊的療法、不妊症に鍼治療を勧める公開フォーラム、ハチ毒を用いた線維筋痛症のホメオパシー的治療、アルツハイマーの薬草治療、多発性硬化症向けエネルギー療法などの宣伝も発見した。こうした施設は、科学を犠牲にすることで、〝唯一真実の治療法〟の中核をなす不合理性の力に屈したのだ。

記事はイェール大学神経学教授による、あきらめたような発言を引用していた。

「我々は呪術医になってしまった」

二〇二二年、私が最後に話したとき、ドーン・カーリは、自分の人生はあるパターンに支配されていると語った。医師が何かでガンをやっつけるが、その後ガンは抵抗力をつけてまた現れる、その繰り返しだ。沼地でハンモックからハンモックへと跳び移るように、一つの治療から別の治療へと移っていく——どのハンモックが最後になるのかわからないまま。

それでも彼女は生きている。

私たちが話しているとき、彼女は末息子で一一歳のジョナサンがシュタイナー学校にランチを持っていくのを忘れたことに気づいた。私と話しながら、片方の手に電話、もう片方にランチを持って、よろよろと家を出て車に向かった。

彼女の大好きなおばは、自分の首のしこりが本当は腫瘍であることを絶対に認めなかった。代替医療を求めつづけ、いろいろな〝奇跡的〟治療について読み、無免許の療法に金を費やした。ガンは首を侵食しつづけ、やがて体はほとんど動かなくなった。「悲惨だった」カーリは言う。「おばはそれで死んだ」

彼女が息子にランチを手渡す様子を、私は電話越しに聞いた。

「ありがとう」少年が言う、自発的に。

「愛してるよ」少年が言う、自発的に。

そして少年は去った。

「あの優しい息子が母親を失うことが心配でならない。私にはわからない。今年が最後の年になるのかどうか」

カーリはまだヤングに求めた金を一セントも手にしておらず、裁判で決められた賠償金を受け取れるかどうかは農園の売却にかかっているという。当初ヤングは三九〇万ドルで売れると見込んでいたが、二五〇万ドルに値下げした今も買い手は現れていない。判決での本来の賠償金額は一億五〇〇〇万ドル余りだったものの、裁判費用を差し引くと受け取れるのは一〇万ドル程度になる、と彼女は予想している。

ガンを別とすれば、彼女の人生は多くの意味で改善した。

「私は家庭の中でカルトに入っていて、そのあとヤングのカルトに入っていたような気がする。でも、そこから抜け出して頭を冷やして治療を受けることができた。そうして、今の新しい私が生まれたのよ」

病気とともに生きることを覚えたカーリは、改めて自分自身を見つめ直した。再びファッションへの愛に目覚め、スカーフや布地を買いはじめた。ほどなく、オンラインマーケットのEｔｓｙで、自分でデザインしたものを売るようになった――カフタン調ドレス、ローブ、マスク、パジャマ。奔放な美的価値観に関心を抱いた有名デザイナーのニコール・リッチーは、その特徴的なデザインのコレクションの制作を依頼してきた。

「昔は一生ウェイトレスで過ごすつもりだった。今はデザイナー。光が戻ったのよ。私は混乱の真っただ中にいた。でも、輝きを取り戻した」

今まで、こんなふうに才能や能力を認められたことはなかった。ウェイトレスとしても。ｐＨミラクル農園――彼女は今、そこを死の収容所と呼んでいる――にいたときも。どんな場所でも。

電話を切る直前、私は前から気になっていたことを尋ねた。カーリはヤングのすぐ近くで数年を過ごし、彼が患者に〝唯一真実の治療法〟について話すのを見てきた。

彼は自らの〝科学〟を信じているのか？　それとも単に、でたらめな治療で金持ちになろうとしているだけなのか？

　カーリは、それは今でもわからないと言う。けれど、一つ記憶に残っていることがある。「あの人はこう言ったことがある。『ドアを通ることができないなら、窓を通るだろう。窓を通り抜けられないなら、ガレージを通るだろう。ガレージを通り抜けられないなら、別の行き方を見つけるだろう』」

　カーリが思うに、ヤングは「成功するまでは成功しているふりをしろ」というビジネスの格言に従って超積極的に行動することにこだわっている。彼は自分が常に〝唯一真実の治療法〟の絶対的な証拠をつかむ一歩手前にいると感じていて、どんな手を使ってもその目標に達するつもりでいる、というのがカーリの印象だ。

　結局のところ、ヤングが被害者のみならず自分自身をも欺いていようがいまいが、そんなことはどうでもいいとカーリは言う。いずれにせよ、彼女のガンは命にかかわるものなのだ。


　ZOOMでロバート・ヤングにインタビューしたとき私が知っていたのは、彼が政府と問題を起こした代替医療治療師であることだけだった。ドーン・カーリの悲劇も、ましてや彼がワクチンとゾンビの関係を発見したことも知らなかった。そして私も彼も、彼に対するカーリの訴訟をきっかけに別の被害者が名乗り出て、そのため二〇二二年にヤングが新たに五件の重罪によりサンディエゴ上級裁判所で裁かれることになるとは、まったく知らなかった。

　パソコンの画面に現れた彼は、年を取り、わずかに腹が出ていた（〝わずかに〟とは、彼の腹の出っ張り四つか五つ分が私の腹におさまる程度、という意味である）。想像していたよりも気さくな感じだった。ヤングはまだアルカリ性サプリメントを販売し、三〇〇ドルでのカウンセリングの宣伝をしていたものの、暮らしは落ちぶれていた。

「金は使い果たした。今もまだ金が足りない。この戦いのおかげで」

この会話で彼が言ったことの大半は、本書を読んできた人にとっては聞き飽きた内容だった。彼の法的トラブルは邪悪な魔王に標的にされた結果だ。二〇〇人の代替医療治療師が大手製薬業界に暗殺された。病人を癒す使命を放棄するのは自分の倫理観に反する（「これが私という人間だ。私は自分であることを変えられない。血を流したり苦しんでいたり助けを求めたりする人を見て、何もせずにいられるか？」）。

患者が自分に効く治療法を選ぶかどうかは最終的には患者自身の責任だ、と彼は言う。「私は自主性の価値を信じている。選択の自由を信じている」

ゾンビははしごの最下段だと思えるが、ヤングは――そしておそらくアメリカは――既に、さらなる深みがあるか確かめようと足を下方に伸ばしている。私たちの会話のすぐあとに、彼は新型コロナウィルスワクチンに陽子と中性子と電子を六個ずつ含んだグラフェン酸化物が入っていると〝突き止める〟ことになる。「魔王の現在の計画は明らかである」彼は書いた。悪魔の数字〝６６６〟を人間に注入し、その獣の象徴によって神から与えられた遺伝情報を傷つけるのだ。

私との会話で彼はそういうことをまったく口にしておらず、そんな恐ろしくて突飛な陰謀論と、私と話したときの親しげで愛想が良く完全にまともに見える人物とを結びつけるのは難しかった。だが会話を終えたあと、私は彼が投稿したある動画を見た。それは背筋が寒くなるもので、あとから考えてみると、私が学んだことをより広い視点から見たものを示しているようだった。

ヤングがこの動画を投稿したのは、アメリカじゅうが新型コロナウィルスに憂慮しつつクリスマス休暇を楽しんでいるときだった。映像で、彼は大きく不格好なヘッドホンをつけ、プロ仕様のマイクの前に立っていた。ギターが壁に立てかけてある。アンプのコードはぐるぐる巻きにされて専用のフックにかかっていた。

「私のクリスマスソングを楽しんでください」彼は動画の説明文にそう書いた。

彼の顔がアップになり、後ろから穏やかな音楽が流れる。

「子どもたちは寝ている」ヤングが歌いだした。カメラが彼の顔の周りをゆっくりとパンする。その顔は真剣だ。「雪は優しく降っている／夢が呼んでいる」

映画『ポーラー・エクスプレス』の主題歌だ。ヤングは音楽に合わせて体を揺らし、両腕を大きく広げ、頭を後ろに反らせて歌っている。歌唱力はオーディション番組『アメリカン・アイドル』で合格するレベルにはほど遠いが、完全な裏声になることなく高音を出していた。

映像は巧みに編集され、胸の悪くなるようなモーションキャプチャーによるアニメーションの『ポーラー・エクスプレス』からさまざまな場面が挿入される。アメリカ国旗を思わせるストライプ柄の毛布をかぶって眠る、ゾンビのような少年。トム・ハンクスの声でオーロラを指差すゾンビ。人種間の友好関係をわざとらしくパフォーマンス的に示す、さまざまな人種のゾンビの子どもたち。

「僕たちは夢を見ていた／そんなに遠い昔じゃない」ヤングが歌う。「だけど一人一人／僕たちは大人にならなくちゃいけなかった／魔法が消えたように思えるとき」

彼の後ろの壁には、多くの業績の一つを示す証明書の額が掲げられている。その上にはイギリス時代のヤングと思われる白黒写真が飾ってあった。ギターを持ち、楽器を手にしたほかの三人の青年とともにポーズを取っている。誇らしく、楽しそうで、自分たちはどんな未来でも自分で選んで築くことができると自信を持っている。

「信じさえすれば！　信じさえすれば！」彼は声帯を震わせて朗々と歌い上げた。「信じさえすれば！　信じさえすれば！」

色鮮やかなプレゼントに囲まれたゾンビの子どもの映像。勝ち誇って帽子を空中に投げ上げ、そのあと列車の横で不規則で人間離れした足取りでよろよろ歩くゾンビの妖精の群れ。

どこかで、ドーン・カーリはpHミラクルを信じたためにガンで死にかけている。いつの日か、彼女は地面の下で横たわるだろう。蘇って復讐を果たすのを待つ、生と死のあいだをさまよう信者の軍隊の入隊予備軍となって。ジニア・ヴァンダーハーゲンは死んだ。キム・ティンカムは死んだ。ヴィッキー・フェリックスは死んだ。ダン・バーキンは死んだ。ナイマ・ホウダー＝モハメッドは死んだ。カーラ・ニューマンは死んだ。一五歳の少女の母親でレーザーを使用した女性は死んだ。ワシントン州のある女性ははしかで死んだ。皆、信じたがゆえに死の運命を与えられた。彼らはヤングを、神癒を、他の〝真実の治療法〟を、陰謀を、レーザーを、エイリアンを、医療の自由を、どんな犠牲を払ってでも票やカネや権力を手に入れたがる政治家や宣伝屋を信じた。これらはすべて、鏡の向こう側で一つに溶け合わされる。ゾンビのはびこる恐ろしい夢の世界は、その鏡を通って現実に流れ込んでくる。ヤングがその夢の世界を生きていたのか、また別の夢の世界を生きていたのか、それはわからない。

「信じさえすれば！　信じさえすれば！」

彼の歌はいつまでも続いていた。

謝辞

本書は、とりとめない思いや生焼けの考え（と下手なジョーク）の乱雑な山として始まった。多くの優秀な人の骨折りのおかげで、四分の三ほど火の通った物語や考え（と下手なジョーク）のきちんとしたまとまりに仕上がった。というわけで、パブリックアフェアズ社の類まれなる編集者ベンジャミン・アダムスに最大級の感謝の意を捧げる。彼は本書の構想形成に協力してくれたうえに、タイトルを提案し、登場人物の特徴づけを行い、構造を確立し、私の第一子に最初の歯が生えたとき何を予測しておくべきかを教えてくれて、巧みに危機を切り抜けさせてくれた。そのあいだじゅう、ゾンビから膿や体液がにじみ出るように、ベンからは優しさと専門的手腕がにじみ出ていた。また、同じくパブリックアフェアズ社のメリッサ・ヴェロネシは私の手を取り、心からの応援と忍耐力で本書制作の諸段階を乗り越えさせてくれた。ケリー・ブリュースターの卓越した校閲は、コンマだけでも一〇ページ分を刈り取ることにより、皮肉な表現を保護し、暗黙の幹を残してくれた。クリス・ノーランが法的チェックで発揮した知恵と人間性は、法律というスナーク［ルイス・キャロルの詩『スナーク狩り』に登場する架空の怪物］における上級コースの授業で教えられるものだった。長年にわたる素晴らしいエージェントで本書出版の直前に転職したロス・ハリス、そして短期間の（だが同じくらい素晴らしい）エージェント、早くも私をさらに大きくさらに良いものへと導いてくれているデイヴィッド・パターソンにも感謝する。また、マーティン・フランクにも大きな感謝を。彼は最初の草稿を読んでくれた最初の人物であり、その見識により私に本書の長所と短所を教え、推敲を進めさせてくれた。そして、インタビューを受けてくださり、難しい話題に関して思慮深く率直に話してくださった方々にも多大なる感謝の意を表する——ロバート・ヤング、アリツィア・コリスコ、マーク・グレノン、トビー・マッカダム、ドーン・カーリ、そのほか彼らほどは目立たない形で登場した多くの人々。

もちろん、本書のために誰よりも苦労したのは、愛する大切なパートナー、キンバリー・ホンゴルッ・ヘトリングである。彼女は妊娠前も、妊娠中も、妊娠直後も、私に書く時間を与えるため全力を尽くしてくれた。私が可愛くて元気な第一子を自分の手柄にできる以上に、彼女はその超人的な犠牲により本書を自分の手柄にできる。彼女はとにかく史上最高の人間である。彼女以上に素敵な人間は未来永劫現れないだろう。

訳者あとがき

本書はジャーナリスト、マシュー・ホンゴルツ・ヘトリングによる二冊目の著書です。前著 A Libertarian Walks into a Bear（原書房『リバタリアンが社会実験してみた町の話――自由至上主義者のユートピアは実現できたのか』）は、最大限の自由と最小限の政府を求める自由至上主義者であるリバタリアンがアメリカの小さな町に〝フリータウン〟を作ろうとした顛末を描いています。結果的に計画は頓挫するのですが、アメリカにはこうした極端な考え方を持つ人が（少数派ではあるものの）一定数存在することを思い知らされました。

それに続く本書は、〝自由〟の中でも〝医療の自由〟を求める人々を取り上げています。具体的には、既存の伝統的な医療とは異なる代替医療に携わる人々です。

もちろん、代替医療がすべてインチキというわけではありません。医学的に効果が証明されている治療法もたくさんあります。けれど、系統だった医学教育を受け、国家試験に通って免許を取った正式な医師だけが行える標準治療とは違い、代替医療を行うのに厳格な資格要件はありません。門戸は誰にでも開かれています。そのため、充分に効果が証明されていないにもかかわらず「〇〇に効く！」「〇〇が治る！」「これさえあれば（あるいは、これをするだけで）健康になれる！」と声高に喧伝する、怪しげな〝トンデモ医療〟が存在する――これはアメリカに限ったことでなく、日本でもこうしたうさんくさい宣伝文句を目にすることは珍しくありません。とりわけここ数年、製薬会社が必死で新たな薬やワクチンの開発を進めている中、根拠もなく「コロナに効く」「ウィルスを除去する」と謳う製品が現れて消費者を惑わせたのは記憶に新しいところです。

さて、本書に登場するのは、自分が開発・発明・発見した薬や治療法があらゆる傷病に効く万能薬、〝唯一真実の治療法〟であると主張する面々です。レーザー、ハーブのサプリメント、アルカリ食事療法、ヒル、さらには祈り、漂白剤まで。現代の医学では、個々の傷病に個々の原因があってそれぞれに効く薬や治療法があるというのが常識ですが、それに真っ向から反する考え方と言えるでしょう。

おそらく彼らの動機は、最初は苦しむ人を助けたいという純粋なものだったに違いありません。しかし、医療の自由という大義や、政府はワクチンを利用して国民を操ろうとしているといった陰謀論と結びついた結果、彼らはどんどん過激化していきます。筆者はそうした彼らの変化を、近年のアメリカでの(日本でもですが)ゾンビ人気と絡めて、皮肉とユーモアたっぷりに論じます。読者は、医療とゾンビという予想外のものが組み合わさったワンダーランドに足を踏み入れることになるでしょう。

本書の原題は If It Sounds Like a Quack で、本文中にも quack や quackery という語が登場します。quack には「アヒルがガーガー鳴く声」と、「ニセ医者、インチキ医療、いかさま」の二つの意味があります。本書では後者の意味で、日本語では「トンデモ医者」や「トンデモ医療」と表現しましたが、医療の自由を求める人々の叫び声をアヒルのガーガー声になぞらえているのかもしれません。前著(原題の直訳は「リバタリアン、クマに出会う」)はクマがダブルミーニングで使われており、今回はアヒルというわけです。

本書は根拠のない薬や治療法を売り込む〝トンデモ医療〟に否定的なスタンスを取っていますが、かといって標準治療を賛美しているわけでもありません。現代の医療や医学界の欠陥を指摘し、トンデモ医療がこれほどまでに繁栄した原因は人々が医師への信頼を失ったことにあると指摘しています。

日本とアメリカでは制度や歴史が異なりますし、日本では本書で書かれているほど医師が信頼を失っているとは思えません。それでも、地方の医師不足や大病院の非人間的な対応など、共通する問題点は存在します。新型コロナウィルスであれ別のウィルスであれ、いつまたパンデミックが襲ってくるかわからない今、医学界が一刻も早く欠陥を是正して、誰もがいつでも安心して医師の診察を受けられるようになることを願ってやみません。

上京恵

二〇二三年七月

参考文献

ABC News. "Dale and Leilani Neumann Did Not Get Medical Help for Their Daughter's Diabetes." April 28, 2008. https://abcnews.go.com/Health / DiabetesNews/story?id=4741392&page=1.

Adalian, Josef. "The Celebrity Apprentice Ratings Haven't Been Great for a Long, Long Time." *Vulture*, January 6, 2017. www.vulture.com/2017/01 /celebrity-apprentice-ratings-were-down-for-years.html.

Adams, Jon, David Sibbritt, and Chi-Wai Lui. "The Urban-Rural Divide in Complementary and Alternative Medicine Use: A Longitudinal Study of 10,638 Women." *BMC Complementary Medicine and Therapies* 11, no. 2 (2011). https://doi.org/10.1186/1472-6882-11-2.

Adeel, Zakariya. "The Zakariya Adeel Podcast—Mark Grenon—Imprisoned for Healing the World—from Colombian Prison." Video, YouTube, June 17, 2021. www.youtube.com/watch?v=axogxXSoXfA.

Adler, Ben. "Why Is Herman Cain Trying to Cure Your Erectile Dysfunction?" *New Republic*, January 26, 2014. https://newrepublic.com/article/116237 /newt-gingrich-herman-cain-are-now-making-money-spam.

Ahmadiani, Saeed, and Shekoufeh Nikfar. "Challenges of Access to Medicine and the Responsibility of Pharmaceutical Companies: A Legal Perspective." *DARU Journal of Pharmaceutical Sciences* 24, no. 1 (2016): 13. https://doi .org/10.1186/s40199-016-0151-z.

Allen, Arthur. "How the Anti-Vaccine Movement Crept into the GOP Mainstream." *Politico*, May 27, 2019. www.politico.com/story/2019/05/27/anti -vaccine-republican-mainstream-1344955.

Allen-Ebrahimian, Bethany. "Some Chinese Netizens Actually Think Ebola Creates Zombies." *Foreign Policy*, August 14, 2014. https://foreign-policy .com/2014/08/14/some-chinese-netizens-actually-think-ebola-creates -zombies/.

Altonen, Brian. "Thomsonian Timeline." Accessed March 20, 2022. https:// brianaltonenmph.com/6-history-of-medicine-and-pharmacy/hudson -valley-medical-history/early-thomsonianism/the-essentials-of-thomsonianism /thomsonian-timeline/.

Amadeo, Kimberly. "Historical Gold Prices: 30 BCE to Today." *The Balance*, November 23, 2021. www.thebalance.com/gold-price-history-3305646.

Amadi, Cecilia Nwadiuto, and Orish Ebere Orisakwe. "Herb-Induced Liver Injuries in Developing Nations: An Update." *Toxics* 6, no. 2 (2018): 24.

https://doi.org/10.3390/toxics6020024.

American Academy of Pediatrics Committee on Bioethics. "Religious Exemptions from Child Abuse Statutes." *Pediatrics* 81, no. 1 (1988): 169–171.

American College of Healthcare Sciences. "The Hidden Dangers in Your Dietary Supplements." December 2, 2016. https://achs.edu/blog/2016/12/02 / dangerous-supplement-ingredients/.

American Diabetes Association. "The History of a Wonderful Thing We Call Insulin." July 1, 2019. www.diabetes.org/blog/history-wonderful-thing-we -call-insulin.

Amodio, David M., and Chris Frith. "Meeting of Minds: The Medial Frontal Cortex and Social Cognition." *Nature Reviews Neuroscience*, April 1, 2006.

www.nature.com/articles/nrn1884.

"Anatomy of an Insurrection." *Yale Medical Magazine*, Spring 2002. https:// medicine.yale.edu/news/yale-medicine-magazine/article/anatomy-of-an -insurrection/.

Andersson, Atle. "Gold for Green Forests." Forest Peoples Programme, July 9, 2015. www.forestpeoples.org/en/topics/mining/news/2015/07/guyana -article-gold-green-forests.

Andrade, Chittaranjan, and Rajiv Radhakrishnan. "Prayer and Healing: A Medical and Scientific Perspective on Randomized Controlled Trials." *Indian Journal of Psychiatry* 51, no. 4 (2009): 247–253. https://doi.org/10.4103/0019 -5545.58288.

Appel, Toby A. "The Thomsonian Movement, the Regular Profession, and the State in Antebellum Connecticut: A Case Study of the Repeal of Early Medical Licensing Laws." *Journal of the History of Medicine and Allied Sciences* 65, no. 2 (2010): 153–186. www.jstor.org/stable/24632012.

"Arrest of a Steam Doctor." *Adams Sentinel*, May 14, 1849. http://genealogytrails .com/penn/

monroe/newspaper.html.

Associated Press. "Food Stamps for Flood Area." *New York Times*, June 12, 1972. www.nytimes.com/1972/06/12/archives/food-stamps-for-flood-area .html.

Associated Press. "Parents Who Prayed as Child Died Face Charges." NBC News, April 28, 2008. www.nbcnews.com/health/health-news/parents-who -prayed-child-died-face-charges-flna1c9459626.

Associated Press. "Rapid City Man Ordered to Stop Selling Medical Devices." *Mitchell Republic*, October 9, 2015. www.mitchellrepublic.com/news / crime-and-courts/3857553-rapid-city-man-ordered-stop-selling-medical -devices.

Associated Press. "Relative: Mother Knew Daughter Was Gravely Ill." NBC News, May 18, 2009. www.nbcnews.com/id/wbna30811786.

Associated Press. "V.F.W. Aids Flood Victims." *New York Times*, June 14, 1972.

www.nytimes.com/1972/06/14/archives/vfw-aids-flood-victims.html.

Associated Press. "Woman Charged After Allegedly Throwing Blood at California Senators." KCRA 3, January 10, 2020. www.kcra.com/article /woman-charged-after-allegedly-throwing-blood-at-california-senators /30473443.

Associated Press. "Woman Pleads Guilty in Alleged Bogus Medical Device Scheme." *Washington Times*, January 12, 2018. www.washingtontimes.com /news/2018/jan/12/woman-pleads-guilty-in-alleged-bogus-medical-devic/.

Ayres, B. Drummond, Jr. "Survivors of Dakota Flood Vow to 'Get On with It.' " *New York Times*, June 13, 1972. www.nytimes.com/1972/06/16/archives officials-in-dakota-ask-nation-to-give-cash-as-flood-aid.html.

Barrett, Stephen. "A Critical Look at 'Dr.' Robert Young's Theories and Credentials." Quackwatch, July 3, 2017. https://quackwatch.org/11ind/young3/.

Barrett, Stephen. " 'Dr.' Robert O. Young Arrested." Quackwatch, February 4, 2014. https://quackwatch.org/cases/crim/ro_young/complaint/.

Barrie, Leslie. "Herbal Remedies and Your Liver: 7 Safety Tips to Follow." *Everyday Health*, April 16, 2021. www.everydayhealth.com/news/toxic-not -healthy-surprising-liver-dangers-herbal-products/.

Baumgaertner, Bert, Juliet E. Carlisle, and Florian Justwan. "The Influence of Political Ideology and Trust on Willingness to Vaccinate." *PLoS One* 13, no.

1 (2018). https://doi.org/10.1371/journal.pone.0191728.

Bayer, Ronald. "The Continuing Tensions Between Individual Rights and Public Health: Talking Point on Public Health Versus Civil Liberties." *EMBO Reports* 8, no. 12 (2007): 1099–1103. https://doi.org/10.1038/sj.embor .7401134.

Before It's News. "Dr. Zev Zelenko & Dr. Robert Young Both Confirm That All the Clot Shots Have Tracking Nanoparticle Technology in Them! Fauxi Should Hang for This!! Top Scientists/Doctors Confirm Covid Jab Causing Brain Damage and Blood Clots! Must See!" September 12, 2021. https:// beforeitsnews.com/christian-news/2021/09/dr-zev-zelenko-dr-robert -young-both-confirm-that-all-the-clot-shots-have-tracking-nanoparticle -technology-in-them-fauxi-should-hang-for-this-top-scientistsdoctors -confirm-covid-jab-causing-2601304.html.

Before It's News. "Operation Crimson Mist & the Coming Genocide by Vaxxed Mind-Controlled Zombies." June 5, 2021. https://beforeitsnews.com /christian-news/2021/06/operation-crimson-mist-the-coming-genocide -by-vaxxed-mind-controlled-zombies-ny-mom-fights-back-against-teaching -critical-race-theory-the-great-reset-exposed-covid-vaxx-shedding-hurting -unva-2598599.html.

Before It's News. "Proof That the Covid Depop Shot Will Change Your DNA and Either Kill You, Give You a Serious Injury or Turn You into a Zombie Without a Spirit or Soul! Must See Interview!" April 22, 2021. https:// beforeitsnews.com/eu/2021/04/proof-that-the-covid-depop-shot-will -change-your-dna-and-either-kill-you-give-you-a-serious-injury-or-turn-you -into-a-zombie-without-a-spirit-or-soul-must-see-interview-2671165.html.

Benton, Joel. "A Dead Medical System." *New York Times*, September 22, 1901.

https://timesmachine.nytimes.com/timesmachine/1901/09/22/issue.html.

Bernstein, Nina. "Chefs, Butlers, Marble Baths: Hospitals Vie for the Affluent." *New York Times*,

January 21, 2012. www.nytimes.com/2012/01/22 / nyregion/chefs-butlers-and-marble-baths-not-your-average-hospital-room .html.

Blackstone, Erwin A., Joseph P. Fuhr, and Steve Poiask. "The Health and Economic Effects of Counterfeit Drugs." *American Health and Drug Benefits* 7, no. 4 (2014): 216–224.

Blakinger, Keri, and Joseph Neff. "31,000 Prisoners Sought Compassionate Release During COVID-19. The Bureau of Prisons Approved 36." Marshall Project, June 11, 2021. www.themarshallproject.org/2021/06/11/31-000 -prisoners-sought-compassionate-release-during-covid-19-the-bureau-of -prisons-approved-36.

Boone, Rebecca. "Police Detail Cultish Beliefs of Mom Charged in Kids' Deaths." ABC News, October 8, 2021. https://abcnews.go.com/US/wireStory/police -detail-cultish-beliefs-mom-charged-kids-deaths-80478440.

Bor, Jonathan, and Frank D. Roylance. "Solomon Stripped of License: Doctor Admits Sex with Patients over Last 20 Years." *Baltimore Sun*, October 28, 1993. www.baltimoresun.com/news/bs-xpm-1993-10-28-1993301186 -story.html.

Bor, Jonathan, and Frank D. Roylance. "Solomon's Patients: Trust Betrayed, Lives Ruined. Other Doubts Arise About His Ethics, Medical Practices.

The Rise and Fall of Dr. Neil Solomon." *Baltimore Sun*, October 31, 1993.

www.baltimoresun.com/news/bs-xpm-1993-10-31-1993304005-story.html.

Boseley, Sarah. "How Disgraced Anti-Vaxxer Andrew Wakefield Was Embraced by Trump's America." *The Guardian*, July 28, 2018. www.theguardian.com /society/2018/jul/18/how-disgraced-anti-vaxxer-andrew-wakefield-was -embraced-by-trumps-america.

Boyle, Alan. "The Science of Bloodsuckers." NBC News, October 31, 2008. www .nbcnews.com/science/cosmic-log/science-bloodsuckers-flna6c10404754.

Branich, Lauren. "Memorial Walk Commemorating Rapid City 1972 Flood." Newscenter 1, June 11, 2018. www.newscenter1.tv/memorial-walk -commemorating-rapid-city-1972-flood/.

Brantley, Kayla. "Jury Awards Terminally-Ill Mother-of-Four $105 Million After the pH Miracle Author Duped Her into Thinking He Was a Doctor and Persuaded Her to Get Baking Soda Infusions Instead of Chemotherapy." *Daily Mail*, November 4, 2018. www.dailymail.co.uk/news/article-6351723/Jury -awards-terminally-ill-mother-four-105million-pH-Miracle-author-duped -her.html.

Brown, Erin. "How the Dietary Supplement Industry Keeps Regulation at Bay." Open Secrets, June 21, 2019. www.opensecrets.org/news/2019/06 /dietary-supplements-industry-keeps-regulation/.

Bruneau, Emile, and Nour Kteily. "The Enemy as Animal: Symmetric Dehumanization During Asymmetric Warfare." *PLoS One* 12, no. 7 (2017).

https://doi.org/10.1371/journal.pone.0181422.

Butler, Kiera. "The Anti-Vax Movement's Radical Shift from Crunchy Granola Purists to Far-Right Crusaders." *Mother Jones*, June 18, 2020. www .motherjones.com/politics/2020/06/the-anti-vax-movements-radical-shift -from-crunchy-granola-purists-to-far-right-crusaders/.

"California in Brief: Woman Held in Bite Attack on Mother." *Los Angeles Times*, November 7, 1991. www.latimes.com/archives/la-xpm-1991-11-07-me -1333-story.html.

Cameron, Chris. "These Are the People Who Died in Connection with the Capitol Riot." *New York Times*, January 5, 2022. www.nytimes.com/2022/01/05 /us/politics/jan-6-capitol-deaths.html.

Canham, Matt. "Feds Plow New Ground in Spiked Supplement Case." *Salt Lake Tribune*, October 1, 2011. https://archive.sltrib.com/article.php?id =52657684&itype=CMSID.

Carey, Benedict. "Long-Awaited Medical Study Questions the Power of Prayer." *New York Times*, March 31, 2006. www.nytimes.com/2006/03/31/health /longawaited-medical-study-questions-the-power-of-prayer.html.

Cavallo, Christian. "Top Private Label Supplement Manufacturers in the USA." Thomas website, accessed March 20, 2022. www.thomasnet.com/articles /top-suppliers/private-label-supplement-manufacturers/.

CDC. "CDC.gov and Social Media Metrics: May 2012." www.cdc.gov/metrics /reports/2012/oadc-metrics-report-05-2012.pdf.

Cecil G. Sheps Center for Health Services Research, University of North Carolina at Chapel Hill. "181 Rural Hospital Closures Since January 2005." Accessed June 7, 2022. www.shepscenter.unc.edu/programs-projects/rural -health/rural-hospital-closures/.

Chastain, James. "Streets of Paris." *Encyclopedia of 1848 Revolutions*, accessed March 20, 2022. www.ohio.edu/chastain/rz/parisstr.htm.

Cheney, Jillian. "After Falling from Grace, Televangelist Jim Bakker Is Still on the Air." *Religion Unplugged*, October 8, 2021. https://religionunplugged .com/news/2021/10/7/vxke0h70taaio670r9dggy8haxl9zj.

Chotiner, Isaac. "The Influence of the Anti-Vaccine Movement." *New Yorker*, December 18, 2020. www.newyorker.com/news/q-and-a/the-influence-of -the-anti-vaccine-movement.

CNBC. "CNBC Transcript: President Donald Trump Sits Down with CNBC's Joe Kernen at the World Economic Forum in Davos, Switzerland." News release, January 22, 2020. www.cnbc.com/2020/01/22/cnbc-transcript -president-donald-trump-sits-down-with-cnbcs-joe-kernen-at-the-world -economic-forum-in-davos-switzerland.html.

CNN. "Many Americans Use Alternative Medicine to Feel Better." February 26, 2015. www.cnn.com/2015/02/10/health/gallery/alternative-medicine /index.html.

CNN. "Parents Pick Prayer over Medical Care." March 31, 2008. http:// transcripts.cnn.com/TRANSCRIPTS/0803/31/ng.01.html.

CNN. "Parents Pray Instead of Visiting Doctor—Daughter Dies." Video, Videosift, March 30, 2008. https://videosift.com/video/Parents-Pray-Instead-of -Visiting-Doctor-Daughter-Dies.

Cohen, Pieter A. "The FDA and Adulterated Supplements—Dereliction of Duty." *JAMA Network Open* 1, no. 6 (2018). https://jamanetwork.com /journals/jamanetworkopen/fullarticle/2706489.

Cohen, Pieter A., et al. "Presence of Banned Drugs in Dietary Supplements Following FDA Recalls." *JAMA* 312, no. 16 (2014): 1691–1693. https:// jamanetwork.com/journals/jama/fullarticle/1917421.

Collins, Laura. "Exclusive: How Doomsday Cult Author Chad Daybell's Lie About Shooting a Raccoon in Broad Daylight Led Cops to the Bodies of Lori Vallow's Two 'Zombie' Children Buried in His Backyard." *Daily Mail*, January 12, 2022. www.dailymail.co.uk/news/article-10390639/Chad-Daybell -unwittingly-caused-Lori-Vallows-downfall-text-message-book-reveals.html.

"Confirmed, Massive West Coast Fires Set by Zombie Army of Leftists." *Alex Jones Show*, September 15, 2020. https://banned.video/watch?id=5f6145d7 dc50dc07a1ffcc91.

Connor, Jennifer H. "Thomsonian Medical Books and the Culture of Dissent in Upper Canada." *Canadian Bulletin of Medical History* 12 (1995): 289–311.

www.utpjournals.press/doi/pdf/10.3138/cbmh.12.2.289.

Cook, Tena L. "Lytle Families Honored with Family Tree Award." *Chadron State College News*, October 10, 2016. www.csc.edu/news/story.csc?article=11403.

Cooke, Richard. "Right Brain." *New Republic*, September 3, 2019. https://new republic.com/article/154629/right-brain-ben-shapiro-alex-jones-conservatives -love-affair-nootropics.

CorvetteReport. "Dr Larry Lytle, Laser Therapy Expert-Enhancing Learning & Memory FarOutRadio 6.17.14." Video, YouTube, June 30, 2014. www .youtube.com/watch?v=RKFZKBCJ844.

CorvetteReport. "Dr Larry Lytle QLaser Therapy-Dental Alignment for Vitality FarOutRadio 4.22.14." Video, YouTube, April 26, 2014. www.youtube .com/watch?v=-qRXVxleBa4.

Cowell, Annie N. "Mapping the Malaria Parasite Druggable Genome by Using in Vitro Evolution and Chemogenomics." *Science*, January 12, 2018. https:// science.sciencemag.org/content/359/6372/191.

Crawford, Cindy C., Andrew G. Sparber, and Wayne B. Jonas. "A Systematic Review of the Quality of Research on Hands-On and Distance Healing: Clinical and Laboratory Studies." *Alternative Therapies in Health and Medicine* 9, no. 3 suppl. (2003): A96–A104. https://pubmed.ncbi.nlm.nih.gov /12776468/.

Crockett, Zachary, and Javier Zarracina. "How the Zombie Represents America's Deepest Fears: A Sociopolitical History of Zombies, from Haiti to *The Walking Dead*." *Vox*, October 31, 2016. www.vox.com/policy-and -politics/2016/10/31/13440402/zombie-political-history.

Cronin, Jeff. "FDA and FTC Urged to Bring Enforcement Proceedings Against Joseph Mercola for False COVID-19 Health Claims." Center for Science in the Public Interest, July 1, 2020. https://cspinet.org/news/fda-and-ftc -urged-bring-enforcement-proceedings-against-joseph-mercola-false-covid -19-health.

Cuddy, Amy J. C., Mindi S. Rock, and Michael I. Norton. "Aid in the Aftermath of Hurricane Katrina: Inferences of Secondary Emotions and Intergroup Helping. Group Processes and Intergroup Relations." *SAGE Publications* 10, no. 1 (2007): 107–118. https://doi.org/10.1177/1368430207071344.

Cummings, William. " 'This Is Not a Reality TV Show': Trump Criticized for Tweets on TV Ratings as Coronavirus Death Toll Rises." *USA Today*, March 29, 2020. www.usatoday.com/story/news/politics/2020/03/29/trump-tweets -touting-tv-ratings-coronavirus-briefings/2936761001/.

Daily, Stephen. "A Brief History of the FDA." *Cataract and Refractive Surgery Today*, October 2011. https://crstoday.com/articles/2011-oct/a-brief-history -of-the-fda/.

Dalen, James E., and Joseph S. Alpert. "Medical Tourists: Incoming and Outgoing." *American Journal of Medicine* 132, no. 1 (2019): 9–10. https://doi .org/10.1016/j.amjmed.2018.06.022.

Daley, Beth. "Why It's Grim, but Unsurprising, That the U.S. Capitol Attack Looked Like It Was Out of a 'Zombie Movie.' " *The Conversation*, January 4, 2022. https://theconversation.com/why-its-grim-but-unsurprising-that-the -u-s-capitol-attack-looked-like-it-was-out-of-a-zombie-movie-174038.

Daly, Dan. "State Wins Claim Against Former Dentist." *Rapid City Journal*, August 28, 2001. https://rapidcityjournal.com/state-wins-claim-against -former-dentist/article_4b919a98-c5ab-5533-97a3-355c1fdb8864.html.

D'Ambrosio, Amanda. "Simone Gold Arrested for Role in Capitol Insurrection." *MedPage Today*, January 20, 2021. www.medpagetoday.com /washington-watch/washington-watch/90778.

Dapcevich, Madison. "Did Cirsten Weldon Say Hillary Clinton Died of Disease Associated with Cannibalism?" Snopes, May 9, 2021. www.snopes .com/fact-check/cirsten-weldon-hillary-cannibalism/.

Davis, Jeanie Lerche. "Can Prayer Heal?" WebMD, March 26, 2004. www .webmd.com/balance/features/can-prayer-heal.

Davis, S. Peter. "6 Mind-Blowing Ways Zombies and Vampires Explain America." *Cracked*, September 6, 2011. www.cracked.com/article_19402_6 -mind-blowing-ways-zombies-vampires-explain-america.html.

Dawn Kali v. Robert O. Young. No. D076121 (Cal. Ct. App. Feb. 8, 2021).

Dawn Kali v. Robert O. Young, pH Miracle Living, Ben Johnson, case no.

37-2015-00043052-CU-P0-CTL, December 28, 2015. Reproduced on Quackwatch. https://quackwatch.org/wp-content/uploads/sites/33/quackwatch/casewatch/civil/young/complaint.pdf.

De Salazar, Pablo M., et al. "The Association Between Gold Mining and Malaria in Guyana: A Statistical Inference and Time-Series Analysis." *Lancet Planetary Health* 5, no. 10 (October 1, 2021): 731–738. https://doi.org/10.1016 /S2542-5196(21)00203-5.

"Defend Your Right to Know and Freedom to Choose What's Best for You and Your Family's Wellbeing." *Good News NY*, updated September 24, 2021.

www.thegoodnewsny.org/post/defend-your-right-to-know-and-freedom-to -choose-what-s-best-for-you-and-your-family-s-wellbeing-1.

Delka, R. K. *Democrat Zombies from Space: A Wall Won't Keep These Aliens Out*. New York: Belliam Books, 2016.

Department of Environmental and Engineering Services of the City of Margate, Florida. *Comprehensive Plan, Conservation Element*. January 2010. www .margatefl.com/DocumentCenter/View/190/Element-VII—Conservation.

Devine, Shauna. "Health Care and the American Medical Profession, 1830–1880." *Journal of the Civil War Era*, July 6, 2017. www.journalof thecivilwarera.org/2017/07/health-care-american-medical-profession-1830 -1880/.

Dickson, E. J. "Wellness Influencers Are Calling Out QAnon Conspiracy Theorists for Spreading Lies." *Rolling Stone*, September 15, 2020. www .rollingstone.com/culture/culture-news/qanon-wellness-influencers-seane -corn-yoga-1059856/.

Diehl, Phil. "Sentencing Delayed for pH Miracle Author." *Baltimore Sun*, May 1, 2017. www.baltimoresun.com/sd-no-ph-miracle-sentencing-20170501 -story.html.

Divett, Robert T. "Medicine and the Mormons: A Historical Perspective." *Dialogue: A Journal of Mormon Thought* 12, no. 3 (1979): 16–25. www.jstor .org/stable/45224796.

Dogwood School of Botanical Medicine. "History of Physiomedicalism." Accessed March 20, 2022. https://dogwoodbotanical.com/history-of-physio medicalism/.

Dr. Clark Store. "Zappers & Accessories." Accessed March 19, 2022. https:// drclarkstore.com/collections/zappers-accessories.

Dr. Larry Lytle v. U.S. Department of Health and Human Services. CIV. 13- 5083-JLV (US Dis. Ct. D.S.D. Western Div., January 7, 2014). www .casemine.com/judgement/us/5914f043add7b04934973baf.

Drezner, Daniel W. "Metaphor of the Living Dead: Or, the Effect of the Zombie Apocalypse on Public Policy Discourse." *Social Research* 81, no. 4 (2014): 825–849. www.jstor.org/stable/26549655.

Drinkard, Jim. "Drugmakers Go Furthest to Sway Congress." *USA Today*, April 26, 2005. https://usatoday30.usatoday.com/money/industries/health /drugs/2005-04-25-drug-lobby-cover_x.htm.

Dube, Tendai. "Discredited US Naturopath Makes False Claims About Gates." *AFP South Africa*, January 19, 2021. https://factcheck.afp.com /discredited-us-naturopath-makes-false-claims-about-gates.

Dushman, Amber. "Ads and Labels from Early 20th-Century Health Fraud Promotions." *AMA Journal of Ethics* 20, no. 11 (2018): E1082–1093. https:// doi.org/10.1001/amajethics.2018.1082.

Earthlink, Inc. v. Pope. Civil Action No. 1:03-CV-2559-JOF (N.D. Ga. Aug.

31, 2006). https://casetext.com/case/earthlink-2/?PHONE_NUMBER _GROUP=P.

Edwards, Linden F. "Resurrection Riots During the Heroic Age of Anatomy in America." *Bulletin of the History of Medicine* 25, no. 2 (1951): 178–184.

www.jstor.org/stable/44443608.

Eells, David. "Press Release from Unleavened Bread Ministries Regarding the Death of 11-Year-Old Madeline Kara Neumann and Our Experience with Her Parents, Dale and Leilani." Unleavened Bread Ministries, March 27, 2008.

Archived at Wayback Machine. https://web.archive.org/web/20080426231758 /http://www.unleavenedbreadministries.org/?page=pressrelease.

Eells, David. "Second Press Release from Unleavened Bread Ministries Regarding the Death of 11-Year-Old Madeline Kara Neumann." Unleavened Bread Ministries, March 31, 2008. Archived at Wayback Machine.

https://web.archive.org/web/20080401232301/http://www.unleavened breadministries.org/?page=pressrelease2.

Eells, David. "Third Press Release from Unleavened Bread Ministries Regarding the Death of 11-Year-Old Madeline Kara Neumann." Unleavened Bread Ministries, April 2, 2008. Archived at Wayback Machine. https://web .archive.org/web/20080413180627/http://www.unleavenedbreadministries .org/?page=pressrelease3.

Eler, Alicia. "Conspiracy Theories of QAnon Find Fertile Ground in an Unexpected Place—the Yoga World." *StarTribune*, February 9, 2021. www .startribune.com/conspiracy-theories-of-qanon-find-fertile-ground-in-an -unexpected-place-the-yoga-world/600020902/?refresh=true.

EmCeeBT. "Fiddler on the Roof—L'Chaim—To Life!" Video, YouTube, August 28, 2011. www.youtube.com/watch?v=B0IhKS47Ijc.

Essley Whyte, Liz, Joe Yerardi, and Alison Fitzgerald Kodjak. "How Drugmakers Sway States to Profit Off of Medicaid." Center for Public Integrity, July 18, 2018. https://publicintegrity.org/politics/state-politics /how-drugmakers-sway-states-to-profit-off-of-medicaid/.

Facher, Lev. "More than Two-Thirds of Congress Cashed a Pharma Campaign Check in 2020, New STAT Analysis Shows." *Stat*, June 9, 2021. www.statnews .com/feature/prescription-politics/federal-full-data-set/.

Facher, Lev. "Pharma Is Showering Congress with Cash, Even as Drug Makers Race to Fight the Coronavirus." *Stat*, August 10, 2020. www.statnews.com /feature/prescription-politics/prescription-politics/.

Facher, Lev. "Trump Has Launched an All-Out Attack on the FDA. Will Its Scientific Integrity Survive?" *Stat*, August 27, 2020. www.statnews.

com/2020 /08/27/trump-has-launched-an-all-out-attack-on-the-fda-will-its-scientific -integrity-survive/.

Factor, Janet L. "The Ties That Bind." *Free Inquiry*, October/November 2009.

https://secularhumanism.org/wp-content/uploads/sites/26/2018/08/FI-ON -09-1.pdf.

Faulders, Katherine. "Ben Carson Says It's Premature to Promote Latest Unproven Coronavirus Treatment." ABC News, August 19, 2020. https://abcnews .go.com/Politics/ben-carson-premature-promote-latest-unproven-coronavirus -treatment/story?id=72476046.

Federal Trade Commission. "FTC and FDA Crack Down on Internet Marketers of Bogus SARS Prevention Products." News release, May 9, 2003.

www.ftc.gov/news-events/news/press-releases/2003/05/ftc-fda-crack-down -internet-marketers-bogus-sars-prevention-products.

Federal Trade Commission. "FTC Permanently Stops Six Operators from Using Fake News Sites That Allegedly Deceived Consumers About Acai Berry Weight-Loss Products." News release, January 25, 2012. www.ftc.gov /news-events/news/press-releases/2012/01/ftc-permanently-stops-six-operators -using-fake-news-sites-allegedly-deceived-consumers-about-acai.

Fell, Bibi. "*Kali v. Young, et al.*" Interview by Steve Lowry and Yvonne Godfrey.

Great Trials Podcast, March 1, 2022. www.greattrialspodcast.com/podcast /bibi-fell-kali-v-young-et-al-105-million-verdict.

Figueroa, Teri. "Jury Awards $105 Million to Terminal Cancer Patient in Suit Against 'pH Miracle' Author." *Los Angeles Times*, November 2, 2018. www .latimes.com/la-me-ln-san-diego-ph-miracle-lawsuit-20181102-story .html.

Figueroa, Teri. "Split Verdict for 'pH Miracle' Author." *San Diego Union-Tribune*, February 3, 2016. www.sandiegouniontribune.com/sdut-criminal -trial-robert-young-ph-miracle-2016feb03-story.html.

FiveThirtyEight. "Are Republicans or Democrats More Likely to Survive the Apocalypse?" March 5, 2015. https://fivethirtyeight.com/features/are -republicans-or-democrats-more-likely-to-survive-the-apocalypse/.

Flagg, Anna. "Survey of the Incarcerated." Marshall Project, March 5, 2020.

https://github.com/themarshallproject/incarcerated_survey.

Flannery, M. "The Early Botanical Medical Movement as a Reflection of Life, Liberty, and Literacy in Jacksonian America." *Journal of the Medical Library Association* 90, no. 4 (2002): 442–454. www.ncbi.nlm.nih.gov/pmc/articles /PMC128961/.

"Flow Rate in Creek Flood Was 10 Times Old Record." *New York Times*, June 12, 1972. www.nytimes.com/1972/06/12/archives/flow-rate-in-creek-flood -was-10-times-old-record.html.

Forer, Arthur Hanan. "Evidence for Two Spindle Fiber Components." 1964.

Digital by Dartmouth Library. https://doi.org/10.1349/ddlp.2726.

Forer, Arthur, Rozhan Sheykhani, and Michael W. Berns. "Anaphase Chromosomes in Crane-Fly Spermatocytes Treated with Taxol (Paclitaxel) Accelerate when Their Kinetochore Microtubules Are Cut: Evidence for Spindle Matrix Involvement with Spindle Forces." *Frontiers in Cell and Developmental Biology* 6 (2018). https://doi.org/10.3389/fcell.2018.00077.

Forman, Jonathan. "Dr. Alva Curtis in Columbus, the Thomsonian Recorder and Columbus' First Medical School." *Ohio Archaeological and Historical Quarterly* 51, no. 4 (1942): 332–340.

Franchise Help. "QLaser Franchise." Accessed March 19, 2022. www.franchise help.com/franchises/qlaser/.

French, Shannon E., and Anthony I. Jack. "Dehumanizing the Enemy: The Intersection of Neuroethics and Military Ethics." In *Responsibilities to Protect Perspectives in Theory and Practice*, edited by Bradley J. Strawser and David Whetham, 169–196. Boston: Brill Nijhoff, 2015.

Frith, Chris D., and Uta Frith. "Social Cognition in Humans." *Current Biology* 17, no. 16 (August 21, 2007): 724–732. https://doi.org/10.1016/j .cub.2007.05.068.

Galli, Cindy, et al. "Husband Says Fringe Church's 'Miracle Cure' Killed His Wife." ABC News, October 27, 2016. https://abcnews.go.com/US /husband-fringe-churchs-miracle-cure-killed-wife/story?id=43081647.

Ganguli, Ishani, et al. "Declining Use of Primary Care Among Commercially Insured Adults in the United States, 2008–2016." *Annals of Internal Medicine* 172, no. 4 (2020): 240–247. https://doi.org/10.7326/M19-1834.

Gerson Institute. "FAQS." Accessed March 19, 2022. https://gerson.org /faqs/.

Gibson, Joel. "How Disgust Explains Everything." *Sydney Morning Herald*, January 9, 2010. www.smh.com.au/national/death-in-paradise-20100109-lz8e .html.

Good, Chris. "Why Did the CDC Develop a Plan for a Zombie Apocalypse?" *The Atlantic*, May 20, 2011. www.theatlantic.com/politics/archive/2011/05 /why-did-the-cdc-develop-a-plan-for-a-zombie-apocalypse/239246/.

Gorski, David. "ITNJ 'Commissioner': A Woo-Full 'Honor' Bestowed upon Del Bigtree and Robert O. Young." *Respectful Insolence*, blog, July 26, 2019.

https://respectfulinsolence.com/2019/07/26/itnj-commissioner/.

Graves Fitzsimmons, Emma. "Wisconsin Couple Sentenced in Death of Their Sick Child." *New York Times*, October 7, 2009. www.nytimes.com/2009/10/08 /us/08sentence.html.

Greene, Asa. *The Life and Adventures of Dr. Dodimus Duckworth, A.N.Q. to Which Is Added, the History of a Steam Doctor: In Two Volumes. Vol. I[–II]*.

New York: Peter Hill, 1833.

Greene, Mike. "There Is Hope: Dietary Supplement Activity in Congress in the Trump Era." *Natural Products Insider*, November 17, 2017. www.natural productsinsider.com/legal-compliance/there-hope-dietary-supplement -activity-congress-trump-era.

Grenon, Mark. "G2Voice Broadcast #188—Letter to President Trump and Response to FDA/FTC About Their Attack on Our Sacraments! 4-19-20." Video, Brighteon, April 19, 2020. www.brighteon.com/aedb4e1b-3a47 -434f-8548-7efe585a1cf1?fbclid=IwAR3iLyvkChEDLLv1_6gwu6A9ky2Zc93Ih0nBhiCPi5DoZQG2VjXarnIkmdw.

Grenon, Mark. "It has been 281 days for Joe and I in Columbian maximum prison and 316 days for Jonathan and Jordan in Florida jails!" Facebook, May 18, 2021. www.facebook.com/mark.grenon/posts/10165752248095160.

Grenon, Mark S. *Imagine, a World Without DISEASE, Volume One*. Self-published, 2018.

Gross, Elana. "Ben Carson Says He Took Oleandrin, an FDA-Rejected Supplement Touted by MyPillow Founder, as Coronavirus Treatment." *Forbes*, November 19, 2020. www.forbes.com/sites/elanagross/2020/11/19/ben -carson-says-he-took-oleandrin-an-fda-rejected-supplement-touted -by-mypillow-founder-as-coronavirus-treatment/?sh=461d042c1074.

Grossman, Lewis A. "The Origins of American Health Libertarianism." *Yale Journal of Health Policy, Law and Ethics* 8, no. 1 (2013): 79–134.

Haag, Justin. "Former Eagles Announce Gifts to Campaign." *Chadron State College News*, December 17, 2010. www.csc.edu/news/story.csc?article=8995.

Haelle, Tara. "This Is the Moment the Anti-Vaccine Movement Has Been Waiting For." *New York Times*, August 31, 2021. www.nytimes.com/2021/08/31 /opinion/anti-vaccine-movement.html.

Haller, John, Jr. *Alternative/Complementary Medicine: 19th and Early 20th Century Reference Material: Colleges, Journals, Societies*. Open SIUC, March 2021. https://opensiuc.lib.siu.edu/cgi/viewcontent.cgi?article=1000 &context=histcw_acm.

Hamowy, Ronald. "The Early Development of Medical Licensing Laws in the United States, 1875–1900." *Journal of Libertarian Studies* (1978): 73–119.

https://cdn.mises.org/3_1_5_0.pdf.

Hananoki, Eric. "Trump VP Contender Newt Gingrich Profited from Sending Cancer 'Cure' Emails." Media Matters, July 6, 2016. www.mediamatters .org/newt-gingrich/trump-vp-contender-newt-gingrich-profited-sending -cancer-cure-emails.

Hancock, Jay. "The Stealth Campaign to Kill Off Obamacare." *New York Times*, July 27, 2018. www.nytimes.com/2018/07/27/business/the-stealth -campaign-to-kill-off-obamacare.html.

Harden, Blaine. "Old Remedy Gets New Leech on Life." *Washington Post*, February 24, 1995. www.washingtonpost.com/archive/politics/1995/02/24/old -remedy-gets-new-leech-on-life/7a3d2204-674d-4394-99b5-5160cf173816/.

Harris, Lasana T., and Susan T. Fiske. "Dehumanizing the Lowest of the Low: Neuroimaging Responses to Extreme Out-Groups." *Psychological Science* 17, no. 10 (October 2006): 847–853. https://doi.org/10.1111 /j.1467-9280.2006.01793.x.

Harris, Lasana T., and Susan T. Fiske. "Social Groups That Elicit Disgust Are Differentially Processed in mPFC." *Social Cognitive and Affective Neuroscience* 2, no. 1 (March 2007): 45–51. https://doi.org/10.1093/scan/nsl037.

Harris, Lasana T., et al. "Regions of the MPFC Differentially Tuned to Social and Nonsocial Affective Evaluation." *Cognitive, Affective, and Behavioral Neuroscience* 7 (2007): 309–316. https://doi.org/10.3758/CABN.7.4.309.

Hayward, Oliver S. "A Search for the Real Nathan Smith." *Journal of the History of Medicine and Allied Sciences* 15, no. 3 (1960): 268–281. www.jstor.org /stable/24620795.

Health Systems Governance and Financing Team. *Global Spending on Health: Weathering the Storm*. World Health Organization, 2020. www.who.int /publications/i/item/9789240017788.

Healthcare Triage. "How Does the FDA Approve a Drug?" Video, YouTube, July 20, 2015. www.youtube.com/watch?v=WUsO6PH_O54.

HealthKeepers Online. February 14, 2005. Archived at Wayback Machine.

https://web.archive.org/web/20050214044329/https://healthkeepers.net/.

Heffernan, Conor. "The Long and Strange History of America's $36 Billion Supplement Industry." *Flux*, August 17, 2021. https://flux.community /conor-heffernan/2021/08/long-and-strange-history-americas-36-billion -supplement-industry.

Hein, Alexandra. " 'QLaser' TV Infomercial Doc Gets 12 Years in Prison for Selling Scam Device." Fox News, December 27, 2021. www.foxnews.com/health /qlaser-tv-infomercial-doc-gets-12-years-in-prison-for-selling-scam-device.

Heinerman, John. *Joseph Smith and Herbal Medicine*. Monrovia, CA: Majority of One Press, 1975.

Help the Neumanns. "Help the Neumanns and Help Yourself." July 6, 2008. Archived at Wayback Machine. https://web.archive.org/web/20080706111755 /https://www.helptheneumanns.com/.

Henney, Jane E. "Cyberpharmacies and the Role of the US Food and Drug Administration." *Journal of Medical Internet Research* 3, no. 1 (2001): E3.

https://doi.org/10.2196/jmir.3.1.e3.

"Herbalist in Alpine Pleads Guilty to Reduced Charge." *Deseret News*, February 5, 1996. www.deseret.com/1996/2/5/19223271/herbalist-in-alpine-pleads -guilty-to-reduced-charge.

Herwig, Miriam. "Cure Worse than Ailment: Boiled Alive." *The Herald*, February 3, 2006. www.ourherald.com/articles/cure-worse-than-ailment-boiled-alive/.

Herwig, Wesley. "A Patient Boiled Alive (Or: Why Jehiel Smith, a Thomsonian Physician, Left East Randolph, Vermont in a Hurry)." *Vermont History* 44, no. 4 (1976): 224–227. https://vermonthistory.org/journal/misc/Thomsonian Cure.pdf.

Hogan, Ron. "The Walking Dead vs. Real-Life Survivalists: How to Prep for the Zombie Apocalypse." *Den of Geek*, October 2, 2020. www.denofgeek.com /tv/the-walking-dead-how-to-survive-zombie-apocalypse/.

Holland, Byron. "Stopping Illegal Activity Online—It's More Complicated Than It Seems." CircleID, October 30, 2014. https://circleid.com/posts/20141030 _stopping_illegal_activity_online_more_complicated_than_it_seems.

Holmes, Oliver Wendell. "The Medical Profession in Massachusetts." In *Medical Essays, 1842–1882*. www.gutenberg.org/files/2700/2700-h/2700-h.htm #link2H_4_0010.

Holmes, Simon. "Blind Woman Regains Her Sight in 'Miraculous Recovery' After Praying to the Relics of a Lebanese Saint in a Phoenix Church." *Daily Mail*, February 6, 2017. www.dailymail.co.uk/news/article-4195284/Blind -woman-regains-sight-praying-saint.html.

Hong, Nicole. "Inside One Company's Struggle to Get All Its Employees Vaccinated." *New York Times*, August 6, 2021. www.nytimes.com/2021/08/06 /nyregion/employee-vaccination-business-ny.html.

Hospital Stats. "ER Wait Time in New York Hospitals." Accessed June 8, 2022.

www.hospitalstats.org/ER-Wait-Time/New-York-NY-Metro.htm.

Hotez, Peter J. "America's Deadly Flirtation with Antiscience and the Medical Freedom Movement." *Journal of Clinical Investigation* 131, no. 7 (2021): e149072. https://doi.org/10.1172/JCI149072.

Hubbard, Amy. "Florida Senate Bill Amended to Include Zombie Apocalypse." *Los Angeles Times*, April 30, 2014. www.latimes.com/nation/nationnow/la -na-nn-zombie-apocalypse-florida-bill-20140430-htmlstory.html.

Humble, Jim. *The Miracle Mineral Supplement of the 21st Century, 3rd Edition*.

Charleston, SC: Booksurge, 2006.

Huntington, Stewart. "Lytle Faces $12 Million Restitution Burden in Medical Fraud Case." Kota Territory ABC, September 21, 2018. www.kotatv.com /content/news/Lytle-faces-12-million-restitution-burden-in-medical-fraud -case-493979241.html.

Huntington, Stewart. "Lytle Sentenced to 12 Years for Laser Device Fraud." Kota Territory ABC, April 20, 2018. www.kotatv.com/content/news/Lytle -sentenced-to-12-years-for-laser-device-fraud-480437443.html.

Ideal Health and Trump Network. "AllerTest." September 2, 2011. Archived at Wayback Machine. http://web.archive.org/web/20110902080450/http://www.idealhealth.com/Custom-Test/AllerTest.aspx.

Ideal Health and Trump Network. "OsteoTest." September 2, 2011. Archived at Wayback Machine. http://web.archive.org/web/20110902080837/http://www.idealhealth.com/Custom-Test/OsteoTest.aspx.

Imrie, Robert. "Wis. Dad of Dead Girl Says He Trusted God to Heal." *The Eagle*, July 29, 2009. https://theeagle.com/news/national/wis-dad-of-dead-girl -says-he-trusted-god-to/article_f417b13f-59a1-5d82-8dd7-640d16d8cd96 .html.

Institute of Medicine (US) and National Research Council (US) Committee on the Framework for Evaluating the Safety of Dietary Supplements. *Dietary Supplements: A Framework for Evaluating Safety*. Washington, DC: National Academies Press, 2005.

International Tribunal for Natural Justice. "Dr. Robert O. Young ITNJ Testimony." Video, YouTube, November 2, 2019. www.youtube.com/watch?v =gKjnEz5s37o\ (this video has been removed for violating YouTube's Community Guidelines).

International Tribunal for Natural Justice. "Jim Humble—ITNJ Witness Testimony." Video, YouTube, October 3, 2019. www.youtube.com/watch?v=9H4 DxZ6pQZ0 (this video has been removed for violating YouTube's Community Guidelines).

Jain, Minoj. "Medical Tourism Draws Growing Numbers of Americans to Seek Health Care Abroad." *Washington Post*, April 4, 2011. www.washingtonpost .com/national/health/medical-tourism-draws-growing-numbers-of-americans -to-seek-health-care-abroad/2011/02/09/AFkbobeC_story.html.

Jeukendrup, Asker. "Contamination of Nutrition Supplements." *My Sport Science*, accessed June 7, 2022. www.mysportscience.com/post/contamination -of-nutrition-supplements.

Jim Humble Live. "The Story of Earth as Recalled by Archbishop Jim Humble." Video, YouTube, December 3, 2012. Archived at Wayback Machine.

https://web.archive.org/web/20130810164221/https://www.youtube.com /watch?v=Uf3uI73G-2ZE.

J. M. Bullion. "1/10 Oz Australian Battle of the Coral Sea Gold Coin." Accessed March 19, 2022. www.jmbullion.com/2014-1-10-oz-battle-of-the-coral -sea-gold-coin/.

JohnDennis2010. "Night of the Living Pelosi." Video, YouTube, October 1, 2012. www.youtube.com/watch?v=FEdKqbqCGnc.

Johnson, Dirk. "Trials for Parents Who Chose Faith over Medicine." *New York Times*, January 20, 2009. www.nytimes.com/2009/01/21/us/21faith .html.

joshongs. "z PH Miracle Dr Robert Young TV show xvid." Video, YouTube, May 1, 2009. www.youtube.com/watch?v=8P4iBpmjIeo.

Jotatay 2K4. "Tom Horn and Steve Quayle—The Coming Zombie Apocalypse— Part 6." Video, Bitchute, May 12, 2021. www.bitchute.com/video / D0TuDRMioTf3/.

"Judge Orders Parents to Stand Trial in Prayer Death Case." *Pioneer Press*, updated November 13, 2015. www.twincities.com/2008/06/10/judge -orders-parents-to-stand-trial-in-prayer-death-case/amp/.

Kambhampaty, Anna P. "Many Americans Say They Believe in Ghosts. Do You?" *New York Times*,

October 28, 2021. www.nytimes.com/2021/10/28 / style/do-you-believe-in-ghosts.html.

Kaye, David H. "International Journal of Engineering Research and Development (IJERD)." *Flaky Academic Journals*, blog, February 20, 2019. http:// flakyj.blogspot.com/2019/02/international-journal-of-engineering.html.

Kemper, Vicki. "FDA Easing Rules for Food Health Claims." *Los Angeles Times*, December 19, 2002. www.latimes.com/archives/la-xpm-2002-dec-19-na -fda19-story.html.

Khazan, Olga. "The Baffling Rise of Goop." *The Atlantic*, September, 2017.

www.theatlantic.com/health/archive/2017/09/ goop-popularity/539064/.

Khederian, Henry. "States with the Most and Least Doctors per Capita in 2020." *Yahoo! news*, April 22, 2020. www.yahoo.com/now/states-most-least -doctors-per-195041489.html.

Kirkpatrick, David D., and Stuart A. Thompson. "QAnon Cheers Republican Attacks on Jackson. Democrats See a Signal." *New York Times*, March 24, 2022. www.nytimes.com/2022/03/24/us/qanon-supreme-court-ketanji -brown-jackson.html.

Klaw, Spencer. "Belly-My-Grizzle." *American Heritage* 28, no. 4, (1977). www .americanheritage.com/belly-my-grizzle.

Klein, Kami. "Morningside Disaster Team in Florida—Lives Can Change in Only a Day." *Jim Bakker Show*, September 27, 2017. https://jimbakkershow .com/news/morningside-disaster-team-florida-lives-can-change-day/.

Kneeland, Douglas E. "The 1972 Campaign." *New York Times*, July 19, 1972.

www.nytimes.com/1972/07/19/archives/mcgovern-helps-out-the-dakota -tourist-industry.html.

Knowles, David. "Carson Took Oleander Extract, Promoted by My Pillow CEO, to Treat COVID Infection." *Yahoo! news*, November 19, 2020. https://news .yahoo.com/ben-carson-took-oleander-extract-promoted-by-the-my-pillow -ceo-to-treat-his-covid-19-201219623.html.

Knowles, Eric, and Sarah DiMuccio. "How Donald Trump Appeals to Men Secretly Insecure About Their Manhood." *Washington Post*, November 29, 2018. www.washingtonpost.com/news/ monkey-cage/wp/2018/11 /29/how-donald-trump-appeals-to-men-secretly-insecure-about-their -manhood/.

Kolyszko, Alicja. "I went to sleep for a while (doesn't happen lately!)." Facebook, January 22, 2021. www.facebook.com/leechesusa/ posts/38519334 24870287.

Kolyszko, Edward V. "Preserving the Polish Heritage in America: The Polish Microfilm Project." *Polish American Studies* 32, no. 1 (1975): 59–63. www .jstor.org/stable/20147917.

Kolyszko, Edward V., and David J. O'Neill. *Entry into the United States*. Springfield: State Board of Education, Illinois Office of Education, 1977. https:// catalog.hathitrust.org/Record/101850532.

Kossovskaia, Irina. "Dr. Irina Kossovskaia Writer Bio." *Science to Sage Magazine*, September 6, 2013. https://sciencetosagemagazine.com/dr-irina-kossovskaia/.

Kossovskaia, Irina. "Q Laser Update." *Health Boss*, accessed March 17, 2022.

https://myemail.constantcontact.com/QLaser-Update.html?soid=11052 68807269&aid=4uCD7lARITM.

Kotick, James D., and Amir Taghinia. "Prolonged Bleeding After a Single Leech Application in Pediatric Hand Surgery." *Journal of Hand and Microsurgery* 9, no. 2 (August 2017): 98–100. https://doi.org/10.1055/s-0037-1604348.

Kovar, Vincent. "What Our Favorite Monsters Tell Us About America: Vampires, Politics, and Zombies." *AtmosFX*, blog, October 12, 2017. https://atmosfx.com /blogs/community/celebration-census-four-monsters-politics-halloween.

Langlois, Shawn. " 'QAnon' Book Claiming Democrats Eat Children Is Climbing the Amazon Charts." *MarketWatch*, March 5, 2019. www.marketwatch .com/story/qanon-book-claiming-democrats-eat-children-is-climbing-the -amazon-charts-2019-03-05.

Laser Light Institute. "Healing Light by Dr. Larry Lytle: A Compilation of Dr. Lytle's 'Healing Light' Articles Through January 2006." September 3, 2013. Archived at Wayback Machine. https://web.archive.org /web/20130903122103/http://www.laserlightinstitute.info/healinglight.pdf.

Last Reformation. "Received the Holy Spirit in His Bed!—Powerful Night in Florida!" Video, YouTube, June 25, 2021. www.youtube.com/watch?v =X50dUML8HtA.

Last Reformation. "Saw the Blue House in a Vision—Jesus Is Still Building His Church!—Amazing Testimony Like The. . . ." Video, YouTube, October 5, 2020. www.youtube.com/watch?v=xs-f9BkGGU5A.

Leeches BG—Hirudotherapy. "World Hirudologists on TV in Sofia [Bulgaria] 2013" (translation from Bulgarian). Video, YouTube, January 24, 2014.

www.youtube.com/watch?v=tIZtIc-hA78.

Legacy Healing Center. "Legacy Healing Center Now Accepts Bitcoin and Ethereum as Payment for Addiction Treatment Services." News release, Cision PRNewswire, July 15, 2021. www.prnewswire.com/news-releases /legacy-healing-center-now-accepts-bitcoin-and-ethereum-as-payment -for-addiction-treatment-services-301333772.html.

Legacy.com. "William 'Peanuts' Neumann." Obituary, August 16, 2015. www .legacy.com/us/obituaries/wausaudailyherald/name/william-neumann-obituary ?pid=175527856.

Lemke, Sarah, et al. "May Salivary Gland Secretory Proteins from Hematophagous Leeches (*Hirudo verbana*) Reach Pharmacologically Relevant Concentrations in the Vertebrate Host?" *PLoS ONE* 8, no. 9 (September 18, 2013): e73809. https://doi.org/10.1371/journal.pone.0073809.

Lennard, Natasha. "Kansas Militia Prepares for Zombies." *Salon*, January 4, 2013. www.salon.com/2013/01/04/kansas_militia_prepares_for_zombies/.

Leo, Giles, and Tristan Quinn. "The Dying Officer Treated for Cancer with Baking Soda." BBC, January 19, 2017. www.bbc.com/news/magazine-38650739.

Lerner, Sharon. "Doctor Who Joined Capitol Attacks Leads a Far-Right Campaign Against Covid-19 Vaccine." *The Intercept*, January 14, 2021. https:// theintercept.com/2021/01/14/capitol-riot-covid-vaccine-doctor/.

Levine, Jon. "Alex Jones Sounds the Alarm on Liberal Brain-Eating Lesbians (Video)." *The Wrap*, December 4, 2017. www.thewrap.com/alex-jones-sounds-the-alarm-on-liberal-brain-eating-lesbians-video/.

Levitan, Dave. "Fact Check: Rand Paul Repeats Baseless Vaccine Claims." *USA Today*, February 4, 2015. www.usatoday.com/story/news/politics/2015/02 /04/fact-check-rand-paul-vaccines/22821023/.

Lewis, Nicole, Christina Cauterucci, and Anna Flagg. "Trump's Surprising Popularity in Prison." Marshall Project, March 12, 2020. www.themarshall project.org/2020/03/12/trump-s-surprising-popularity-in-prison.

Lewis, Nicole, Aviva Shen, and Anna Flagg. "What Do We Really Know About the Politics of People Behind Bars?" Marshall Project, March 11, 2020.

www.themarshallproject.org/2020/03/11/what-do-we-really-know -about-the-politics-of-people-behind-bars.

Li, Wen-Qing, et al. "Sildenafil Use and Increased Risk of Incident Melanoma in US Men: A Prospective Cohort Study." *JAMA Internal Medicine* 174, no.

6 (2014): 964–970. https://doi.org/10.1001/jamainternmed.2014.594.

Lipka, Michael, and Benjamin Wormald. "How Religious Is Your State?" Pew Research Center, February 29, 2016. www.pewresearch.org/fact-tank/2016 /02/29/how-religious-is-your-state/?state=alabama.

Lonas, Lexi. "Man Claimed QAnon Made Him Kill His Children, FBI Says." MSN, August 12, 2021. www.msn.com/en-us/news/politics/man-claimed -qanon-made-him-kill-his-children-fbi-says/ar-AANf8vr?ocid=wispr&li =BBnbfcL.

London, Sharon. "The 8th Annual Health Freedom Expo Returns to the Renaissance Schaumburg Hotel and Convention Center." News release, Newswire, June 14, 2012. https://newswire.net/newsroom/financial /00069497-the-8th-annual-health-freedom-expo-returns-to-the-renaissance-schaumburg-hotel-and-convention-center.html.

Long, Josh. "Kabco Pharmaceuticals: Story of Redemption in Dietary Supplement Sector." Natural Products Insider, October 2, 2015. www.naturalproductsinsider.com/manufacturing/kabco-pharmaceuticals-story -redemption-dietary-supplement-sector.

Lopez, German. "How Americans Think the World Will End, in Charts." *Vox*, March 12, 2015. www.vox.com/2015/3/12/8194903/apocalypse-causes-poll.

Lugo, Manuel. "Are Margate Seawalls Sturdy

Enough to Withstand Another Hurricane Season?" MargateNews.net, May 10, 2020. https://margatenews .net/are-margate-seawalls-sturdy-enough-to-withstand-another-hurricane -season-p1580-195.htm.

Lupkin, Sydney. "A Look at How the Revolving Door Spins from FDA to Industry." NPR, September 28, 2016. www.npr.org/sections/health -shots/2016/09/28/495694559/a-look-at-how-the-revolving-door-spins -from-fda-to-industry.

"Lytle, Kip." Obituary, *Rapid City Journal*, December 7, 2014. https://rapidcity journal.com/obits/lytle-kip/article_2009c689-1469-514c-8019-6f8eb16161c1 .html.

Lytle, Larry. Citizen Petition to the Division of Dockets Management of the Food and Drug Administration. Doc ID: FDA-2014-P-0445-0001. April 11, 2014. https://downloads.regulations.gov/FDA-2014-P-0445-0001 /attachment_2.pdf.

Lytle, Larry. *Healing Light: Energy Medicine of the Future*. Bloomington, IN: Authorhouse, 2004.

Lytle, Larry. Letter to Susan Atcher, Consumer Safety Officer of the Food and Drug Administration. "Request for Permission to Manufacture and Market Products to Private Members Only in the Private Domain." June 25, 2010.

https://downloads.regulations.gov/FDA-2014-P-0445-0001/attachment_3 .pdf.

Lytle, Larry. Letter to Susan Atcher, Consumer Safety Officer of the Food and Drug Administration. "Rescission of Activities and Practices Involving Low Level Laser Devices." June 5, 2010. https://downloads.regulations.gov/FDA -2014-P-0445-0001/attachment_3.pdf.

Lytle, Larry. "Therapeutic Low Level Laser Apparatus and Method." Application for patent with the United States Patent and Trademark Office.

March 29, 2005. https://patft.uspto.gov/netacgi/nph-Parser?Sect2=PTO1&Sect2=HITOFF&p=1&u=%2Fnetahtml%2FPTO%2Fsearch-bool.html&r=1&f=G&l=50&d=PALL&RefSrch=yes&Query=PN%2F6872221.

Lytle, Larry. *Universal Healer: Book I: Osteoarthritis*. Bloomington, IN: Authorhouse, 2008.

Manella, Morgan. "90% of Americans Have Prayed for Healing, Study Finds." CNN, April 25, 2016. www.cnn.com/2016/04/25/health/healing-power-of -prayer-study/index.html.

Mantyla, Kyle. "Lance Wallnau: The Media Is Using 'Mind Control and Witchcraft' to Whip Up Opposition to Trump." Right Wing Watch, February 23, 2017. www.rightwingwatch.org/post/lance-wallnau-the-media-is-using-mind -control-and-witchcraft-to-whip-up-opposition-to-trump/.

Mantyla, Kyle. "Scott Lively Says Christians Must Prepare to Wage Violent Revolution." Right Wing Watch, May 4, 2020. www.rightwingwatch.org /post/scott-lively-says-christians-must-prepare-to-wage-violent-revolution/.

Maremont, Mark. "Ben Carson Has Had Ties to Dietary Supplement Firm That Faced Legal Challenge." *Wall Street Journal*, October 5, 2015. www .wsj.com/articles/ben-carson-has-had-ties-to-dietary-supplement-firm-that -faced-legal-challenge-1444057743.

Maremont, Mark. "A Mystery in Ben Carson's Ties With Supplement Maker Mannatech." *Wall Street Journal*, October 8, 2015. www.wsj.com/articles /BL-WB-58394.

Martial (Marcus Valerius Martialis). "Patient and Doctor." In *The World's Greatest Books: Vol. 17: Poetry and Drama*, translated by Wight Duff, edited by Arthur Mee and J. A. Hammerton. New York: W. H. Wise, 1910.

MassKids. "Civil Religious Exemptions Forced on States in 1974 by Department of Health, Education & Welfare (HEW)." Accessed March 19, 2022. www.masskids.org/index.php/religious-medical-neglect/jeopardizing -childrens-lives/hhs-policy-on-state-religious-exemptions.

Mayo Clinic. "Diabetic Ketoacidosis." Accessed March 15, 2022. www .mayoclinic.org/diseases-conditions/diabetic-ketoacidosis/symptoms -causes/syc-20371551.

Mazer, Benjamin. "How the 'Alt' Is Polarizing, and Harming, Medicine." *Stat*, December 29, 2016. www.statnews.com/2016/12/29/alternative-medicine/.

McBreen, Darrin. "Rabid." Video, Banned Video, December 30, 2019. https:// banned.video/watch?id=5e0a9480cf8ec4002581e7a6.

McCall, Becky. "Risk for Erectile Dysfunction Sixfold Higher in Men with COVID-19." Medscape, April 6, 2021. www.medscape.com /viewarticle/948788#vp_2.

McCormick, Theodora. "The Dietary Supplement Industry in the Time of Trump: Potential Opportunities and Pitfalls." Food and Drug Law Institute, December 2017. www.fdli.org/2017/12/dietary-supplement-industry -time-trump-potential-opportunities-pitfalls/.

Mechanic, A. "Notice." *Botanic Watchman* 1, no. 1 (1834): 7–8. www.google .com/books/edition/Thomsonian_Botanic_Watchman/ycIhAQAAMAAJ ?hl=en&gbpv=1&bsq=riots.

MedCrave. "Information on MedCrave Article Processing Charges." Accessed March 20, 2022. https://medcraveonline.com/processing-fee.php.

Medical Dictionary. "Calendar." October 1, 2005. http://the-medical-dictionary .com/progressive_supranuclear_palsy_article_7.htm.

MedZed LLC. "MedZed Names Neil A. Solomon, M.D., as Co-founder, Chief Strategist & Chief Medical Officer." News release, Cision PRNewswire, September 9, 2015. www.prnewswire.com/news-releases/medzed-names -neil-a-solomon-md-as-co-founder-chief-strategist—chief-medical-officer -300139894.html.

Mercola.com. "Horny Goat Weed." May 5, 2017. https://articles.mercola.com /sites/articles/archive/2017/05/01/horny-goat-weed.aspx (article is no longer available).

Mercola.com. "Misleading Sunscreen Propaganda." December 26, 2012.

https://articles.mercola.com/sites/articles/archive/2012/12/26/misleading -sunscreen-propaganda.aspx (article is no longer available).

Metro. "Leech Therapy: Bloodsuckers in Brooklyn." April 18, 2014. www .metro.us/leech-therapy-bloodsuckers-in-brooklyn/.

Mikkelson, David. "LQP-79 Zombie Virus." Snopes, July 12, 2012. www .snopes.com/fact-check/lqp-79-zombie-virus/.

Miller, Emily. *Emily Gets Her Gun: But Obama Wants to Take Yours*. Washington, DC: Regnery Publishing, 2013.

Miller, Robert D. *Legal and Professional Actions Involving Medical Consent and Refusal in the Nineteenth Century*. 2020. https://minds.wisconsin.edu /bitstream/handle/1793/80712/LEGAL%20AND%20PROFESSIONAL %20ACTIONS%20INVOLVING%20MEDICAL%20CONSENT%20AND %20REFUSAL%20IN%20THE%20NINETEENTH%20CENTURY%20 -%20final%20.pdf?sequence=1&isAllowed=y.

Miller, Ronald V., Jr. "Average Injury Verdicts in California," *Lawsuit Information Center Blog*, December 12, 2021. www.lawsuit-information-center .com/average_injury_verdicts_in_cal.html.

Mirkin, Gabe. "Acid/Alkaline Theory of Disease Is Nonsense." Quackwatch, January 11, 2009. https://quackwatch.org/related/DSH/coral2/.

Mishra, Suruchi, et al. "Dietary Supplement Use Among Adults: United States, 2017–2018." National Center for Health Statistics Data Brief No. 399, February 2021. www.cdc.gov/nchs/products/databriefs/db399.htm.

Momintheworks. "Jim Bakker Show (Aired on April 6th 2021): The Supernatural: More Natural than You Might Think Day 2." Video, YouTube, April 6, 2021. www.youtube.com/watch?v=Wy-6JLS5dmeU.

Morgan, John. *A Bitter Pill: How Big Pharma Lobbies to Keep Prescription Drug Prices High*. Citizens for Responsibility and Ethics in Washington, June 18, 2018. www.citizensforethics.org/reports-investigations/crew-reports/a -bitter-pill-how-big-pharma-lobbies-to-keep-prescription-drug-prices-high/.

Morrissey, Charles T. "Inspiration and Perspiration: Vermont and the Thomsonian Cure for Illness." *Vermont History* 44, no. 4 (1976): 222–224. https:// vermonthistory.org/journal/misc/ThomsonianCure.pdf.

Moya, Alfred (@BlogOcala). "Ask your friends if they have tried BioSynergy supplements like L-theanine &GABA to reduce stress & improve mood #ad http://spn.tw/tXVam." Twitter, March 7, 2011. https://twitter.com /BlogOcala/status/44842634249912320.

Moya, Alfred. "Chief Investment Officer and Bitcoin Evangelist at Bitcoins- Vendor.com." LinkedIn profile, accessed March 20, 2022. www.linkedin .com/in/alfredmoya.

Mullen O'Keefe, Shannon. "Gallup Vault: New Vaccines Not Wildly Popular in U.S." *Gallup News*, September 10, 2020. https://news.gallup.com /vault/319976/gallup-vault-new-vaccines-not-wildly-popular.aspx.

Murphy, Tim. "Opening Statement: Hearing on 'Counterfeit Drugs: Fighting Illegal Supply

Chains.' " Homeland Security Digital Library, February 27, 2014. www.hsdl.org/?view&did=750762.

Musk, Elon (@elonmusk). "Based on current trends, probably close to zero new cases in US too by end of April." Twitter, March 19, 2020. https://t witter.com/elonmusk/status/1240754657263144960?ref_src=twsrc%5Etfw %7Ctwcamp%5Etweetembed%7Ctwterm%5E1240754657263144960%7Ctwgr%5E%7Ctwcon%5Es1_&ref_url=https%3A%2F%2Fwww .insidehook.com%2Farticle%2Ftech%2Felon-musk-worst-tweets.

Myers, Steve, and Josh Long. "Trump Effect: Big FDA Changes Afoot?" *Natural Product Insider*, March 8, 2017. www.naturalproductsinsider.com /regulatory/trump-effect-big-fda-changes-afoot.

Nakamoto,Tetsuo. "Science." *Theodent*, blog, accessed June 8, 2022. https:// theodent.com/blogs/science.

Nasiruddin, Melissa, Monique Halabi, and Alexander Dao. "Zombies: A Pop Culture Resource for Public Health Awareness." *Emerging Infectious Diseases* 19, no. 5 (2013): 809–813. https://doi.org/10.3201/eid1905 .ad1905.

Natures Sunshine. "Goodbye to Clinton Ray Miller, the Father of Health Freedom; 1921–2013." July 25, 2013. www.naturessunshine.com/blog/en / goodbye-to-clinton-ray-miller-the-father-of-health-freedom-1921-2013/.

NBC Miami. "Margate Man Found Not Guilty in Oral Sex Murder Trial." May 22, 2017. www.nbcmiami.com/news/local/closing-arguments-underway-in -oral-sex-defense-trial/96994/.

Neergaardd, Lauran. "FDA Warns Dietary Supplement Industry." Associated Press, December 18, 2002. https://apnews.com/article/61e16a6d34a2e78160247831ba155363.

Neumann, Leilani. "Bless your husband or the father of your child/children today, no matter what, in both words and actions." Facebook, June 17, 2018. www.facebook.com/photo.php?fbid=1713247015438220&set=pb.100002588152723.-2207520000..&type=3.

Neumann, Leilani. "Happy 34 years to us." Facebook, June 6, 2021. www .facebook.com/photo/?fbid=4000428346720064&set=ecnf.100002588152723.

"New Medicine Based on an 88 Year Old Theory by Albert Einstein Can Help Almost Everyone Who Is Sick or Injured." Paid advertisement, *Sarasota Herald Tribune*, September 11, 2008. https://news.google.com/newspapers ?nid=1774&dat=20080911&id=alMhAAAAIBAJ&sjid=dIUFAAAAIBAJ &pg=6605,35299.

Nielsen, Tor. "The COVID-19 Pandemic Is Changing Our Dreams." *Scientific American*, October 1, 2020. www.scientificamerican.com/article/the-covid -19-pandemic-is-changing-our-dreams/.

Nimmo, Jamie. "Exposed: The Conspiracy Theorists Who Claim Coronavirus Is Linked to 5G, Including the Cousin of a Cabinet Minister and a Former CIA Spy." *Daily Mail*, April 11, 2020. www.dailymail.co.uk/news/article -8211171/Exposed-conspiracy-theorists-claim-coronavirus-linked-5G .html.

NovaCare, LLC. "About Us." LinkedIn, accessed March 20, 2022. www.linkedin .com/company/novacare-llc.

Novack, Sophie. "How Anti-Vaxxers Are Injecting Themselves into the Texas Republican Primaries." *Texas Observer*, February 28, 2018. www.texasobserver .org/anti-vaxxers-injecting-texas-republican-primaries/.

Novick, Ilana. "Trump Appeals to Men's Deepest Insecurities, Research Finds." *Truthdig*, November 29, 2019. www.truthdig.com/articles/researchers -explain-how-trump-wins-men-over-by-appealing-to-their-insecurities/.

NPR Illinois. "Calendar: Trinity Health Freedom Expo." October 1, 2021. www .nprillinois.org/community-calendar/event/trinity-health-freedom-expo.

Office of the District Attorney County of San Diego. "DA Charges Two with Conspiracy to Practice Medicine Without a License: Defendants Using I-V Treatments on Patients at Avocado Ranch." News release, January 24, 2014. https://quackwatch.org/wp-content/uploads/sites/33/quackwatch /casewatch/crim/ro_young/news_release.pdf.

"Officials in Dakota Ask Nation to Give Cash as Flood Aid." *New York Times*, June 16, 1972. www.nytimes.com/1972/06/13/archives/survivors-of-dakota -flood-vow-to-get-on-with-it.html.

Ofgang, Erik. "When Yale Medical Students Robbed a Grave for Science, New Haven Erupted in Fury." *Connecticut Magazine*, March 19, 2018. www .connecticutmag.com/the-connecticut-story/when-yale-medical-students -robbed-a-grave-for-science-new-haven-erupted-in-fury/article_94312f-de -27c5-11e8-a23d-cf5e1f70160e.html.

Ojewole, J. A. "African Traditional Medicines for Erectile Dysfunction: Elusive Dream or Imminent Reality?" *Cardiovascular Journal of Africa* 18, no. 4 (2007): 213–215. www.ncbi.nlm.nih.gov/pmc/articles/PMC4170225/.

Olson, DaiWai M., and John C. Bazil. "Of Zombies and Evidence." *Journal of Neuroscience Nursing* 51, no. 1 (February 2019): 7. https://doi.org/10.1097 /JNN.0000000000000421.

On the Issues. "Libertarian Party on Health Care." Accessed March 19, 2022.

www.ontheissues.org/celeb/Libertarian_Party_Health_Care.htm.

Open Secrets. "Summary: Nutritional and Dietary Supplements Interest Groups." Accessed March 19, 2022. www.opensecrets.org/industries/indus .php?cycle=2016&ind=H4600.

The Original Skeptical Raptor. "Another Anti-Vaccine Article: Bad Journal, Bad Data." *Skeptical Raptor*, blog, February 1, 2017. www.skepticalraptor.com /skepticalraptorblog.php/another-anti-vaccine-article-bad-journal-bad -data/.

Osteopathic Medical Board of California. "In the Matter of the Accusation Against: Bennie S. Johnson, D.O." Case No. 00-20 13-003759. April 3, 2017.

https://quackwatch.org/wp-content/uploads/sites/33/quackwatch/casewatch /board/med/johnson_b/revocation.pdf.

Our World in Data. "Daily New Confirmed COVID-19 Deaths per Million People." Accessed June 8, 2022. https://ourworldindata.org/explorers /coronavirus-data-explorer.

Pandey, Renu, Larry Lytle, and Alok Mishra. "Low Level Laser Therapy (Lllt) for the Treatment of Hypertension." *International Journal of Engineering Research and Development* 6, no. 3 (March 2013): 35–38. http://ijerd.com /paper/vol6-issue3/S%20pdf/F06033538.pdf.

Parker Bowles, Emma. "Gruesome, Medieval and Utterly Bizarre . . . but Leeches Freed Me from Awful Migraines." *Daily Mail*, June 3, 2013. www .dailymail.co.uk/health/article-2334337/Gruesome-medieval-utterly -bizarre—leeches-freed-awful-migraines.html.

"A Parody on 'Mary's Ghost'; or, The Doctors and Body-Snatchers. A Pathetic Tale, with Numerous Additions." Norwich, UK: Christopher Berry, 1829.

Accessed June 24, 2022. https://archive.org/details/b30375198/page/6 /mode/2up.

People v. Robert O. Young. Plea of Guilty/No Contest—Felony. Case no. SCD 253359. Filed April 12, 2017. https://centerforinquiry.org/wp-content /uploads/sites/33/quackwatch/young_plea.pdf.

Perlman, Melissa. "What Started as Group of Anti-Vax Moms Led by Stockton Woman Is Now 'Mamalitia.' " CBS Sacramento, April 29, 2021. https:// sacramento.cbslocal.com/2021/04/29/what-started-as-group-of-anti-vax -moms-is-now-mamalitia/.

Perlstein, Rick. "Eye on the Pyramids (Part 4: The Incredible Bread Machine)." *The Nation*, October 30, 2013. www.thenation.com/article/archive/eye -pyramids-part-4-incredible-bread-machine/.

Perlstein, Rick. "The Long Con." *The Baffler*, November 2012. https://thebaffler .com/salvos/the-long-con.

Perry, Susan. "How Sen. Hatch Has Held Back the Regulation of Dietary Supplements." *MinnPost*, June 21, 2011. www.minnpost.com/second-opinion /2011/06/how-sen-hatch-has-held-back-regulation-dietary-supplements/.

Perry, Susan. "Trump's Short, Failed Venture into Vitamin Supplement Hucksterism." *MinnPost*, March 4, 2016. www.minnpost.com/second-opinion /2016/03/trumps-short-failed-venture-vitamin-supplement-hucksterism/.

Pew Research Center. "Vast Majority of Americans Say Benefits of Childhood Vaccines Outweigh Risks: Americans' Health Care Behaviors and Use of Conventional and Alternative Medicine." Pew Research Center, February 2, 2017. www.pewresearch.org/science/2017/02/02/americans -health-care-behaviors-and-use-of-conventional-and-alternative-medicine/.

pH Miracle Products. "Disclaimer." Accessed March 15, 2022. https://phmiracle products.com/pages/disclaimer.

Phadke, Varun K. "Association Between Vaccine Refusal and Vaccine-Preventable Diseases in the

United States: A Review of Measles and Pertussis." *JAMA* 315, no.11 (2016): 1149–1158. https://doi.org/10.1001/jama .2016.1353.

Phend, Rachel. "Anticoagulation Guidance Emerging for Severe COVID-19." *MedPage Today*, January 20, 2021. www.medpagetoday.com/infectious disease/covid19/85865?fbclid=IwAR-2RZCTQE4OdwJk51_9nbYu -YyTj8FCNZcE-Lb-nUP9R_luEl_OKX_JMmw-Y.

Piller, Charles. "Exclusive: FDA Enforcement Actions Plummet Under Trump." *Science*, July 2, 2019. www.science.org/content/article/exclusive -fda-enforcement-actions-plummet-under-trump.

Piller, Charles, and Jia You. "Hidden Conflicts? Pharma Payments to FDA Advisers After Drug Approvals Spark Ethical Concerns." *Science*, July 5, 2018.

www.sciencemag.org/news/2018/07/hidden-conflicts-pharma-payments -fda-advisers-after-drug-approvals-spark-ethical.

Pina, Tinabeth. "Take Bugs Instead of Drugs!" Video, YouTube, October 31, 2014. www.youtube.com/watch?v=otDhdlL79H0&list=PL3unzgrm2ZXHQjWxeexz9dzUmQL2D1a-8.

Prevennia. "Dr. Alan Keyes Joins Prevennia in Its Fight Against Life Altering Disease." News release, August 18, 2011. www.benzinga.com/pressreleases /11/08/p1865669/dr-alan-keyes-joins-prevennia-in-its-fight-against-life -altering-diseas.

Prominski, Patrick. "Samuel Thomson's Crusade: Populism, Folk Remedy, and Tradition in Timothy Flint and Catharine Maria Sedgwick." *Literature and Medicine* 38, no. 1 (2020): 189–210. https://doi.org/10.1353/lm.2020 .0008.

QLasers PMA. "2014 08 28 13 37 QTalk with Dr Larry Lytle Healing Light An Introduction to Energy Medicine." Video, YouTube, August 29, 2014. www .youtube.com/watch?v=SOP0tLkaPNs&t=youtube.com/watch?v=SOP0tLkaPNs&t=256s.

QLasers PMA. "Addressing the Symptoms of Dental Distress Syndrome." Video, YouTube, January 31, 2014. www.youtube.com/watch?v=rO-jOVty K5Gw.

QLasers PMA. "Healing Light Saves the Little Bear." Video, YouTube, September 24, 2014. www.youtube.com/watch?v=f2kYRjXwUAk.

QLasers PMA. "This account has been suspended." April 18, 2015. Archived at Wayback Machine. https://web.archive.org/web/20150418214644/http:// www.qlaserspma.com/cgi-sys/suspended-page.cgi.

QLasers PMA. "Welcome to QLasers Private Membership Association." September 27, 2010. Archived at Wayback Machine. https://web.arc hive.org/web/20100927220108/http://www.qlaserspma.com/.

Quayle, Steve. "Zombies: The Calling Forth of the Damned: The Zombie Resurrection and the Day of the Lord." Accessed March 20, 2022. www .stevequayle.com/index.php?s=285.

Raman, Ryan. "What Is the Gerson Therapy, and Does It Fight Cancer?" *Healthline*, March 18, 2019. www.healthline.com/nutrition/gerson-therapy #what-it-is.

Rambajan, I. "Highly Prevalent Falciparum Malaria in North West Guyana: Its Development History and Control Problems." *Bulletin of the Pan American Health Organization* 28, no. 3 (1994): 193–201. https://pubmed.ncbi.nlm .nih.gov/7951362/.

Rapid City Public Library. "Rapid City 1972 Flood Oral History—Larry Lytle." Video, Vimeo, September 5, 2012. https://vimeo.com/48920247.

Rapid City Public Library Digital Collection. "1972 Flood Victims." Accessed June 26, 2022. http://ppolinks.com/rcplib/SID-0000000176411.pdf.

Ratini, Melinda. "What to Expect in Your 70s." WebMD, August 4, 2021. www .webmd.com/healthy-aging/ss/slideshow-what-to-expect-in-your-70s.

Realtor.com. "Ronnie Weir." Accessed March 19, 2022. www.realtor.com /realestateagents/ronnie-weir_rapid-city_sd_2789815.

Redpath-Fruth Funeral Home. "Wendell W. Whitman." Obituary, May 21, 2008. www.redpath-fruthfuneralhome.com/obituary/Wendell-Whitman.

Reese, David Meredith. *Humbugs of New-York: Being a Remonstrance Against Popular Delusion; Whether in Science, Philosophy, or Religion*. New York: John S. Taylor, Brick-Church Chapel, 1838.

Reinhart, R. J. "Fewer in U.S. Continue to See Vaccines as Important." Gallup News, January 14, 2020. https://news.gallup.com/poll/276929/fewer -continue-vaccines-important.aspx.

Religion News Blog. "Jury Convicts Mother Who Prayed for Daughter Instead of Treating Her Fatal Diabetes." May 23, 2009. www.religionnewsblog .com/23480/madeline-neumann-mother-convicted.

Religion News Blog. "Mom on Trial for Daughter's Faith Healing Death Falls Ill." May 18, 2009. www.religionnewsblog.com/23475/madeline-neumann -15.

Religion News Blog. "Mother Thought Sickness Was Sin; 911 Called Twelve Hours After Daughter Went into Coma." May 20, 2009. www.religion newsblog.com/23478/madeline-neumann-faith-healing-3.

Religion News Blog. "Police: Girl Died as Parents Prayed Instead of Seeking Help." March 26, 2008. www.religionnewsblog.com/20958/madeline -neumann.

Reuters. "Fact Check: No Evidence Bill Gates Said 'At Least 3 Billion People Need to Die.' " January 29, 2021. www.reuters.com/article/uk-factcheck -bill-gates-fake-3-billion-q-idUSKBN29Y20D.

Rice, Charles, and Frederick Albert Castle. "The Leech Trade." In *New Remedies: A Quarterly Retrospect of Therapeutics, Pharmacy and Allied Subjects*, vol. 2. New York: William Wood and Company, 1873.

Right Wing Watch (@RightWingWatch). "Jo Rae Perkins, the GOP's Senate nominee in Oregon and a full-blown QAnon supporter, says mask mandates and social distancing guidelines are part of a plot to turn us into zombies." Twitter, August 14, 2020. https://twitter.com/RightWingWatch / status/1294275689319936002.

Ripley, Anthony. "Deaths Pass 200 in Dakota Flood; Search Goes On." *New York Times*, June 12, 1972. www.nytimes.com/1972/06/12/archives/deaths -pass-200-in-dakota-flood-search-goes-on-87-bodies-are.html.

Robert L. Lytle v. Gerald Berg. No. 12-3321 (8th Cir. 2013). https://law .justia.com/cases/federal/appellate-courts/ca8/12-3321/12-3321-2013-04-01 .html.

Robert Larry Lytle v. Charles Hendrix. No. 4:19-cv-00270-KGB (USDC, E.D.

Ark., Cent. Div., March 9, 2020). www.leagle.com/decision/infdco202003 10921.

Roberts, Brooklyn. "Health Care Freedom: Easier Access to Quality Care." *American Legislative Exchange Council News*, October 1, 2020. www.alec .org/article/health-care-freedom-easier-access-to-quality-care/.

Rodrick, Stephen. "Robert Redford's Restless Solitude." *Men's Journal*, October 15. 2013. www.mensjournal.com/entertainment/robert-redfords-restless -solitude-20131015/.

Rodriguez, Laura. "Leech Therapy Gaining Popularity in South Florida." NBC Miami, May 24, 2016. www.nbcmiami.com/news/local/leech-therapy -gaining-popularity-in-south-florida/55659/.

Rogers, Phil. "Letters Reveal What Inmates Had to Say About Blagojevich Amid Renewed Plea for Freedom." NBC Chicago, July 12, 2016.

www.nbcchicago.com/news/local/prosecutors-want-blagojevich-to-serve -full-original-sentence/2008995/.

Romez, Clarissa, et al. "Case Report of Instantaneous Resolution of Juvenile Macular Degeneration Blindness After Proximal Intercessory Prayer." *Explore* 17, no. 1 (2021): 79–83. https://doi.org/10.1016/j.explore.2020.02.011.

Roopnarine, Lomarsh. "Wounding Guyana: Gold Mining and Environmental Degradation." *Revista Europea de Estudios Latinoamericanos y Del Caribe / European Review of Latin American and Caribbean Studies*, no. 73 (2002): 83–91. www.jstor.org/stable/25675989.

Roose, Kevin. "Yoga Teachers Take on QAnon." *New York Times*, September 15, 2020. www.nytimes.com/2020/09/15/technology/yoga-teachers-take-on -qanon.html.

Ross, Casey, Max Blau, and Kate Sheridan. "Medicine with a Side of Mysticism: Top Hospitals Promote Unproven Therapies." *Stat*, March 7, 2017.

www.statnews.com/2017/03/07/alternative-medicine-hospitals-promote/.

Ross, Jaimie. "Suspected U.K. Mass Shooter Said He Was American, Trump-Supporting Virgin." *Daily Beast*, August 13, 2021. www.thedailybeast .com/jake-davison-suspected-mass-shooter-said-he-was-an-american-trump -supporting-virgin.

Rothstein, William G. "Review of *The People's Doctors: Samuel Thomson and the American Botanical Movement, 1790–1860*." *Bulletin of the*

History of Medicine 76, no. 1 (2002): 147–148. https://doi.org/10.1353/bhm.2002.0044.

Rough, Ginger, and Robert Anglen. "Jared Fogle Attacked in Prison by Arizona Criminal: 'He Could Have Killed Him If He Wanted To.' " *AZCentral.com*, March 16, 2016. www.azcentral.com/story/entertainment /people/2016/03/16/jared-fogle-prison-attack-steven-niggs-arizona /81863940/.

Rubik, B. "Sympathetic Resonance Technology: Scientific Foundation and Summary of Biologic and Clinical Studies." *Journal of Alternative and Complementary Medicine* 8, no. 6 (2002): 823–856. https://doi.org/10.1089/1075553 0260511838.

Rural Health Information Hub. "Healthcare Access in Rural Communities." August 18, 2021. www.ruralhealthinfo.org/topics/healthcare-access.

Russon, Jen. "Rescue Dog Warns Family About Alligator Lurking at Front Door." *Coral Springs Talk*, May 30, 2019. https://coralspringstalk.com/rescue -dog-warns-family-about-alligator-lurking-at-front-door-23312.

Sackett, David L. "Evidence Based Medicine: What It Is and What It Isn't." *British Medical Journal* 312 (1996): 71–72. www.ncbi.nlm.nih.gov/pmc /articles/PMC2349778/pdf/bmj00524-0009.pdf.

Safe Information. "Jim Humble über Aliens deutsch Bewusst TV 4 11 2015 Reupload 2020" [Jim Humble on Aliens German Bewusst TV]. Video, You- Tube, May 2, 2020. www.youtube.com/watch?v=_HfSkC6pDnc.

Safe Trek. "Products." Accessed March 19, 2022. www.safetrek.com/.

Sanders, Linley. "14% of Americans Have a Zombie Apocalypse Plan." You GovAmerica, October 1, 2019. https://today.yougov.com/topics/entertainment /articles-reports/2019/10/01/zombie-apocalypse-plan.

Sandler, Rachel. "FDA Rejects Oleandrin, Extract Pushed by MyPillow CEO, as a Dietary Supplement." *Forbes*, September 4, 2020. www.forbes.com /sites/rachelsandler/2020/09/04/fda-rejects-oleandrin-extract-pushed-by -mypillow-ceo-as-a-dietary-supplement/?sh=5abdb6853afe.

Sandstrom, Aleksandra. "Most States Allow Religious Exemptions from Child Abuse and Neglect Laws." Pew Research Center, August 12, 2016. www .pewresearch.org/fact-tank/2016/08/12/most-states-allow-religious-exemptions -from-child-abuse-and-neglect-laws/.

Saper, Robert B. "Overview of Herbal Medicine and Dietary Supplements." UpToDate, October 26, 2021. www.uptodate.com/contents/overview-of -herbal-medicine-and-dietary-supplements.

Schlenoff, Dan. "50, 100 & 150 Years Ago: March 2021." *Scientific American*, March 1, 2021. www.scientificamerican.com/article/50-100-150-years-ago -march-2021/.

Schlozman, Steven. "The Harvard Doctor Who Accidentally Unleashed a Zombie Invasion." *New York Times Magazine*, October 25, 2013. www .nytimes.com/2013/10/27/magazine/the-harvard-doctor-who-accidentally -unleashed-a-zombie-invasion.html.

Schontzler, Gail. "Fallout Fears Hit Bozeman, Spark Run on Pills." *Bozeman Daily Chronicle*, March 17, 2011. www.bozemandailychronicle.com/news /fallout-fears-hit-bozeman-spark-run-on-pills/article_634cabbe-5031-11e0 -8d52-001cc4c002e0.html.

Schwalfenberg, Gerry K. "The Alkaline Diet: Is There Evidence That an Alkaline pH Diet Benefits Health?" *Journal of Environmental and Public Health* (2012). https://doi.org/10.1155/2012/727630.

Schwartz, Matthew S. "Missouri Sues Televangelist Jim Bakker for Selling Fake Coronavirus Cure." NPR, March 11, 2020. www.npr.org/2020/03 /11/814550474/missouri-sues-televangelist-jim-bakker-for-selling-fake -coronavirus-cure.

Scutti, Susan. "Choosing Alternative Cancer Therapy Doubles Risk of Death, Study Says." CNN, August 17, 2017. www.cnn.com/2017/08/17/health /alternative-vs-conventional-cancer-treatment-study/index.html.

Siegler, Kirk. "The Struggle to Hire and Keep Doctors in Rural Areas Means Patients Go Without Care." NPR, May 21, 2019. www.npr.org/sections /health-shots/2019/05/21/725118232/the-struggle-to-hire-and-keep-doctors -in-rural-areas-means-patients-go-without-c.

Slawson, Robert G. "Medical Training in the United States Prior to the Civil War." *Journal of Evidence-Based Complementary and Alternative Medicine* 17, no. 1 (2012): 11–27. https://doi.

org/10.1177/2156587211427404.

Slisco, Aila. "Radio Host Steve Quayle Claims Zombies Could Attack Earth on Televangelist Jim Bakker's Show." *Newsweek*, April 6, 2021. www.newsweek.com/radio-host-steve-quayle-claims-zombies-could-attack -earth-televangelist-jim-bakkers-show-1581483.

Smith, R. Jeffrey, and Jeffrey H. Birnbaum. "Drug Bill Demonstrates Lobby's Pull." *Washington Post*, January 11, 2007. www.washingtonpost.com /wp-dyn/content/article/2007/01/11/AR2007011102081.html.

Smith Weinstock, Joanna. "Samuel Thomson's Botanic System: Alternative Medicine in Early Nineteenth Century Vermont." *Vermont History* 56, no.

1 (1988): 5–20. https://vermonthistory.org/journal/misc/SamuelThomsons BotanicSystem.pdf.

SnyderHealth. "Dr. Robert Young on CNN Discussing His Alkaline Diet, the pH Miracle Program." Video, YouTube, January 31, 2007. www.youtube .com/watch?v=T0nwZPqbCbo&t=4s.

Solender, Andrew. "U.S. Army Halted Tests on Oleandrin, a Drug Touted to Trump as Covid-19 Cure by MyPillow CEO Lindell." *Forbes*, September 4, 2020. www.forbes.com/sites/andrewsolender/2020/08/19/us-army-halted -tests-on-oleandrin-a-drug-touted-to-trump-as-covid-19-cure-by-mypillow -ceo-lindell/?sh=699dd6513bb6.

Speigel, Lee. "Morgan Freeman: 'We May Already Be in the Midst of a Growing Zombie Apocalypse.' " *HuffPost*, June 25, 2014. www.huffpost.com /entry/morgan-freeman-zombie-apocalypse_n_5531252?utm_hp_ref =zombie-apocalypse.

Spencer, Samuel. "QAnon Believers Tell Borat That Hillary and Bill Clinton Drink Blood in Movie Sequel." *Newsweek*, October 23, 2020. www.newsweek.com/borat-2-movie-qanon-bill-clinton-hillary-clinton-blood -1541366.

"Startling Theories as to Odors." *New York Times*, December 23, 1884. https://timesmachine.nytimes.com/timesmachine/1884/12/23/106290806.html.

State of Wisconsin v. Dale R. Neumann. 348 Wis. 2d 455, 832 N.W.2d 560, 2013 WI 58 (Wis. 2013). https://casetext.com/case/state-v-neumann-10.

State of Wisconsin v. Dale R. Neumann. "Appeal No. 11 AP 1044- CR" (Wis.

Ct. App. D3 July 19, 2011). https://acefiling.wicourts.gov/document/eFiled /2011AP001105/68426.

State of Wisconsin v. Dale R. Neumann and Leilani E. Neumann. "Certification." 2011AP1044-CR, 2011AP1105-CR, Cir. Ct. Nos. 2008CF324, 2008CF323 (Wis. Ct. App. D3 May 1, 2012). www.wicourts.gov/ca/cert /DisplayDocument.pdf?content=pdf&seqNo=81830.

State of Wisconsin v. Dale R. Neumann and Leilani E. Neumann. "Certification from the Court of Appeals." Case No.: 2011AP1044-CR & 2011AP1105-CR (Wis. Sup. Ct. July 3, 2013). www.wicourts.gov/sc/opinion/DisplayDocument .html?content=html&seqNo=98993.

State of Wisconsin v. Leilani E. Neumann. "Appeal No. 2011AP001105—CR" (Wis. Ct. App. D3 July 19, 2011). https://acefiling.wicourts.gov/document /eFiled/2011AP001105/68426.

Sunshine Health Freedom Organization. "Board of Directors." Accessed March 19, 2022. https://sunshinehealthfreedom.org/?page_id=103.

Swan, Rita. "Children's Healthcare Is a Legal Duty, Inc." *Child, Inc.*, 2008.

http://childrenshealthcare.org/wp-content/uploads/2010/10/2008-01-fnl .pdf.

Swann, John P. "The History of Efforts to Regulate Dietary Supplements in the USA." *Drug Testing and Analysis* 8 (2016): 271–282. https://doi.org/10.1002 /dta.1919.

Swanson, Ana. "The Trump Network Sought to Make People Rich but Left Behind Disappointment." *Washington Post*, March 23, 2016. www.washington post.com/news/wonk/wp/2016/03/23/the-trump-network-sought-to-make -people-rich-but-left-behind-disappointment/.

Swarthmore College Linguistics Department. "Zombies Reimagined: A Critical Discourse Analysis of Popular Culture." Accessed March 20, 2022. https:// ds-pages.swarthmore.edu/zombies-reimagined/.

Swetlitz, Ike. "Donald Trump, Bad Science, and the Vitamin Company That Went Bust." *Stat*, March 2, 2016. www.statnews.com/2016/03/02/donald-trump -vitamin-company/.

Taboada, Luis De. "Light-Emitting Device and Method for Providing Phototherapy to the Brain." Application for patent with the United

States Patent and Trademark Office, November 23, 2021. https://patft.uspto.gov/netacgi /nph-Parser?-Sect1=PTO2&Sect2=HITOFF&p=1&u=%2F-netahtml %2FPTO%2Fsearch-bool.html&r=1&f=G&l=50&co1=AND&d=PTX-T&s1 =%22Larry+Lytle%22&OS=%22Larry+Lytle%22&RS=%22Larry+Lytle %22.

Tallman, Deanna. "Goldline Announces New Exclusive Gold and Silver Bullion Coins." News release, Business Wire, May 5, 2014. www.businesswire .com/news/home/20140505005134/en/Goldline-Announces-New-Exclusive -Gold-and-Silver-Bullion-Coins.

Tatro, Samantha. " 'pH Miracle' Author Robert O. Young Sentenced." NBC San Diego, June 29, 2017. www.nbcsandiego.com/news/local/ph-miracle -author-robert-o-young-sentenced/19346/.

Thomas, Liji. "Big Pharma More Profitable than Most Other Large Public Firms." News Medical, March 3, 2020. www.news-medical.net/news /20200303/Big-Pharma-more-profitable-than-most-other-large-public -firms.aspx.

Tillman, Zoe. "A Capitol Rioter Says He's Working on a Video Game Featuring Donald Trump Shooting 'Dem Zombies' and 'Antifa.' " *BuzzFeed News*, July 29, 2021. www.buzzfeednews.com/article/zoetillman/jan-6-capitol-rioter -donald-trump-shooter-video-game.

Tilton, George Henry. *A History of Rehoboth, Massachusetts; Its History for 275 Years, 1643–1918, in Which Is Incorporated the Vital Parts of the Original History of the Town*. Boston: George Henry Tilton, 1918.

Trinity Health Freedom Expo. "About." Accessed March 20, 2022. https:// trinityhealthfreedomexpo.com/about/.

Trinity School of Natural Health. "About." Accessed March 20, 2022. www .trinityschool.org/about.

Trinity School of Natural Health. "Master Iridologist." Accessed March 19, 2022. www.trinityschool.org/program/mi.

TrumpNetwork411. "The Trump Network—Donald Trump and Ideal Health Team Up." Video, YouTube, 2010. www.youtube.com/watch?v=fK9Ah Oo3Fj0.

Tupper, Seth. "Laser Man, Part 1." *Rapid City Journal*, March 19, 2017.

https://rapidcityjournal.com/news/local/laser-man-part-1-investigation-of -lytle-is-16-year-saga/article_ba54eb5d-d3fa-52ba-b98d-8ecf060e2886 .html#tracking-source=in-article.

TV Series Finale. "The Bachelor: Season 21 Ratings." May 12, 2017. https:// tvseriesfinale.com/tv-show/bachelor-season-21-ratings/.

Twohey, Megan. "Ted Cruz's Father Worked with Supplements Maker Sued by Investors." *New York Times*, April 29, 2016. www.nytimes.com/2016/04/30 /us/politics/rafael-cruz-mannatech.html.

Uhlig, Keith. "Couple Convicted in Prayer Death Case Hope for New Start with Coffee Shop in Stratford." *Wausau Daily Herald*, June 15, 2018. www .wausaudailyherald.com/story/news/2018/06/15/leilani-dale-neumann -prayer-death-couple-hope-new-start-stratford-coffee-shop/699773002/.

United States of America v. 2035, Inc. and Robert L. Lytle. CA no. 14-5075 (US Dis. Ct. D.S.D. October 21, 2014). www.justice.gov/sites/default/files/opa /press-releases/attachments/2014/11/04/qlasers_complaint.pdf.

United States of America v. 2035, Inc. and Robert L. Lytle. "Order of Permanent Injunction." Case 5:14-cv-05075-JLV Document 138 (US Dis. Ct. D.S.D.

Western Div., October 6, 2015). www.justice.gov/opa/page/file/1356546 /download.

United States of America v. 2035 Inc. et al. No. 5:2014cv05075—Document 47 (D.S.D. 2015). https://law.justia.com/cases/federal/district-courts/south -dakota/sddce/5:2014cv05075/55548/47/.

United States of America v. Genesis II Church of Health and Healing et al. No.

1:2020cv21601—Docket (USDC District of Southern Fla., April 16, 2020).

https://dockets.justia.com/docket/florida/flsdce/1:2020cv21601/569990.

United States of America v. Grenon et al. No. 1:21-cr-20242—Docket (USDC District of Southern Fla., April 22, 2021). www.pacermonitor.com/public /case/40347064/USA_v_Grenon_et_al.

United States of America v. Lytle et al. No. 5:2021cv05011—Docket (D.S.D.

February 19, 2021). https://dockets.justia.com/docket/south-dakota/sddce /5:2021cv05011/70594.

United States of America v. Mark Scott

Grenon, Jonathan David Grenon, Jordan Paul Grenon, and Joseph Timothy Grenon. Case no. 21-20242-CR-ALTONAGA/ TORRES (USDC Southern District of Florida, April 22, 2021). https:// cdn.centerforinquiry.org/wp-content/uploads/sites/33/2016/10/24194401 /indictment.pdf.

United States of America v. Mark Scott Grenon, Jonathan David Grenon, Jordan Paul Grenon, and Joseph Timothy Grenon. No. 20-3050-MJ-Otazo-Reyes: Government's Memorandum in Support of Detention (USDC District of Southern Fla., July 8, 2020). www.docketbird.com/court-cases/USA-v -Grenon-et-al/flsd-1:2020-mj-03050.

United States v. Robert L. Lytle. No. 17-2421 (8th Cir. 2018). https://law.justia .com/cases/federal/appellate-courts/ca8/17-2421/17-2421-2018-08-31.html.

United States of America v. Robert Larry Lytle. 5:17-CR-50020-01-RAL (D.S.D.

August 12, 2020). https://casetext.com/case/united-states-v-lytle-22.

United States of America v. Robert Larry Lytle, Irina Kossovskaia and Fredretta Eason. CR: 17-50020 (US Dis. Ct. D.S.D. January 26, 2017). www.justice .gov/opa/press-release/file/934111/download.

United States of America v. Ronald D. Weir, Jr. Charges. CR: 17-50020 (US Dis. Ct. D.S.D. Western Div., January 30, 2017). www.justice.gov/opa / press-release/file/934116/download.

United States of America v. Ronald D. Weir, Jr. "Factual Basis Statement." CR: 17-50020 (US Dis. Ct. D.S.D. Western Div., January 30, 2017). www. justice .gov/opa/press-release/file/934126/download.

United States of America v. Ronald D. Weir, Jr. "Opinion and Order Denying Motion for Furlough." No. 5:17-CR-50022-RAL (US Dis. Ct. D.S.D. Western Div., August 3, 2018). www.leagle.com/decision/infdco20180806b84.

Unleavened Bread Ministries. "Could Hillary Be President When the U.S.

Falls?" Accessed March 15, 2022. www.ubm1.org/?page=presidenthillary.

Unleavened Bread Ministries. "Drugs Cause Murderous Rampages." Accessed March 15, 2022. www.ubm1.org/?page=drugsrampages.

Unleavened Bread Ministries. "Immunized from Christianity." Accessed March 15, 2022. www.ubm1.org/?page=immunized.

Unleavened Bread Ministries. "Preserved from the Beast." Podcast Addict, December 8, 2021. www.podcastaddict.com/episode/132451223.

Unleavened Bread Ministries. "Preserved from the Beast (1)." Accessed March 15, 2022. www.ubm1.org/?page=preserved-from-the-beast.

UPI. "Aid for Victims of Flood." *New York Times*, June 25, 1972. www.nytimes .com/1972/06/25/archives/aid-for-victims-of-flood.html.

UPI. "Flood Kills 155 in South Dakota; 5,000 Homeless." *New York Times*, June 14, 1982. www.nytimes.com/1972/06/11/archives/flood-kills-155-in -south-dakota-5000-homeless-rapid-city-area.html.

UPI. "Quick Tax Relief on Floods Backed." *New York Times*, July 1, 1972. www .nytimes.com/1972/07/01/archives/quick-tax-relief-on-floods-backed-senate -favors-immediate.html.

UPI. "Rapid City Recalls Devastating Flood of 1972." *New York Times*, June 14, 1982. www.nytimes.com/1982/06/14/us/rapid-city-recalls-devastating-flood -of-1972.html.

US Department of Health and Human Services. "Federal Judge Issues Permanent Injunction Against South Dakota Laser Manufacturer." News release, October 7, 2015. Archived at Wayback Machine. https://wayback.archive -it.org/7993/20170111092353/http://www.fda.gov/NewsEvents/Newsroom /PressAnnouncements/ucm466044.htm.

US Department of Justice. "Medical Device Manufacturer Permanently Enjoined." News release, October 7, 2015. www.justice.gov/opa/pr/medical -device-manufacturer-permanently-enjoined.

US Department of Justice. "Three Conspirators Sentenced in $16.6m Fraudulent Medical Device Scheme." News release, April 23, 2018. www.justice .gov/opa/pr/three-conspirators-sentenced-166m-fraudulent-medical-device -scheme.

US Department of Justice. "Three Individuals Arrested and Charged in South Dakota Fraudulent Medical Device Scheme." News release, January 31, 2017. www.justice.gov/usao-sd/pr/three-individuals-arrested-and-charged -south-dakota-fraudulent-medical-device-scheme.

US Federal Trade Commission. Warning Letter to Robert O. Young, September 22, 2020. www.ftc.gov/system/files/warning-letters/ftc-covid-19-letter-robert_o_young.pdf.

US Food and Drug Administration. "BeSafeRx: Frequently Asked Questions (FAQs)." Accessed June 7, 2022. www.fda.gov/drugs/besaferx-your-source -online-pharmacy-information/besaferx-frequently-asked-questions -faqs.

US Food and Drug Administration. "Contact Lens Care Products—Premarket Notification 510(k) Guidance." May 1, 1997. www.fda.gov/medical-devices /guidance-documents-medical-devices-and-radiation-emitting-products / contact-lens-care-products-premarket-notification-510k-guidance.

US Food and Drug Administration. "Fact Sheet: FDA at a Glance." November 2021. www.fda.gov/about-fda/fda-basics/fact-sheet-fda-glance.

US Food and Drug Administration. "FDA and the Work/Life Balance." Video, YouTube, July 28, 2014. www.youtube.com/watch?v=yh9mqzrgjks.

US Food and Drug Administration. "FDA Warns Consumers of Serious Harm from Drinking Miracle Mineral Solution (MMS)." News release, July 30, 2010. Archived at Wayback Machine. https://wayback.archive-it .org/7993/20170112005302/http://www.fda.gov/NewsEvents/Newsroom /PressAnnouncements/2010/ucm220747.htm.

US Food and Drug Administration. "Guidance for Industry: Qualified Health Claims in the Labeling of Conventional Foods and Dietary Supplements; Availability." *Federal Register*, December 20, 2002. www.federalregister.gov / documents/2002/12/20/02-32194/guidance-for-industry-qualified-health -claims-in-the-labeling-of-conventional-foods-and-dietary.

US Food and Drug Administration. "Health Fraud Product Database." Accessed June 7, 2022. www.fda.gov/consumers/health-fraud-scams/health-fraud-product-database.

US Food and Drug Administration. *Investigations Operations Manual 2021*. Updated November 3, 2020. www.fda.gov/downloads/iceci/inspections/iom /ucm607759.pdf.

US Food and Drug Administration. "Questions and Answers on Dietary Supplements." Accessed June 7, 2022. www.fda.gov/food/information-consumers-using-dietary-supplements/questions-and-answers-dietary -supplements.

US Food and Drug Administration. "Remarks by Lowell Schiller, JD at the Council for Responsible Nutrition Conference—11/7/2019." November 6, 2019. www.fda.gov/medical-devices/guidance-documents-medical -devices-and-radiation-emitting-products/contact-lens-care-products-premarket-notification-510k-guidance.

US Food and Drug Administration. Warning Letter to Genesis II Church of Health and Healing, Mark Grenon, Joseph Grenon, Jordan Grenon, and Jim Humble. November 6, 2019. www.ftc.gov/system/files/warning-letters /fda-covid-19-letter-genesis_ii_church_of_health_and_healing.pdf.

US Food and Drug Administration. Warning Letter to Phoenix Biotechnology, Inc. December 15, 2020. www.fda.gov/inspections-compliance -enforcement-and-criminal-investigations/warning-letters/phoenix -biotechnology-inc-612178-12152020.

US Food and Drug Administration. Warning Letter to Robert L. Lytle. March 3, 2011. Archived at Wayback Machine. https://wayback.archive-it.org /7993/20170112094002/http://www.fda.gov/ICECI/EnforcementActions /WarningLetters/ucm246619.htm.

US Food and Drug Administration. "Welcome to FDA's White Oak Campus." Video, YouTube, April 19, 2017. www.youtube.com/watch?v=DqimZYtaqHw.

US Patent and Trademark Office. "Results of Search in US Patent Collection db for: ('laser' and 'lytle'): 1209 patents." Accessed March 19, 2022. https://patft .uspto.gov/netacgi/nph-Parser?Sect1=PTO2&Sect2=HITOFF&u=%2Fnetahtml%2FPTO%2Fsearch-adv.htm&r=0&f=S&l=50&d=PTXT&RS =laser&Refine=Refine+Search&Query=%22laser%22+AND+%22lytle%22.

US Zombie Outbreak Response Team. "About Us." Accessed March 20, 2022.

https://uszort.com/.

Vaes, Jeroen, et al. "On the Behavioral Consequences of Infrahumanization: The Implicit Role of Uniquely Human Emotions in Intergroup Relations." *Journal of Personality and Social Psychology* 85, no. 6 (2004): 1016–1034.

https://doi.org/10.1037/0022-3514.85.6.1016.

Van Vleck, Richard. "The Electronic Reactions of Albert Abrams." *American Artifacts*, accessed June 26, 2022. www.americanartifacts.com/smma/abrams /abrams.htm.

Vance, Lawrence M. "Conservatives and Medical Freedom," Future of Freedom Foundation, October 30, 2012. www.fff.org/explore-freedom/article /conservatives-and-medical-freedom/.

Vanegeren, Jessica. "Dueling Bills Take Aim at Religious Exemption." *Cap Times*, November 17, 2009. https://madison.com/ct/news/local/govt_and _politics/dueling-bills-take-aim-at-religious-exemption/article_ba6f00b4 -d38b-11de-871b-001cc4c03286.html.

Vanegeren, Jessica. "Prayer Death Case Headed to State Supreme Court, Experts Say." *Cap Times*, March 19, 2010. https://madison.com/ct/news/local /crime_and_courts/prayer-death-case-headed-to-state-supreme-court -experts-say/article_85c9b9e0-b195-5b08-bd76-6df955e64adf.html.

Vervaeke, John, Christopher Mastropietro, and Filip Miscevic. *Zombies in Western Culture: A 21st Century Crisis*. Open Book Publishers, 2017. https:// books.openedition.org/obp/4271?lang=en.

Vintage King. "You Can't Say I Didn't Tell You." Video, Facebook, March 31, 2021. www.facebook.com/vintageking2020/videos/136240745104365/.

Volckhausen, Taran. "Amazon Gold Mining Wipes out Rainforest Regeneration for Years: Study." *Mongabay*, August 4, 2020. https://news.mongabay .com/2020/08/amazon-gold-mining-wipes-out-rainforest-regeneration-for -years-study/.

Voytko, Lisette. "Maye Musk—Elon's Mom—Plugs $100 Anti-Aging Supplement, but Says She Hasn't 'Noticed' if It's Working." *Forbes*, September 28, 2021. www.forbes.com/sites/lisettevoytko/2021/09/28/maye-musk-elons -mom-plugs-100-anti-aging-supplement-but-says-i-havent-noticed-if-its -working/?sh=55f0af6e50cf.

Walton, Geri. " A Rat Problem in France in the Early 1800s." *Geri Walton Blog*, March 18, 2016. www.geriwalton.com/a-rat-problem-in-france-in-1800s/.

Watson, Steve. "Video: Trump Runs 'Zombie Biden' Ad During *Fear the Walking Dead* Broadcast." Infowars, October 26, 2020. www.infowars.com/posts /video-trump-runs-zombie-biden-ad-during-fear-the-walking-dead-broadcast/.

WCG-FDAnews Video Library. "A Day in the Life of an FDA Investigator." Video, YouTube, February 10, 2015. www.youtube.com/watch?v=q-FlrD3kJfq4.

WCG-FDAnews Video Library. "A Day in the Life of FDA's Field Investigators." Video, YouTube, February 10, 2015. www.youtube.com/watch?v =jF_5MFZ08LA.

Weather Underground. "Livingston, MT Weather History." Accessed March 19, 2022. www.wunderground.com/history/daily/us/mt/livingston/KLVM / date/2004-2-19.

WebMD. "The Online Pharmacy Phenomenon." April 1999. www.webmd.com /a-to-z-guides/features/online-pharmacy-phenomenon.

Weisz, George. "From Clinical Counting to Evidence-Based Medicine." In *Body Counts: Medical Quantification in Historical and Sociological Perspective*.

Montreal: McGill-Queen's University Press, 2005.

West, Marc. "Correlation of the Week: Zombies, Vampires, Democrats and Republicans." *Where Science Meets Pop Culture*, May 23, 2009. www .mrscienceshow.com/2009/05/correlation-of-week-zombies-vampires.html.

White, Jamie. "Mind Control: Scientists Engineer 'Magneto' Protein Capable of Remotely Controlling Brain and Behavior." Infowars, May 17, 2021. www.

infowars.com/posts/mind-control-scientists-engineer-magneto-protein -capable-of-remotely-controlling-brain-behavior/.

Wilcox, Lindsay. "Physician Salary Report 2021: Compensation Steady Despite COVID-19." *Weatherby Healthcare* (blog), May 26, 2021. https:// weatherbyhealthcare.com/blog/annual-physician-salary-report.

Wilson, John L. *Stanford University School of Medicine and the Predecessor Schools: An Historical Perspective*. 1998, accessed June 26, 2022. https:// lane.stanford.edu/med-history/wilson/chap06.html.

WLUK-TV Fox 11. "Neumann Testifies." Video, YouTube, July 31, 2009. www .youtube.com/

watch?v=z8EgKmMwff8.

Wolfe, Jan. “Four Officers Who Responded to U.S. Capitol Attack Have Died by Suicide.” Reuters, August 2, 2021. www.reuters.com/world/us/officer -who-responded-us-capitol-attack-is-third-die-by-suicide-2021-08-02/.

Wong, Venessa. “Disgraced Dentist Zapped by Feds over Phony AIDS Laser.” *BuzzFeed News*, October 11, 2015. www.buzzfeednews.com/article / venessawong/home-lasers-claiming-to-treat-cancer.

World Bank. “Physicians (per 1,000 People)—United States.” Accessed March 19, 2022. https:// data.worldbank.org/indicator/SH.MED.PHYS. ZS?locations=US.

Wouters, Olivier J. “Lobbying Expenditures and Campaign Contributions by the Pharmaceutical and Health Product Industry in the United States, 1999–2018.” *JAMA Internal Medicine* 180, no. 5 (2020): 688–697. https:// doi.org/10.1001/jamainternmed.2020.0146.

Yolin, Herbert S. “The Oral Cavity as a Guide for the Application of Low Level Laser Energy and Its Direct Effect on the Autonomic Nervous System Providing True Energy Healing for All Health Practitioners.” *Proceedings of SPIE* 6846 (February 21, 2008). https://doi.org/10.1117/12.764195.

YouGov America. “The Most Popular All-Time Writers (Q2 2022).” Accessed March 31, 2022. https://today.yougov.com/ratings/arts/popularity/all-time %20writers/all.

Young, James Harvey. “The Todstool Millionaires: Chapter 4.” Quackwatch, June 1, 2002. https://quackwatch.org/hx/tm/4-2/.

Young, Molly. “How Disgust Explains Everything.” *New York Times Magazine*, December 27, 2021. www.nytimes.com/2021/12/27/magazine/disgust -science.html.

Young, Robert. “About.” Accessed March 15, 2022. www.drrobertyoung.com /meet-dr-young.

Young, Robert. “The Alkalizing Benefits of Chlorine Dioxide (ClO2) in Human Health.” Accessed March 15, 2022. www.drrobertyoung.com/post/the -alkalizing-benefits-of-chlorine-dioxide-clo2-in-human-health.

Young, Robert. “Alkalizing Nutritional Therapy in the Prevention and Reversal of Any Cancerous Condition.” *International Journal of Complementary and Alternative Medicine* 2, no. 46 (2015). https://medcraveonline.com /IJCAM/IJCAM-02-00046. (Author’s note: This journal has been flagged by the blog *Skeptical Raptor* as a predatory academic publisher, in part because it charges fees for submissions and has no proven standards for publication.) Young, Robert. “Back to the Future: Jane Clayson of *The Morning Show* Shares the pH Miracle.” Video, YouTube, January 24, 2021. www.youtube.com /watch?v=IJDOREb-w4gA.

Young, Robert. “Biological Transformation in Dark Field Microscopy.” Video, YouTube, September 5, 2018. www.youtube.com/watch?v=kvT-lUGkgQEI.

Young, Robert. “The Cause and Self-Cure for Erectile Dysfunction & Improved Sex Life!” Accessed March 15, 2022. www.drrobertyoung.com/post /the-cause-and-self-cure-for-erectile-dysfunction-improved-sex-life.

Young, Robert. “Curriculum Vitae.” Accessed March 15, 2022. www.drrobert young.com/curriculim-vitae.

Young, Robert. “Dawn Shares the Truth About Her Alkaline Child Birth with Shelley Young.” Video, YouTube, December 4, 2018. www.youtube.com /watch?v=yDZB5ArUoXE.

Young, Robert. “Disclaimer.” Accessed March 15, 2022. www.drrobertyoung .com/disclaimer.

Young, Robert. “Dr. Ben Johnson DO Shares is [*sic*] pH Miracle.” Video, YouTube, September 15, 2018. www.youtube.com/watch?v=r9tgVvgegn4.

Young, Robert. “Dr. Charlie Ward Interviews Dr. Robert O. Young on What Is Really Going On?” Video, YouTube, October 19, 2020. www.youtube.com /watch?v=eqXhklpLqMM.

Young, Robert. “Dr. Joseph Mercola Interviews Robert O Young MS, DSc, PhD (The Complete Interview).” Video, YouTube, November 22, 2019. www .youtube.com/watch?v=5NFlsWDP-BRs&t=1675s.

Young, Robert. “Dr. Robert O Young’s Harvard Lecture—Towards the Ethics of Healing.” Video, YouTube, December 3, 2018. www.youtube.com / watch?v=c-I-FyW-qmQ.

Young, Robert. “God Has Written His Name in Every Strand of Human DNA.” Accessed March 15, 2022. www.drrobertyoung.com/post/god-has-written -his-name-in-every-strand-of-your-dna.

Young, Robert. "Health Sovereignty & Truth." Video, YouTube, January 29, 2021. www.youtube.com/watch?v=SX0PVjHgtGc.

Young, Robert. "High Crimes, Treason and Misdemeanors." Accessed March 15, 2022. www.drrobertyoung.com/post/high-crimes-treason-and-misdemeanors.

Young, Robert. "Just Believe and Miracles Are Possible." Video, YouTube, October 22, 2020. www.youtube.com/watch?v=yljF-tfT6Mg.

Young, Robert. "Just Believe and Miracles Will Happen." Accessed March 15, 2022. www.drrobertyoung.com/post/just-believe-and-miracles-will-happen.

Young, Robert. "A Lecture and Interview in Roma, Italy on the pH Miracle for Cancer and Then to the Vatican and the Pope." Video, YouTube, January 4, 2021. www.youtube.com/watch?v=qOtQm-Ke4svk.

Young, Robert. "The Many Healthy Restorative Benefits of Innerlight Blue Light." Video, YouTube, July 20, 2018. www.youtube.com/watch?v=qWq-Jx1TqeI8.

Young, Robert. "Message to My Critics." Accessed March 15, 2022. www .drrobertyoung.com/message.

Young, Robert. "Part 1—A Conversation on Inflammatory Ductal Cell Carcinoma Breast Cancer." Video, YouTube, November 6, 2020. www.youtube.com /watch?v=S3tXTyIYwi4.

Young, Robert. "Peer-Reviewed Articles." Accessed March 15, 2022. www .drrobertyoung.com/peer-reviewed-articles.

Young, Robert. "Preventing and Reversing Hair Loss." *pHorever Young* (blog), May 10, 2007. https://phoreveryoung.wordpress.com/2007/05/10/preventing -and-reversing-hair-loss/.

Young, Robert. "The Ranch of the Sun." Video, YouTube, January 31, 2016.

www.youtube.com/watch?v=MUymssxXDN8.

Young, Robert. "The Real Truth About Dawn Kali's Breast Cancer." Video, YouTube, December 4, 2018. www.youtube.com/watch?v=X718ndG-jZos.

Young, Robert. "Sacha Stone Interviews Commissioner Dr Robert O Young of the ITNJ [Part 2]." Video, YouTube, August 21, 2020. www.youtube.com /watch?v=OzKQsF-eOLg.

Young, Robert. "Saving the Animals and Humans in Africa and in America!" Accessed March 15, 2022. www.drrobertyoung.com/post/saving-the-animals -humans-in-africa-and-in-america.

Young, Robert. "Scanning and Transmission Electron Microscopy Reveals Graphene and Parasites in CoV-19 Vaccines." Accessed March 15, 2022.

www.drrobertyoung.com/post/transmission-electron-microscopy-reveals -graphene-oxide-in-cov-19-vaccines.

Young, Robert. "The True Cause of COVID-19 Revealed with Dr. Robert O.

Young." Accessed March 15, 2022. www.drrobertyoung.com/post/true-cause -of-covid-19-revealed-with-dr-robert-o-young.

Young, Robert. "The Truth About Dawn Kali!" Video, YouTube, December 4, 2018. www.youtube.com/watch?v=kC4ga2eC3WM.

Young, Robert. "The Truth About Kim Tinkham and Breast Cancer." Video, YouTube, November 11, 2020. www.youtube.com/watch?v=YSBrH8cDmUM.

Young, Robert. "Wake Up Humanity! The Plandemic Is Real!" Accessed March 15, 2022. www.drrobertyoung.com/post/the-plandemic-is-real.

Young, Robert. "Who Had Their Finger on the Magic of Life—Antoine Béchamp or Louis Pasteur?" *International Journal of Vaccines and Vaccination* 2, no. 47 (2016). https://medcraveonline.com/IJVV/IJVV-02-00047. (Author's note: This journal has been flagged by the blog *Skeptical Raptor* as a predatory academic publisher, in part because it charges fees for submissions and has no proven standards for publication.) Youngdahl, Karie. "President-Elect Donald Trump and Vaccines." History of Vaccines, November 10, 2016. https://historyofvaccines.org/blog/president -elect-donald-trump-and-vaccines.

◆著者
マシュー・ホンゴルツ・ヘトリング（Matthew Hongoltz-Hetling）
物語形式のノンフィクションと調査報道を専門とするジャーナリスト。ピュリツァー賞ファイナリスト、ジョージ・ポルク賞受賞、メインプレス協会ジャーナリスト・オブ・ザ・イヤー賞受賞など多くの受賞歴を持つ。著書は『リバタリアンが社会実験してみた町の話――自由至上主義者のユートピアは実現できたのか』（原書房､2022年）。『ニュー･リパブリック』誌､『ＵＳＡトゥデイ』紙、『ポピュラー・サイエンス』誌、『アタヴィスト』誌、ピューリッツァー危機報道センター、ＡＰ通信などに寄稿。アメリカ・バーモント州在住。
https://www.matt_hongoltzhetling.com

◆訳者
上京恵（かみぎょう めぐみ）
英米文学翻訳家。2004年より書籍翻訳に携わり、小説、ノンフィクションなど訳書多数。訳書に『最期の言葉の村へ』、『インド神話物語　ラーマーヤナ』、『学名の秘密　生き物はどのように名付けられるか』、『男の子みたいな女の子じゃいけないの？　トムボーイの過去、現在、未来』、『リバタリアンが社会実験してみた町の話――自由至上主義者のユートピアは実現できたのか』（原書房）ほか。

リバタリアンとトンデモ医療《いりょう》が
反《はん》ワクチンで手《て》を結《むす》ぶ話《はなし》
コロナ禍《か》に向《む》かうアメリカ、医療《いりょう》の自由《じゆう》の最果《さいは》ての旅《たび》

●

2023年8月20日　第1刷

著者……………マシュー・ホンゴルツ・ヘトリング
訳者……………上京《かみぎょう》 恵《めぐみ》
装幀……………村松道代
発行者……………成瀬雅人
発行所……………株式会社原書房
〒160-0022 東京都新宿区新宿 1-25-13
電話・代表　03(3354)0685
http://www.harashobo.co.jp/
振替・00150-6-151594
印刷……………新灯印刷株式会社
製本……………東京美術紙工協業組合

ISBN978-4-562-07339-9, printed in Japan